一杯清茶，

给家人带来的不仅仅是温馨，

还有健康和一份浓郁得化不开的爱。

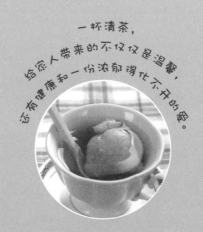

虽说良药苦口，
小小茶包泡出来的苦涩与芬芳，
让你忘记对中药的恐惧，
在饮茶的惬意中享受健康。

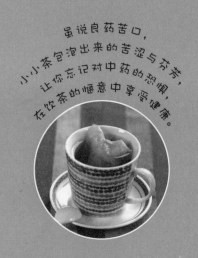

茶包小偏方速查全书

马烈光 主编

化学工业出版社

·北京·

全案策划：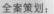

编写人员：	马烈光	吴晓静	张帆	朱叶琳	彭茵
	肖文静	姜舒文	安杰	戴玄	邵光远
	夏晓燕	盘静	吴卫	何宪云	刘瑜
	代光聪	林莲春	刘菊华	许发兰	李正凯
	王涵	胡兴涛			
茶包准备：	卫昱锋	孙德伟	高凤芝	高卫国	陈浩淼
	王殿宇	李武军	王晓彩	黄利珍	李天汉
	张仕敏	陶勇	周昀亮	刘文娟	邹燕
	龙蔚	张腾方	张冰	张秀平	张志庄
	陈勇	张志安			
图片拍摄：	陈浩渊	付大英	李静	张路漫	李成雨
	赵玉海				

图书在版编目 (CIP) 数据

茶包小偏方速查全书 / 马烈光主编 .—北京：化学工业
出版社，2013.1
ISBN 978-7-122-15597-9

Ⅰ.①茶…　Ⅱ.①马…　Ⅲ.①茶叶－食物疗法
Ⅳ.① R247.1

中国版本图书馆 CIP 数据核字（2012）第 244832 号

责任编辑：杨骏翼　高霞　　　　　　　装帧设计：逗号张文化创意
责任校对：王素芹

出版发行：化学工业出版社　（北京市东城区青年湖南街 13 号　邮政编码 100011）
印　　装：北京瑞禾彩色印刷有限公司
710mm×1000mm　1/16　印张 16　字数 260 千字　2013 年 6 月北京第 1 版第 3 次印刷

购书咨询：010-64518888(传真：010-64519686)　售后服务：010-64518899
网　　址：http://www.cip.com.cn
凡购买本书，如有缺损质量问题，本社销售中心负责调换。

定　价：39.80 元

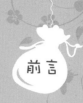

养生养心中国茶，喝茶是中国人几千年来的习惯，茶是中国的第一饮品，喝茶不仅可以解渴，可以怡情，更可以带来各种实实在在的健康益处。

除了茶叶以外，我们还习惯将一些食材、药材用泡茶的方式来饮用，如人参茶、菊花茶、枸杞茶、决明子茶等，既得了饮茶之乐，又起到了治病强身的功效。这种茶饮是中国人独有的一种健康生活方式。

很多人不喜欢喝中药，因为不仅难以下咽，而且熬制起来也过于麻烦；也有很多人不习惯对症养生菜肴，因为加工不方便，而且很多情况下只有病人一个人吃，量大又浪费。那么有没有一种方式可以尽得其好而没有那么多麻烦事呢？

有，就是本书用小茶包冲泡的茶饮，它有很多好处，可以说是最实用的一种健康养生方式了。

方便：简单的方子，易购的材料，简单的加工，然后花上几分钟时间就可以做出几天甚至更长时间的茶包。便于储存，便于饮用，每次取一包，开水一冲即可。

有效：虽然是如此简单，但一点也不影响其功效，对症的各种小方子扫光各种小病不适，辅助治疗各种慢性病和顽固疾病。

对量：没有小茶包的话，茶饮每次都需要量取材料，制作十分麻烦，用了小茶包一切就迎刃而解，保证剂量安全、准确、有效。

心安：病人对药有一种天然的抗拒心理，吃药毕竟不是一件愉快的事情，但是喝茶就不一样了，它可以让你心情愉悦，好心情本身就是一种治百病的良药。

茶包小偏方，健康随身带，带着我们对您的祝福，也带着您对家人浓浓的关爱。

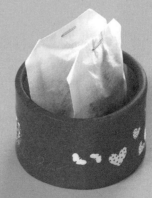

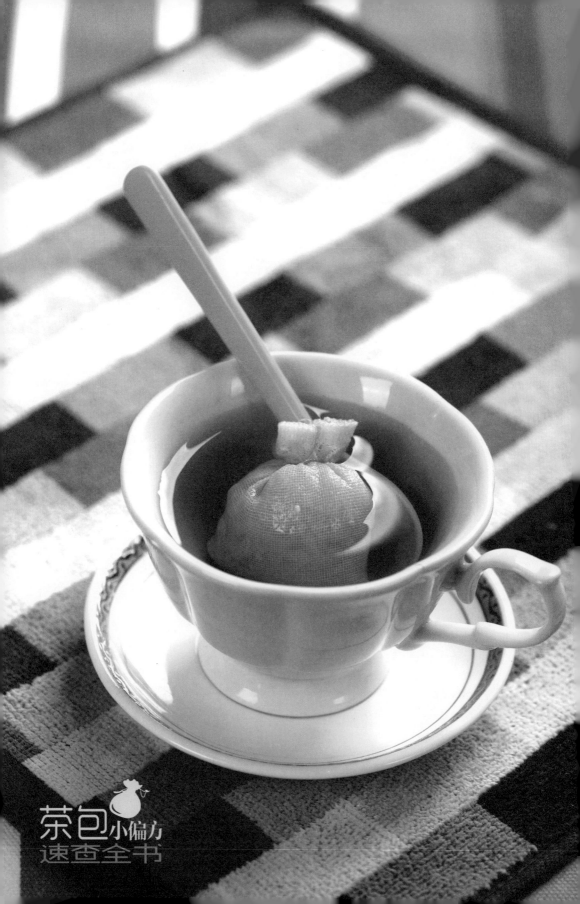

茶包小偏方
速查全书

目录

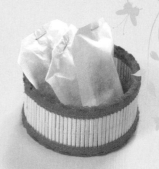

第一章

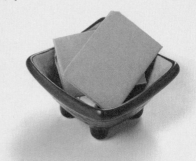

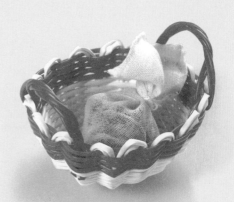

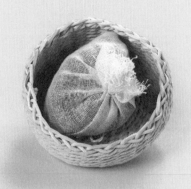

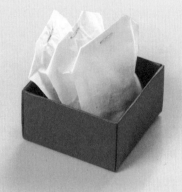

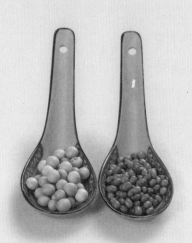

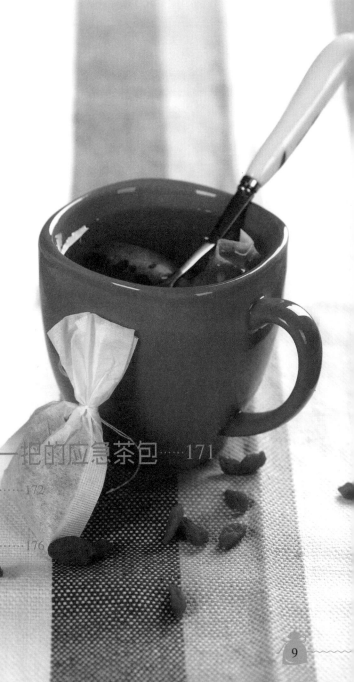

第二章

全家都需要的养生茶包……121

第三章

关键时刻帮你一把的应急茶包……171

附录：进补食材、中药与茶方……238

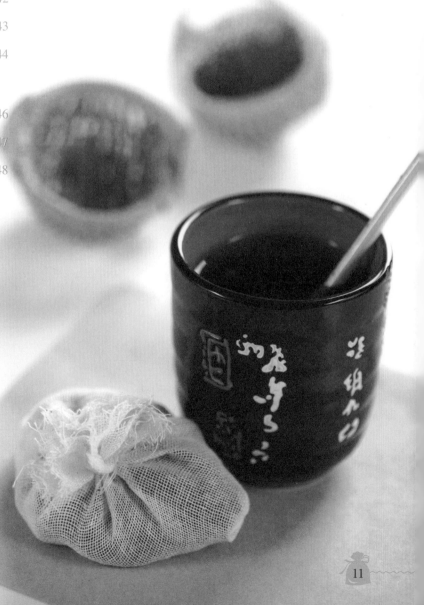

自己动手，轻松做茶包

茶饮是一种既传统又时尚，适合普通人使用的保健、防病、治病方式，它既不像熬制中药那样费时费力，喝起来让人苦不堪言；又不像养生菜谱那样做起来十分麻烦，而且可能浪费。

自己在家轻轻松松动手，短则几分钟，最长十几分钟就可以做出几天甚至更长时间需要的茶包，喝的时候只要拿热水轻轻一冲就好，简单方便。而且用量准确，完全不用担心吃多了有问题或者吃少了没效果。

而且你完全可以把它看成享受生活的一杯清茶，也许略带苦涩，但更多的还是沁人心脾的芳香，在心理上没有作为一个病人的压力，你不是在喝药，而是在享受人生。

第一步我们要选择好合适的茶包：

🛍 纱布茶包

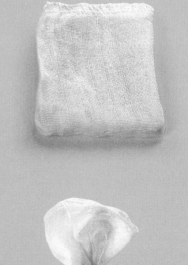

我们可以从药店购买药用纱布，也可以购买普通纱布，使用之前，将纱布用水煮5分钟，然后阳光下晒干，既能去掉医用纱布难闻的药味，也能彻底消除普通纱布上可能残留的细菌。

制作茶包的时候要根据里面要包的材料控制大小。普通的茶叶、块状、颗粒状材料需要的茶包比较小，一般3厘米见方即可，而其他叶子、花、根须以及新鲜材料占空间较大，可以用5厘米见方的茶包。当然也可以简单地拿纱布将材料包好，用线一捆就可以了。

有些人觉得纯棉布也是一种安全卫生的选择，其实不然，很多的纯棉布并非宣传的100%纯棉，也可能会有一定比例的化学纤维，而且即便是100%纯棉，也是以制作服装为目的加工的，加工的过程中可能使用了漂白等工序，不宜用来做饮用的茶包。

🎒 成品茶包

成品茶包是用专业的滤纸做成的，固定大小，只要直接把材料装进去，用订书器订一下就可以了，也可以同时订一根棉线，提取方便。在茶城或网上都有成品茶包出售，价格也很便宜，三四分钱一个。

成品茶包因为是专门为放茶叶制造的，所以个头偏小，向里面装材料不方便，我们可以使用叠成长条的小纸片盛取，再往茶包里面放。家里有茶具的，可以用盛茶叶的茶则来盛取。

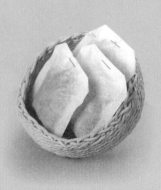

🎒 纸茶包

选择包食品或者包药品的专用纸，将材料包进去即可。纸茶包不能直接拿来冲泡，一般用来包冲服的材料，比如核桃粉、芝麻粉等等。

纸茶包包材料的时候最好直接包装，如果不懂方法，可以用订书器帮忙，最好不要用胶水或者双面胶，因为里面都含有一定的化学挥发物质，对健康不利。

纱布茶包和成品茶包的优势比较

● **成品茶包**

—外形美观。

—价格便宜，使用方便。

—可以装一些粉末状的材料。

● **纱布茶包**

—大小随意，灵活多变。

—可以包一些枝叶、丝状和其他体积较大的材料。

—可以包一些新鲜的材料。

小贴士：茶包的储存

为了冲泡方便，我们往往会一次性做几天用的茶包，普通材料一般预备几天甚至一星期的，新鲜材料如苦瓜片、冬瓜皮、西瓜翠衣等则一般只做1~2天的。

普通无水分的茶包一般放置在干燥、避光的常温环境下即可，如果带有粉末的细纱布袋，则最好放在盒子里。

使用了新鲜材料的茶包首先不能一次做得太多，储存的时候可以先用保鲜膜密封，然后放在冰箱的冷藏室里。

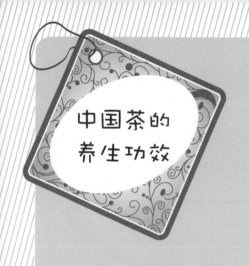

中国茶的养生功效

健康茶包，自然很多情况下离不开茶叶，茶叶本身就是一种非常好的保健食品，李时珍在《本草纲目》中写道："茶体轻浮，采摘之时芽蘖初萌，正得春生之气。味虽苦而气则薄，乃阴中之阳，可升可降。"说明茶叶是一种适用性非常广、滋补全面的饮品。

饮茶发展到现在，不仅茶叶的种类、冲泡方法、茶文化等得到了深入发展，关于茶叶的健康功效研究也更加深入了。研究证实，茶叶中含有 500 余种化学物质，这些成分大多对人体有益，在这些有益元素的共同作用下，可起到对人体防病治病的疗效。

喝茶可以补充营养

茶叶内的化学物质大部分为营养成分，如维生素类、蛋白质、氨基酸、类脂类、糖类及矿物质元素等。

喝茶可以预防心脏病

茶叶中含有大量类黄酮和维生素等可使血液不易凝结成块的天然物质，每天至少喝一杯茶可使心脏病发作的危险降低 44%。

喝茶可以明目

《神农本草经》等中记载，饮茶具有"明目""清头目"的功效，茶所含的维生素类，特别是胡萝卜素、维生素 C、维生素 B_1 等是维持眼睛生理功能必不可缺的物质。喝剩的茶水可以用来涂抹眼睛，也能起到明目的作用。

喝茶可以长寿

《神农食经》就曾记载有"久服令人有力悦志"，在《杂录》中也曾记载有"茗茶轻身换骨"之功效。

喝茶可以健脑

多喝茶能使人的大脑更健康，还能预防因衰老引起的记忆力减退和老年痴呆症等。

喝茶可以消炎

茶中的茶多酚和鞣酸能凝固细菌的蛋白质，将细菌杀死。可用于辅助治疗肠道疾病，如霍乱、伤寒、痢疾、肠炎等。绿茶的抑菌作用强于其他茶叶。

喝茶可以护牙

茶中含有氟，氟离子与牙齿的钙质有很强的亲和力，能变成一种较难溶于酸的"氟磷灰石"，就像给牙齿加上一个保护层，提高了牙齿防酸抗龋能力。

喝茶可以提高抵抗力

茶叶中的儿茶素具有抑制流感病毒活性的作用，坚持用茶水漱口可以有效地预防流感。相对而言，绿茶预防流感的效果最好。

喝茶可以降胆固醇

茶中的咖啡碱与磷酸、糖等物质形成核苷酸，核苷酸有很强的脂肪分解能力，对食物的代谢起到了重要的作用；茶中的咖啡碱提高胃酸和消化液的分泌量，增强肠胃对脂肪的消化和吸收能力；茶中的儿茶素类化合物能加快脂肪的分解；茶中的叶绿素可阻碍胃肠道对胆固醇的消化和吸收，破坏进入肠肝循环中的胆固醇，使血液中胆固醇的含量降低。

喝茶能防治糖尿病

饮茶可以有效地降低血糖，且有止渴、增强体力的功效。糖尿病患者一般宜饮粗茶，饮茶量可稍增多一些，一日内可数次泡饮，使茶叶的有效成分在体内保持足够的浓度。饮茶的同时，可以吃些南瓜食品，这样会有增效作用。

茶叶中对人体有益的主要成分

● **氨基酸**

成分：茶叶中的氨基酸有20多种，其中茶氨酸的含量占氨基酸总量的50%以上。

保健作用：有的氨基酸和人体健康有密切关系。如谷氨酸能降低血氨，治疗肝昏迷；蛋氨酸能调整脂肪代谢。

● **多酚类化合物**

成分：可溶性的多酚类化合物在红茶中的含量为干重的10%~20%，它主要由儿茶素类、黄酮类、花青素和酚酸组成，以儿茶素类化合物含量最高，约占70%，是决定茶叶色、香、味的重要成分；黄酮类物质是形成茶叶汤色的主要物质之一；花青素呈苦味，如花青素过多，茶叶品质就会受到影响；酚酸包括绿原酸、咖啡酸等，含量较低。

保健作用：多酚类化合物具有防止动脉粥样硬化、降血脂、消炎抑菌、防辐射、抗癌、抗突变等多种功效。

● **咖啡碱**

成分：咖啡碱是茶叶中一种含量很高的生物碱。每杯150毫升的茶汤中含有40毫克左右咖啡碱。

保健作用：咖啡碱是一种中枢神经的兴奋剂，具有提神的作用。

● **B族维生素**

成分：茶叶中B族维生素的含量一般为每克干茶含0.1~0.2mg。

保健作用：其含量最高的维生素B_5可以预防癞皮病等皮肤病；茶叶中维生素B_1含量比蔬菜高，它能维持神经、心脏和消化系统的正常功能；每天饮用5杯茶可满足人体维生素B_2需要量的5%~7%，维生素B_2可以增强皮肤的弹性和维持视网膜的正常功能；满足人体维生素B_{11}需要量的6%~13%，它参与人体核苷酸生物合成和脂肪代谢功能。

● **维生素C**

成分：高级绿茶中维生素C的含量可高达0.5%。

保健作用：维生素C能防治坏血病，增加机体的抵抗力，促进创口愈合。

● 维生素E

成分：干茶叶中维生素E的含量为每克茶叶0.3~0.8mg。

保健作用：维生素E可以拮抗人体中脂质过氧化过程，具有抗衰老的作用。

● 维生素K

成分：每克干茶含维生素K0.3~0.5mg，每天饮用5杯茶即可满足人体的需要。

保健作用：维生素K可促进肝脏合成凝血素。

● 矿物质

成分：茶叶中含有氟、钙、磷、钾、硫、镁、锰、锌、硒、锗等多种矿物质元素。

保健作用：钾可维持心脏的正常功能；锰参与人体多种酶促反应，并与机体的骨骼代谢、生殖功能和心血管功能有关；磷是骨骼、牙齿及细胞核蛋白的主要成分；硒和锗在抗肿瘤方面也有积极的作用。茶叶中对预防龋齿和防治老年骨质疏松有明显效果的氟含量很高。局部地区茶叶中的硒含量很高，它具有抗癌功效。

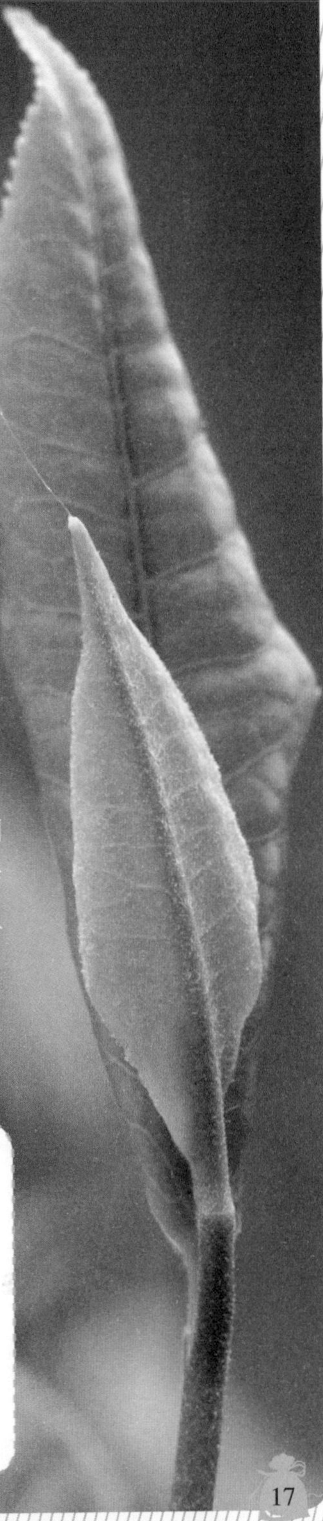

小贴士：

茶的27种药用功效

安神除烦、助眠、明目、清头目、下气、消食、醒酒、解腻、清热解毒、止渴生津、祛痰、治痢、疗疮、利水、通便、祛风解表、益气力、坚齿、疗肌、减肥、降血脂、降血压、强心、补血、抗衰老、抗癌、抗辐射。

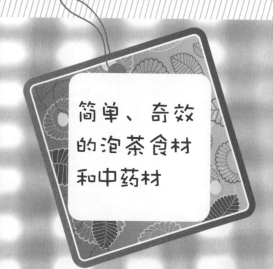

简单、奇效
的泡茶食材
和中药材

🎒花草类

玫瑰花	滋润养颜，护肤美容，活血，保护肝脏，消除疲劳
薰衣草	去疤美容，松弛神经
菊花	平肝明目，清火降压
茉莉花	化湿和中，理气解郁
槐花	清肝泻火
金银花	清热解毒，去火防感冒
柿叶	利尿通便，消肿，减肥，降压，降脂
马齿苋	清热解毒，利水祛湿，散血消肿，消炎止痛
槐叶	清热，凉血，止血

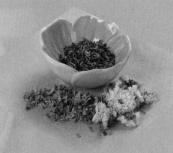

🍀食物类

西瓜皮	利尿，去肿，解热
芹菜	降压，预防动脉硬化
荸荠	滋阴润肺，养胃去火
山楂	消食健胃，活血化瘀，收敛止痢
莲子	养心安神明目，健脾补胃，培补元气
冬瓜皮	治肿胀，消热毒，利小便
生姜	发汗解表，温中止呕，温肺止咳，解毒
苦瓜	消暑清热，解毒，健胃，除邪热，聪耳明目
陈葫芦	消热解毒，润肺利便
白萝卜	清热生津，凉血止血，下气宽中，消食化滞，开胃健脾，顺气化痰
冰糖	润肺，止咳，化痰，去火
红糖	益气补血，健脾暖胃，缓中止痛，活血化瘀
柚子皮	清火润肺，止咳消炎
冬瓜子	清肺化痰，消肿排脓
黑芝麻	补肝肾，益精血，润肠燥
核桃仁	补肾温肺，润肠通便
韭菜子	温补肝肾，壮阳固精，暖腰膝
松子仁	滋阴润肺，美容抗衰，延年益寿
葱白	发表散寒，通阳宣窍，解毒杀虫
辣椒	温中散寒，健胃消食
胡椒	温中，下气，消痰，解毒
萝卜子	消食，理气化痰

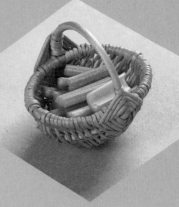

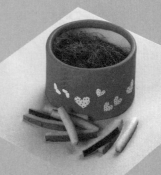

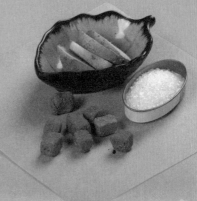

绿茶	绿茶具有提神清心、清热解暑、消食化痰、去腻减肥、解毒醒酒、生津止渴、降火明目、止痢除湿等作用。绿茶中保留的天然物质成分，对防衰老、防癌、抗癌、杀菌、消炎等均有特殊效果，为发酵类茶所不及。

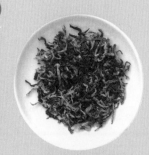

乌龙茶	乌龙茶具有提神益智、消除疲劳、生津利尿、解热防暑、杀菌消炎、解毒防病、消食去腻、减肥健美等保健功效，在防癌症、降血脂、抗衰老等方面为茶中之冠。

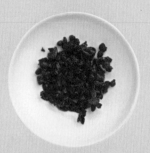

黑茶	以普洱茶为代表的黑茶中含有较丰富的维生素和矿物质，另外还有蛋白质、氨基酸、糖类物质等。对主食牛、羊肉和奶酪，饮食中缺少蔬菜和水果的西北地区的居民而言，长期饮用黑茶，可补充人体必需矿物质和各种维生素。黑茶具有很强的解油腻、助消化等功能，这也是肉食民族特别喜欢这种茶的原因。另外，黑茶还有降脂、减肥、软化血管、预防心血管疾病等功效。

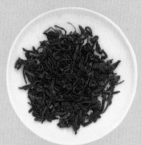

红茶	红茶可以帮助消化、促进食欲，可利尿、消除水肿，并有强壮心脏功能。预防疾病方面：红茶的抗菌力强，用红茶漱口可防滤过性病毒引起的感冒，并预防蛀牙与食物中毒，降低血糖值与高血压。

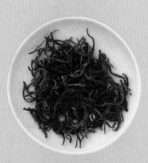

黄茶	黄茶中富含茶多酚、氨基酸、可溶糖、维生素等丰富营养物质，对防治食管癌有明显功效。此外，黄茶鲜叶中天然物质保留有85%以上，而这些物质对防癌、抗癌、杀菌、消炎均有特殊效果。

白茶	白茶具有抗癌、防暑、解毒、治牙痛的功效，尤其是陈年的白毫银针，可用作麻疹患儿的退烧药，其退烧效果比抗生素更好。

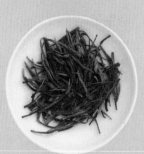

🛍 中药类

人参	大补元气，复脉固脱，补脾益肺，生津止渴，安神益智
何首乌	养血滋阴，润肠通便
玉米须	凉血，泄热，利水，消肿
绞股蓝	调节血压，降低血脂，调节血糖，促进尿酸代谢
决明子	明目，清血
枸杞子	降糖，降脂，降压，养肝
陈皮	理气开胃，燥湿化痰
花生壳	敛肺止咳
荷叶	清暑利湿，升发清阳，止血，降血压，降血脂
橘络	败毒抗癌，理气化痰
莲子心	清心去燥
罗汉果	清热润肺，止咳，利咽，滑肠通便
亚麻仁	养血祛风，补益肝肾
五味子	收敛固涩，益气生津，补肾宁心
枇杷叶	清肺止咳，和胃降逆，止渴
橘红	润肺消痰，理气止咳
僵蚕	祛风解痉，化痰散结
荆芥	祛痰，祛风，凉血
苦杏仁	降气止咳平喘，润肠通便
棉花根	止咳，祛痰，平喘
白果	敛肺定喘，止带缩尿
艾叶	散寒止痛，温经止血
女贞子	补益肝肾，清虚热，明目
丝瓜藤	舒筋，活血，健脾，杀虫
牵牛子	泻水通便，消痰涤饮，杀虫攻积
川芎	活血行气，祛风止痛
杜仲	补肝肾，强筋骨，安胎
麦芽	行气消食，健脾开胃
夏枯草	解热防暑，清火明目
甘草	补脾益气，清热解毒，祛痰止咳

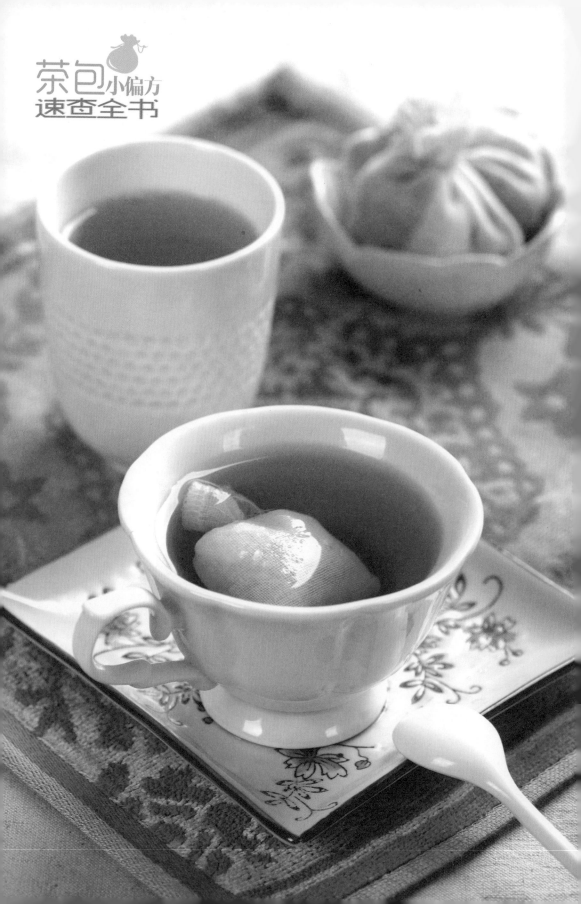

第一章
茶包小偏方，
治病防病加调养

一点厨房里常见的食材，
几味安全有效的中药，
亲自动手，
做一些小茶包，
热水一冲，
浓浓的茶香混合着淡淡的药香，
原来，良药，未必非得苦口。
一点爱家人的心思，
一点别具一格的巧思，
帮助家人调理疾病的同时，
也缓解了疾病带来的各种坏心情。
别忘了，
心情愉悦本身也是一味医百病的良药。

高血压病

中医认为，高血压病多是因为肝火过旺所导致的，所以调养的时候以疏肝气、清肝火为主，要多吃水果蔬菜，尤其是带苦味的各种蔬菜。饮食要清淡，忌浓烈，如浓茶、浓汤、烈酒、过咸、过辣等都对高血压不利。

菊槐双花绿茶

原料

杭白菊 50 克，干槐花 50 克，绿茶 20 克。

做法

① 先将杭白菊 6 朵一份分好，然后将干槐花、绿茶各分成等分。

② 每份分别用成品茶包或细纱布包好。

③ 取一份茶包，放入杯中，加热水冲泡 3 分钟后即可饮用。

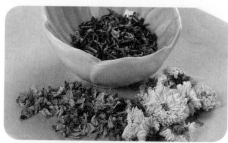

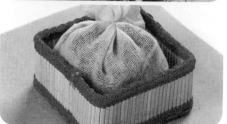

用法及宜忌

代茶饮，不限时间和次数，和平时喝茶一样即可。脾胃虚寒的人每天不宜超过两杯，最好饭后饮用以减少对肠胃的刺激。

降压功效

菊花平肝明目，槐花清肝泻火，绿茶去火降脂，三合一有平肝祛风、清火降压的作用，对早期高血压引起的头痛、头晕、目赤肿痛、眼底出血、鼻出血等效果较佳。

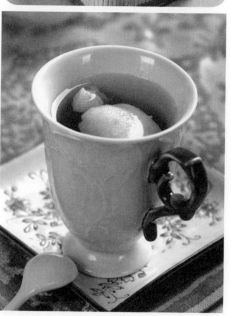

小提醒：

可用新鲜槐花代替，但使用新鲜槐花时应用80℃的热水冲泡，以免烫熟失去效果。

 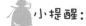

🍵 翠玉龙须茶

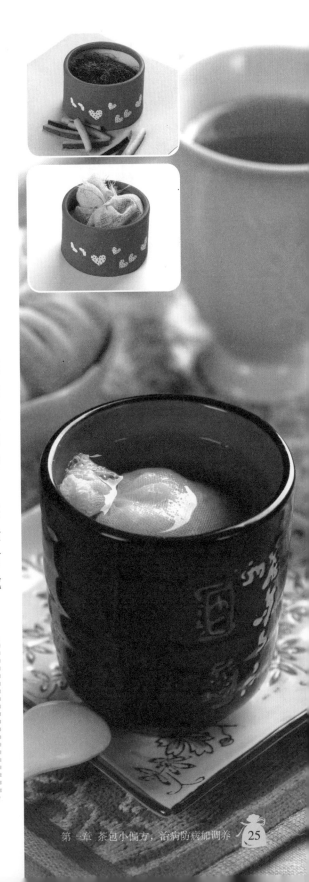

原料

干玉米须 50 克，西瓜翠衣 100 克。

做法

① 将吃剩的西瓜用刀把最外面的绿色皮切下来，2~3 毫米厚即可。

② 将西瓜皮切成细丝。

③ 将材料混合后分成 3 份，各取一份用细纱布包起来，热水冲泡即可饮用。

用法及宜忌

每日 3 次，水温不可过高，烫熟的西瓜皮效果降低。

降压功效

　　玉米须在中医保健里有非常广泛的应用，它安全无毒、随处可得，有凉血、泻热的功效，可去体内的湿热之气，它还能利水、消肿。中医治疗高血压主要的方法就是清肝火、去烦热，所以玉米须是家庭用非常好的降压材料。

　　西瓜皮颜色翠绿，又有个好听的名字——西瓜翠衣，是一种非常好的保健食品，有利尿、消肿、解热的功效，可以泡水喝、炒菜吃，也可以晾干后做成可口的零食。

> 🍵 **小提醒：**
> 　　吃西瓜一般是在炎热的夏季，挑选泡茶用的西瓜皮时一般选择脆而不硬的，而且西瓜糖分、水分含量都比较高，一般一两个小时就会变质，所以加工西瓜皮的时候不能像橘子皮一样吃完选择保存下来，而应该一开始就切好放在冰箱里。

🏷️ 芹菜茶

原料: 芹菜 100 克。

做法: ① 将芹菜去叶留茎, 清洗干净。
② 将芹菜用开水烫半分钟。
③ 切成碎末, 分成 6 份用纱布包好, 用热水冲泡即可饮用。

功效: 适合各种类型高血压。

用法及宜忌: 每天早晚各一杯, 无禁忌。

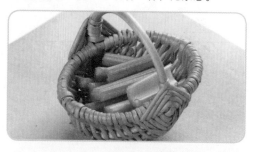

🏷️ 金银菊花茶

原料: 菊花 18 克, 金银花 24 克。

做法: ① 将菊花和金银花各均分为 6 份, 各取一份混合均匀用细纱布包好。
② 用沸水冲泡 2 分钟即可饮用。

功效: 清火降压, 减轻高血压引起的头晕、晕眩等症状。

用法及宜忌: 每天早晚各一次, 腹泻患者忌用。

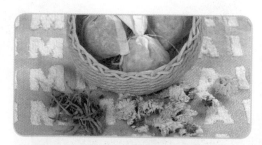

🏷️ 糖醋荸荠茶

原料: 冰糖 20 克, 荸荠 5 个, 白醋适量。

做法: ① 荸荠洗净去皮, 切成小块。
② 将冰糖和荸荠各分成 5 份, 分别用纱布包好。
③ 取一包冲入开水, 泡 2 分钟, 然后滴两滴白醋搅匀即可。

功效: 清心明目, 解热杀菌, 降血压。

用法及宜忌: 每天早晚各一杯, 脾胃虚寒的人少用。

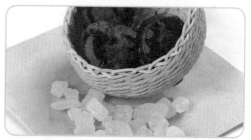

🏷️ 花生壳茶

原料: 干花生壳 60 克。

做法: ① 将干的花生壳掰成碎片, 用水洗干净后晾干。
② 将碎花生壳分成 10 份, 用纱布分别包好。
③ 用沸水冲泡代茶饮。

功效: 降低高血压和降低血清胆固醇, 对冠心病、动脉硬化等也有良好疗效。

用法及宜忌: 每日早中晚各一次, 无禁忌。

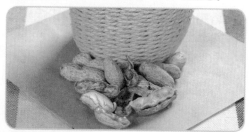

🏷️ 决明枸杞茶

原料: 决明子 25 克, 枸杞子 20 克, 冰糖 20 克。

做法: ① 将决明子入锅加热干炒, 略出香味的时候出锅。
② 将所有材料混合后均匀地分成 5 份, 用细纱布分别包好。
③ 选择带盖的杯子或茶壶, 取一个茶包放入, 冲入热水, 盖上盖子, 15 分钟后饮用。

功效: 益肝滋肾、明目通便, 适宜于高血压引起的头晕目眩、双目干涩、视物模糊、大便干结等症状。

用法及宜忌: 每天早晚各一杯, 腹泻者禁用。

柿叶茶

原料: 柿子树鲜叶60克。

做法: ① 将鲜柿叶用清水浸泡10分钟,冲洗干净后晾干。② 用手将叶子全部撕成小片,用细纱布包成10份,热水冲泡即可饮用。

功效: 抗菌、降压、降糖。

用法及宜忌: 服用期间忌吃海鲜。

橘络茶

原料: 橘络15克。

做法: ① 平时吃橘子剥下橘子皮内的筋络,放在阴凉处晾干,保存下来。② 将橘络分3份用纱布包好,热水冲泡即可饮用。

功效: 降血压。

用法及宜忌: 随时代茶饮。

莲心决明子茶

原料: 莲子心15克,决明子15克。

做法: ① 将莲子心和决明子各分成5份。② 各取一份混合用细纱布包起来,热水冲泡即可饮用。

功效: 降压、去心火、明目。

用法及宜忌: 每天两次,腹泻、肠胃虚寒者慎用。

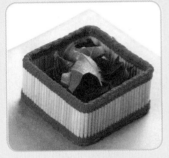 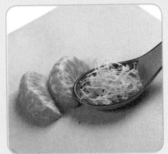 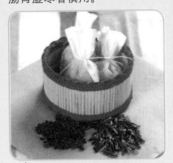

菊花绿茶

原料: 龙井绿茶15克,杭白菊9朵,枸杞子12粒。

做法: ① 将龙井绿茶分成3份,每份加杭白菊3朵,枸杞子4粒用纱布包好。② 用70℃左右的热水冲泡后饮用。

功效: 降血压,预防动脉粥样硬化。

用法及宜忌: 绿茶性寒,脾胃虚寒者少用。

红果绿叶茶

原料: 鲜山楂6个,荷叶10克。

做法: ① 将山楂洗净,去核,切成小块。② 将荷叶洗净后擦去水,用手撕成小块。③ 将上述材料平均分成3份,用纱布包好,开水冲泡即可。

功效: 助消化、扩张血管、降低血糖、降低血压,利水利尿。

用法及宜忌: 每天早中晚各一次。荷叶味苦,可加少许冰糖。

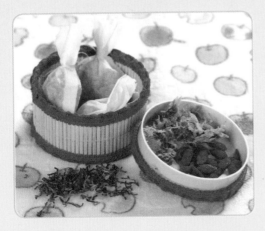 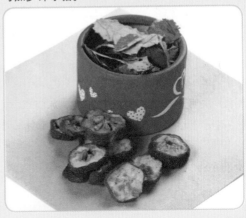

糖尿病

糖尿病是一种以高血糖为特征的内分泌代谢疾病。它由于胰岛素不足和血糖过高引起糖、脂肪、蛋白质和继发的水、电解质代谢紊乱,临床上出现烦渴、多尿、多饮、多食、疲乏、消瘦等症状。

糖尿病对饮食治疗的依赖非常大,有"三分药七分吃"之说,喝一些有降糖功效的茶饮,对糖尿病患者来说非常必要。

🎒 瓜皮粗茶

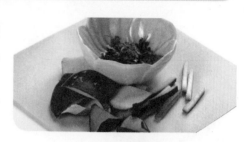

原料

西瓜翠衣 100 克,冬瓜皮 100 克,粗茶饼 50 克。

做法

①从西瓜、冬瓜上切最表层的绿皮,厚度 2~3 毫米。

②用手将粗茶饼撕成片状。

③每份取 10 克西瓜皮、10 克冬瓜皮、5 克粗茶用细纱布包成茶包,热水冲泡即可饮用。

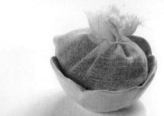

用法及宜忌

每天午饭晚饭后各一杯。不可空腹饮用,体弱,尤其是脾胃虚寒者不宜饮用。

降糖功效

西瓜皮本身有一定的降糖作用,但最重要的是西瓜皮有降压、降脂、软化血管的作用,糖尿病患者必须要预防高血压,否则得并发症的概率会大大提高,所以西瓜皮是非常适合糖尿病患者的健康食物。

冬瓜皮同样具有利水化湿的功效,可以帮助糖尿病患者稳定血压,减少体重,是一种常见的健康食品。

茶叶有较好的降糖效果,其中尤其以粗茶效果最佳。

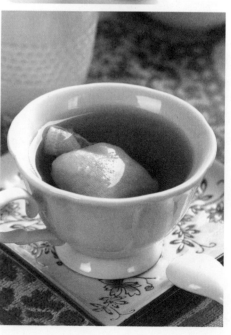

生姜绿茶

原料： 鲜姜 50 克，绿茶 10 克。

做法： ① 姜洗干净切片。

② 将绿茶分成 3 份，每份里放两片生姜，用细纱布包好。冲入热水即可饮用。

功效： 清热，润燥，稳定血糖。

用法及宜忌： 饭后代茶饮。

玉米须绿豆茶

原料： 干玉米须 100 克，绿豆 100 克。

做法： ① 将绿豆干炒炒熟。

② 玉米须、绿豆各取 10 克用细纱布包成一包，沸水冲泡即可饮用。

功效： 利水降糖。

用法及宜忌： 早晚各一杯，煮饮效果更佳。

绞股蓝茶

原料： 绞股蓝 100 克。

做法： 每 5 克用成品小茶包包好。热水冲泡即可饮用。

功效： 降压降糖。

用法及宜忌： 每天早晚各一次。

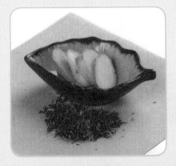

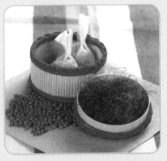

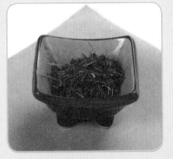

粗茶

原料： 经年粗茶饼 60 克。

做法： ① 用茶刀或者直接用手将粗茶饼弄散。

② 平均分成 6 份，用茶包包起来。

③ 喝的时候，杯子里放进茶包，先倒入小半杯开水，略微晃一下，倒掉后继续加开水冲泡即可饮用。

功效： 收敛，利尿，生津，止渴。

用法及宜忌： 午饭、晚饭后各饮一次，忌空腹。

苦瓜枸杞茶

原料： 苦瓜 2 根，枸杞子 50 克。

做法： ① 苦瓜去皮，切片，去掉瓤，放在干净的地方晒干。

② 4 片苦瓜干配 5~6 个枸杞子用细纱布包好，热水冲泡即可饮用。

功效： 降糖、清火、利尿。

用法及宜忌： 随时冲泡代茶饮，脾胃虚寒者饭后饮用。

马齿苋茶

原料： 马齿苋 200 克。

做法： ① 挖野生新鲜马齿苋 200 克，洗净后带根阴干。

② 每 10 克左右用纱布包成一个小茶包。热水冲泡即可饮用。

功效： 适合糖尿病早期或者血糖偏高的普通人，对阴虚燥热型的糖尿病，效果更好。

用法及宜忌： 每天早晚各一次。马齿苋是一种普通的野菜，很容易发现，但是注意不要挖公路两边绿化带的，一般污染严重。

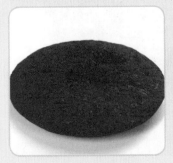

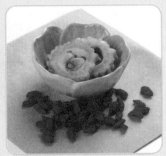

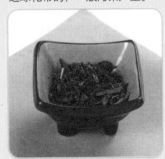

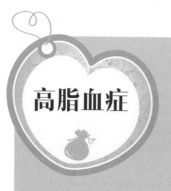

高脂血症

高脂血症指血液中脂类物质的浓度超过正常范围，是引起动脉硬化、高血压、冠心病、心肌梗死等严重病变的祸源，对人体危害很大。茶叶中的茶多酚和维生素C有活血化瘀、降低血脂、防止血栓形成的作用，尤其是乌龙茶，效果更好。

荷叶乌龙茶

原料

干荷叶 30 克，乌龙茶 30 克。

做法

① 将荷叶撕成小片，去渣。

② 将荷叶和茶叶各分成 6 份，各取一份用细纱布包起来，开水冲泡即可饮用。

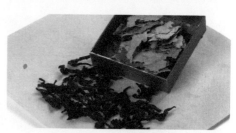

用法及宜忌

每日早晚各一次，胃病患者可适当多加水使茶汤变淡。

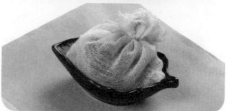

降脂功效

荷叶有良好的降脂作用，荷叶中提取的荷叶碱可扩张血管、清热解暑、降血压，同时还是减肥的良药。

茶叶都有良好的降脂功效，尤其是乌龙茶效果更明显，而且乌龙茶还有润燥、养胃、去火等功效，有利于缓解高脂血症患者常见的便秘症状。

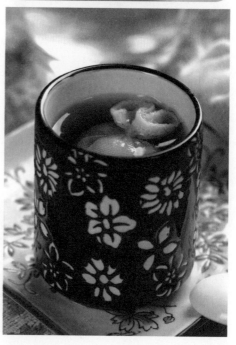

🍵 **小提醒：**

不少人认为鲜荷叶比干荷叶效果更好，其实从药理上来讲两者区别并不大，大多数情况下可以通用，但干荷叶中的有效物质水溶性更好，所以干荷叶更适合用来泡茶喝。

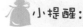

菊花茶

原料： 杭白菊50朵，绿茶50克。

做法： 杭白菊5朵加5克绿茶用细纱布包好。热水冲泡即可饮用。

功效： 降脂，降压，去火。

用法及宜忌： 中午晚上各一杯，脾胃虚寒者应在饭后饮用。

五味决明茶

原料： 五味子50克，决明子50克。

做法： 将材料各取5克用茶包包好，热水冲泡即可饮用。

功效： 清血脂，明目。

用法及宜忌： 随时代茶饮即可。

亚麻仁茶

原料： 亚麻仁100克，绿茶50克。

做法： ① 亚麻仁干炒熟。

② 每10克亚麻仁、5克绿茶混合用纱布包好。热水冲泡即可饮用。

功效： 降脂。

用法及宜忌： 每天早晚各一次。

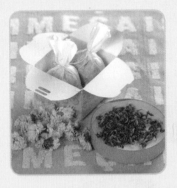

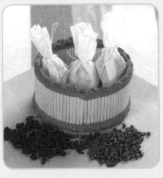

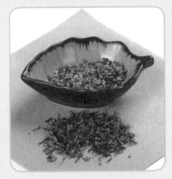

山楂陈皮茶

原料： 干山楂30克，陈皮30克，红糖适量。

做法： ① 将干山楂入锅干炒2分钟。

② 将材料混合均匀分成6份，分别用细纱布包好。每次取一包用开水冲泡即可。

功效： 消食，降脂，活血。

用法及宜忌： 每天晚饭后一杯。

罗汉果菊花茶

原料： 普洱茶饼30克，菊花24朵，罗汉果6个。

做法： ① 将罗汉果打碎，普洱茶饼用茶刀或者手弄碎，均匀地分成6份。

② 每份搭配菊花4朵，用细纱布包好。开水冲泡即可饮用。

功效： 润肺，止咳，降脂。

用法及宜忌： 每日一次。罗汉果含糖量较高，糖尿病患者少用。

葫芦茶

原料： 陈葫芦半个，乌龙茶30克。

做法： ① 将陈葫芦打碎，捣成米粒大小的碎片。

② 取葫芦碎片10克，乌龙茶5克，用茶包包起。用沸水冲泡即可饮用。

功效： 降脂化瘀。

用法及宜忌： 每日早晚各一次。

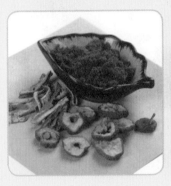

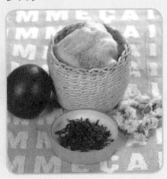

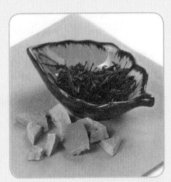

咳嗽

咳嗽是最常见的一种家庭健康问题，引起咳嗽的原因非常多，中医认为五脏六腑任何一处的疾病都有可能表现为咳嗽。作为普通人我们没必要研究那么详细，咳嗽本身最容易伤害的就是肺和气管，所以家庭治疗也多从润肺、止咳、化痰入手，方法基本通用。

🎒 萝卜皮乌龙茶

原料

白萝卜皮60克，乌龙茶15克。

做法

① 将白萝卜皮切成3厘米左右长的细条。

② 将三四根萝卜皮搭配5克茶叶，用细纱布包起来，开水冲泡饮用。

③ 如果想要多准备一些，可以将萝卜皮晒干，效果同样不错。

用法及宜忌

早晚各一次。

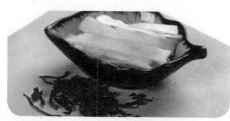

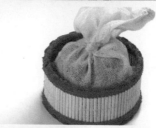

功效

清火，止咳，平喘，理气开胃，适用于气管炎咳嗽多痰。

萝卜有镇咳化痰的功效，尤其是白萝卜皮效果更佳。

在各种茶叶当中，乌龙茶有润肺止咳的功效，其中含有的多种微量元素也可以帮助提高人体体抗力，从根本上缓解症状。

有句谚语说："吃萝卜喝茶，气得大夫满街爬。"这两种材料不仅能镇咳，作为日常保健的常用搭档，可以提高抵抗力，预防各种疾病。

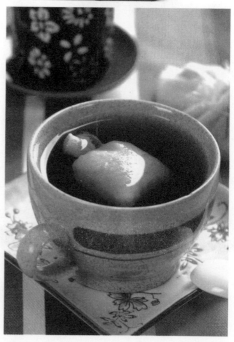

陈皮乌龙茶

原料： 陈皮 30 克，乌龙茶 30 克。

做法： ① 将材料混合均匀，用纱布包成 6 包即可。

② 冲泡时先倒入少量开水晃几下倒掉，然后加满开水冲泡饮用。

功效： 润肺止咳。

用法及宜忌： 早中晚各一次。

陈皮玉米须茶

原料： 玉米须 50 克，陈皮 50 克。

做法： 取玉米须、陈皮各 5 克用细纱布包好，热水冲泡即可饮用。

功效： 止咳化痰，治风寒咳嗽，痰多。

用法及宜忌： 随时代茶饮。

冰糖陈皮茶

原料： 干陈皮 100 克，冰糖 50 克。

做法： ① 陈皮剪成细条。

② 10 克陈皮、5 克冰糖用细纱布包成一包，热水冲泡即可饮用。

功效： 润肺，化痰，生津，治咳嗽多痰等。

用法及宜忌： 随意饮用，也可搭配喜好的茶叶饮用。

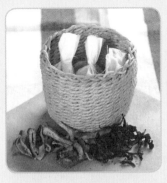 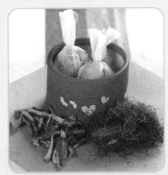 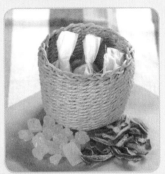

枇杷叶茶

原料： 枇杷叶 50 克，茶叶 50 克，蜂蜜适量。

做法： ① 用牙刷刷掉枇杷叶上的绒毛，再将枇杷叶剪碎。

② 取枇杷叶、茶叶各 5 克用细纱布包好。

③ 饮用的时候热水冲泡，加一点蜂蜜即可。

功效： 润肺止咳化痰。

用法及宜忌： 每天早晚各一次。

鲜姜红糖茶

原料： 鲜姜 150 克，红糖 100 克。

做法： ① 鲜姜洗净切片。

② 将姜片插入红糖中浸渍半小时。

③ 两片姜加少许红糖，用细纱布包好。热水冲泡即可饮用。·

功效： 清热、去火、化痰、止咳。

用法及宜忌： 每天中午、晚上各一次。剩余的茶包需用保鲜膜包好放入冰箱，保存日期不宜超过 3 天。

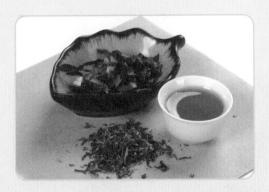 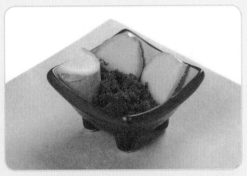

支气管炎

支气管炎是细菌、病毒感染或某些物理化学因素的长期刺激而引起的气管及支气管黏膜的急、慢性炎症。主要症状是咳嗽和咳痰。急性支气管炎多因感冒发病，属外感咳嗽；慢性支气管炎多因急性期未及时治愈，反复发作，伤及内脏，属于内伤咳嗽。应根据病情，对症选择药茶方。

白茅根茶

原料

鲜白茅根 200 克。

做法

① 将新鲜白茅根洗干净，切成小段晒干。

② 用小锤子或擀面杖将晒干的白茅根砸扁。

③ 每 10 克左右用茶包包起来，用开水冲泡即可饮用。

用法及宜忌

每天早晚各一次，饭后服用。

功效

白茅根有止血凉血的功效，特别适合热咳引发的支气管炎，不仅能除热毒，对喉咙发痒、干咳无痰或痰中带血的症状更为有效。

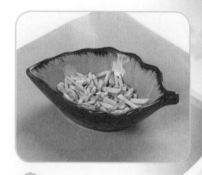

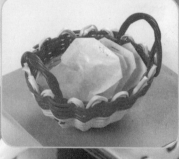

僵蚕止咳茶

原料： 僵蚕 30 克，红茶末 30 克。

做法： ① 僵蚕研磨成末，和红茶末混合均匀。

② 取 10 克左右的混合物用成品茶包包好，热水冲泡即可饮用。

功效： 消炎止咳。

用法及宜忌： 每天晚饭后一次。

清气化痰茶

原料： 绿茶 30 克，荆芥穗 15克，蜂蜜适量。

做法： ① 将荆芥穗捣碎，和绿茶混合均匀，分成 6 份。

② 将每份用成品茶包包好，热水冲泡加蜂蜜调味即可饮用。

功效： 止咳、消炎、化痰。

用法及宜忌： 每天 3 次，时间不限。

冬瓜子红糖茶

原料： 炒熟的冬瓜子 60 克，红糖 30 克。

做法： ① 将冬瓜子去壳取仁，与红糖混合捣碎。

② 材料分成 6 份，用纸包好，每次取一包冲服。

功效： 对慢性支气管炎有疗效。

用法及宜忌： 每天早晚各一包。

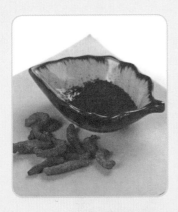
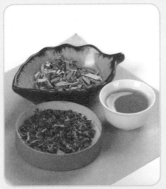
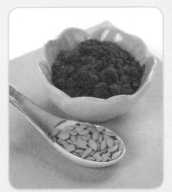

橘红茶

原料： 橘红 15 克，绿茶 25 克。

做法： ① 将橘红 3 克，绿茶 5 克用成品小茶包包好。

② 取带盖的茶杯放入茶包，沸水冲泡，盖上盖子闷泡 5 分钟即可饮用。

功效： 润肺消痰，理气止咳。适用于咳嗽痰多、痰黏难以咳出等症。

用法及宜忌： 每天一次，时间不限。

杏仁冰糖茶

原料： 苦杏仁 30 克，冰糖 30 克。

做法： ① 将苦杏仁和冰糖一起捣碎拌匀。

② 取 10 克混合物用细纱布包好，每次冲饮一包。

功效： 对老年慢性支气管炎有疗效。

用法及宜忌： 每天早晚各一包。

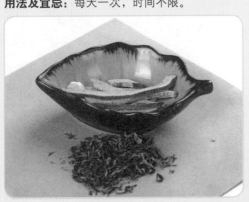
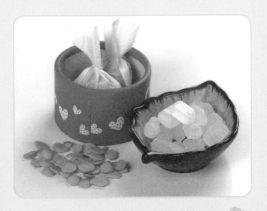

哮喘

哮喘分先天遗传性和后天两种，两种哮喘都有一个共同点，就是大多数哮喘患者都是过敏体质，对某些花粉、宠物、食物、灰尘、药物等会有较严重的过敏反应，平时要注意避开这些过敏源。

白果茶

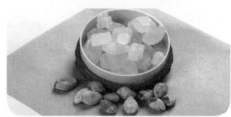

原料

白果（银杏果）50 克，冰糖 50 克。

做法

① 将白果捣烂，分成 10 份。

② 每份白果肉搭配 2 块冰糖用细纱布包好。热水冲泡即可饮用。

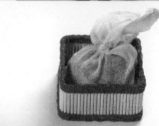

用法及宜忌

每日晚饭后一次，7 天一疗程。每疗程间隔 3 天。

功效

白果有敛肺气止咳平喘的功效；冰糖养阴生津，润肺止咳，对肺燥咳嗽、干咳无痰、痰中带血都有很好的辅助治疗作用，用于肺燥、肺虚、风寒劳累所致的咳喘效果更佳。

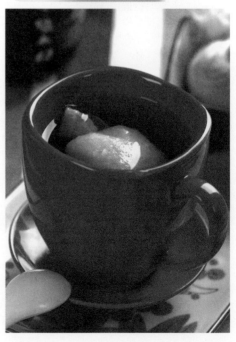

小提醒：

白果就是银杏树的果实，我们买的时候最好还是买药店或超市里的成品，因为白果有微毒，尤其是新鲜的果皮毒性较大，最好不要擅自食用新鲜白果。

冰糖不可用普通白糖代替，普通白糖并无平喘效果，反而可能会加重症状。

🛍️ 丝瓜藤茶

原料：丝瓜藤 200 克。

做法：① 丝瓜藤最好选择霜打过的，晾干后切成 2 厘米左右的段。

② 将干丝瓜藤用擀面杖敲打几下或者擀几下。

③ 每 15 克左右用细纱布包起，用水冲服即可饮用。

功效：对过敏性哮喘有效。

用法及宜忌：每天晚饭后一次。

🛍️ 女贞子茶

原料：女贞子 200 克。

做法：① 将女贞子蒸 20 分钟后暴晒晒干。

② 捣碎成粉末状。

③ 每 5 克左右用纸包好。温开水冲服即可。

功效：专治虚喘。

用法及宜忌：每天晚饭后一次。

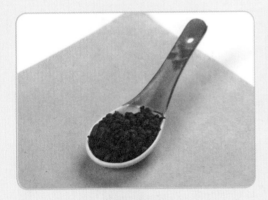

🛍️ 五味子茶

原料：五味子 50 克。

做法：① 将五味子入锅炒香。

② 研磨成粉，用纱布包成 10 包。每次取一包冲服。

功效：止咳定喘。

用法及宜忌：每日早晚各一次。

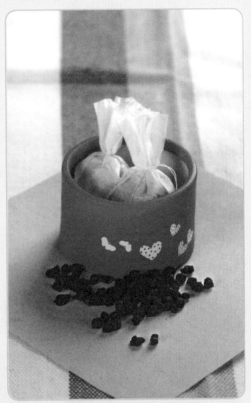

🛍️ 艾叶茶

原料：新鲜艾叶 500 克。

做法：① 将艾叶用清水漂洗干净，晾干。

② 将艾叶用剪刀剪成 1 厘米左右的碎块。

③ 每 10 克左右用细纱布包起来，热水冲泡即可饮用。

功效：专治寒喘。

用法及宜忌：每天 2 次，不限时间。

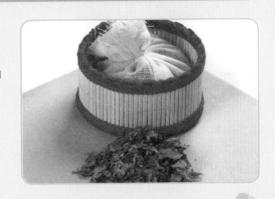

便秘

便秘的判断比较复杂，一般排便次数减少、大便干燥、粪便量减少、排便费力等都可以说是便秘的症状，我们通常判断便秘一般都是以排便次数为标准的，一般2天以上不排便或者一周内排便次数少于3次即为便秘。

我们提供的小茶包可以缓解以上各种症状。

芝麻核桃茶

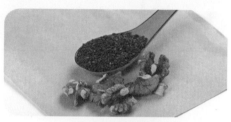

原料

黑芝麻 100 克，核桃仁 100 克。

做法

① 将黑芝麻和核桃仁分别捣碎，碾成碎末。
② 各取 10 克左右混合在一起用纸包起来，热水冲服。

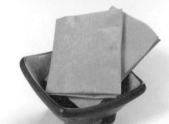

用法及宜忌

每天早晚各一次，高血脂患者每天早上一次即可。

功效

缓解习惯性便秘。

黑芝麻能滑肠治疗便秘，有滋润皮肤的作用；芝麻中含有防止人体发胖的物质卵磷脂、胆碱、肌醇，吃多了也不会发胖，有利于减肥；黑芝麻中的亚油酸成分可去除附在血管壁上的胆固醇。

核桃里面含有丰富的不饱和脂肪酸，有润肠通便的作用，另外核桃还有健脑、抗衰的作用，尤其适合中老年人。但不能多吃，每天吃两三个即可。

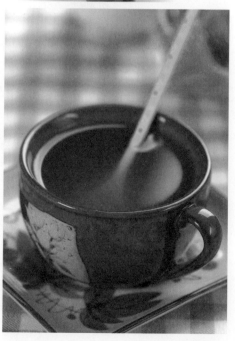

韭菜子茶

原料： 韭菜子 60 克。

做法： ① 将韭菜子用微波炉烘干。

② 拿擀面杖将其擀成碎末。

③ 每次取 5 克左右用纸包好，热水冲服。

功效： 治疗长期便秘。

用法及宜忌： 每日 3 次，一周内见效。

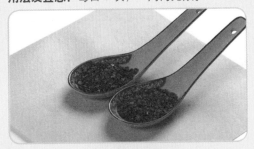

松仁蜂蜜茶

原料： 松子仁 100 克，蜂蜜适量。

做法： ① 将松子仁捣烂。

② 每 10 克左右包成一小包，每次取一包热水冲泡，加蜂蜜调饮即可。

功效： 治老年性便秘。

用法及宜忌： 每天午饭晚饭后各一次。

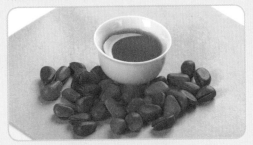

陈皮蜂蜜茶

原料： 陈皮 100 克，蜂蜜 100 克，白糖 50 克。

做法： ① 向锅内加入 500 毫升水，加入蜂蜜、白糖，搅拌均匀至完全溶解。

② 陈皮切丝，加入锅中继续搅拌，一直至黏稠搅拌不动为止。

③ 捞出陈皮，晾干后取 10 克左右用细纱布包成小包，加热水冲泡即可饮用。

功效： 清火润肠，治便秘。

用法及宜忌： 每天早中晚各一次。

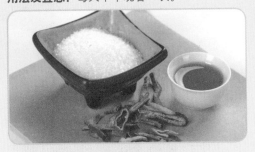

牵牛子姜片茶

原料： 牵牛子 30 克，生姜一大块。

做法： ① 将牵牛子入锅炒制 2 分钟。

② 用擀面杖将其擀为碎末。

③ 生姜切片。

④ 每次取 2 片生姜和 5 克牵牛子一起用细纱布包起来，热水冲泡即可饮用。

功效： 去毒利便。

用法及宜忌： 每天 1 次。

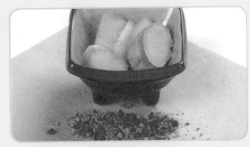

槐叶茶

原料： 嫩槐树叶 200 克。

做法： ① 将槐树叶蒸熟，晒干。

② 取 15 克左右用细纱布包好，热水冲泡即可饮用。

功效： 清热凉血、止血，治疗大便出血、痔疮出血以及血淋等症。

用法及宜忌： 每天 3 次，不限时间。

头痛

很多头痛的原因都不清楚，但也有一些头痛是由高血压、腰部疾病、眼部疾病引起，特别是老年人的头痛，或伴发眩晕、呕吐的头痛，一定要到医院明确病因，不能轻视。我们提供的小茶包主要是针对日常风寒、风热头痛。

核桃葱茶

原料

核桃仁30克、绿茶15克、葱白10克。

做法

① 核桃仁捣碎，葱白切成碎末。
② 取核桃仁10克、葱白2~3克、绿茶5克用纱布包好，热水冲泡即可饮用。

用法及宜忌

每天早晚各一次。

功效

解表，发汗，止痛，适用于风寒头痛。核桃本身没有止痛的效果，但是核桃中含有多种营养物质，有非常好的健脑效果，风寒、风热头痛患者都可以吃一点来提高抵抗力。尤其适合那些因为用脑过度、熬夜过度导致的头痛。

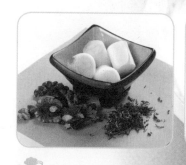

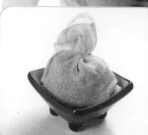

红糖生姜茶

原料：生姜一大块，红茶 15 克，红糖 15 克。

做法：① 生姜切片。

② 两片生姜，5 克红茶，5 克红糖用成品茶包包好。热水冲泡即可饮用。

功效：祛风，解表，止痛，适用于风寒头痛。

用法及宜忌：每天早晚各一次。

辣子茶

原料：干红辣椒 200 克，茶叶 50 克，花椒少许。

做法：① 三根红辣椒掰碎，配 5 克茶叶，3~5 粒花椒用细纱布包起来。

② 每次取一包，用热水冲泡饮用。

功效：散寒解表，适用于伤风头痛。

用法及宜忌：每天晚饭后一次。

菊花茶

原料：杭白菊 10 克，绿茶 15 克，蜂蜜适量。

做法：① 3~5 朵菊花，搭配 5 克绿茶用细纱布包好。

② 取一包加热水冲泡，加入蜂蜜调味即可。

功效：疏风，清热，止痛，适用于风热头痛。

用法及宜忌：每天早晚各一次，脾胃寒凉者仅晚饭后一次即可。

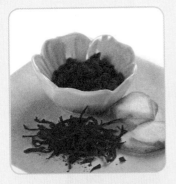
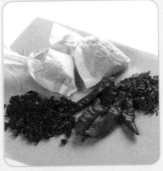

川芎杜仲茶

原料：川芎 30 克，杜仲 30 克，五味子 18 克。

做法：① 川芎和杜仲切片，五味子碾碎。

② 5 克川芎，5 克杜仲，3 克五味子用纱布包起来，热水冲泡即可饮用。

功效：对偏头痛十分有效。

用法及宜忌：每日早晚各一次。

川芎蛇蜕茶

原料：川芎 30 克，蛇蜕 15 克。

做法：① 川芎切片，蛇蜕研末。

② 取川芎 6 克，蛇蜕 3 克用纱布包起来，热水冲泡即可饮用。

功效：适用于偏正头痛经久不愈者。

用法及宜忌：每日睡前一次。

荆芥穗茶

原料：荆芥穗 50 克。

做法：① 将材料捣碎。

② 取 10 克用细纱布包好，热水冲泡即可。

功效：主治风气头痛目眩。

用法及宜忌：每日睡前一次，表虚自汗者忌用。

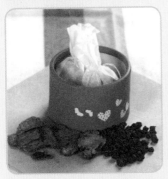
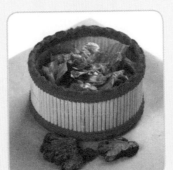
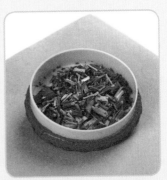

消化不良

消化不良主要为自身消化功能较弱、饮食不当或者暴饮暴食引起的食物不化、积食，这类疾病多发生于小孩和肠胃功能减弱的老年人，普通人如果暴饮暴食也可能会出现这种情况。

橘皮生姜茶

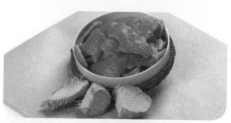

原料

新鲜橘皮200克，生姜一块。

做法

① 橘皮切丝后晒干。

② 生姜切片。

③ 取10克橘皮，搭配2片生姜，用细纱布包起来。热水冲泡即可饮用。

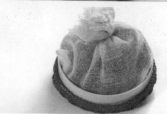

用法及宜忌

中饭晚饭后半小时内各服一次。也可随意代茶饮。

功效

可缓解消化不良、胃脘胀满。

橘皮有宽中理气的作用，对肠胃有很好的保养作用，适合各种因肠胃功能失调导致的饮食不化，另外橘皮还有化湿的作用，特别适合痰湿体质，也就是体重超标的人。

生姜的刺激作用可以使肠胃黏膜充血，从而加快肠胃的蠕动，促进消化，这种作用在生姜加热变熟以后消失，但是生吃的话刺激性太大，很多人又受不了，所以泡茶喝是一种非常好的选择。

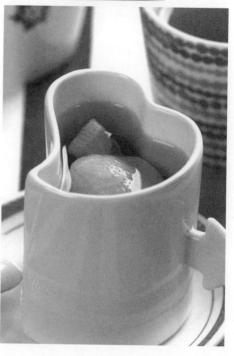

蚕豆皮茶

原料： 蚕豆皮 100 克。

做法： ① 将蚕豆皮晒干，入锅炒焦。

② 取 5 克左右用细纱布包起来，开水冲泡即可饮用。

功效： 促进消化，健胃止渴。

用法及宜忌： 不限时间及次数代茶饮。

丁香神曲茶

原料： 丁香 10 克，神曲 30 克。

做法： ① 取丁香 2 克，神曲 6 克，用成品茶包包好。

② 热水冲泡即可饮用。

功效： 适用于吃生冷果品引起的伤食。

用法及宜忌： 晚饭后或者积食发生后饮用。

萝卜子茶

原料： 萝卜子 100 克，冰糖 50 克。

做法： ① 先将冰糖捣碎，加入萝卜子继续捣成碎末。

② 取 15 克混合物用纸包起来，每次取一包热水冲服。

功效： 用于吃面食引起的伤食。

用法及宜忌： 伤食后每隔 3 小时一次，连续 3 次。

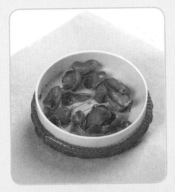 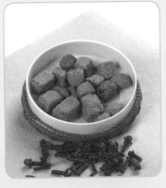 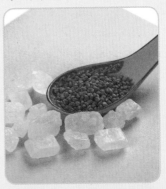

山楂麦芽茶

原料： 干山楂 50 克，麦芽 25 克。

做法： ① 将麦芽炒出香味。

② 10 克山楂、5 克麦芽混合均匀后用细纱布包好。热水冲泡即可饮用。

功效： 各种原因引起的积食，消化不良。

用法及宜忌： 饭后各一次，孕妇及哺乳期女性禁用。

化食茶

原料： 红茶 100 克，冰糖 100 克。

做法： ① 取红茶 5 克、冰糖 2 块用成品茶包包好。

② 热水冲泡即可饮用。

功效： 化食消滞，适用于消化不良、胃脘饱胀不适等症。

用法及宜忌： 随意饮用。

山楂片茶

原料： 山楂片 50 克，绿茶 25 克。

做法： ① 将山楂片掰成小块。

② 10 克山楂片混合 5 克绿茶，用纱布包起来，热水冲泡即可饮用。

功效： 开胃，助消化，降脂。

用法及宜忌： 饭后饮用。脾胃虚寒、胃酸过多者少用。

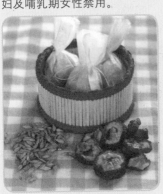 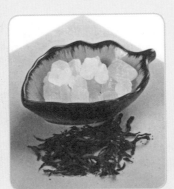 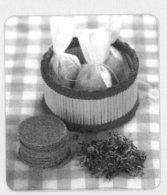

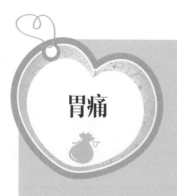

胃痛

临床上，急慢性胃炎、胃及十二指肠溃疡、胃神经官能症等均可引起胃痛。茶叶有助于人体消化的同时，还具有防止溃疡出血的功能，这是因为茶多酚类化合物可以薄膜状态附着在溃疡面，起到保护作用，这种作用也有利于肠瘘、胃瘘的治疗。

姜红茶

原料

红茶 50 克，老姜一大块。

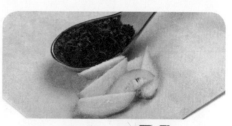

做法

①老姜切片。

②取红茶 10 克，老姜 2 片，用成品茶包包好，热水冲泡即可饮用。

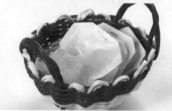

用法及宜忌

午饭晚饭后各一次。

功效

解表，温中，止呕，止胃痛。

生姜有消炎作用，可以杀死溃疡面的细菌，防止病情恶化，生姜又有散寒、止痛的作用。

红糖具有暖胃、养胃的作用，而且性质温和，各种胃病都适合。

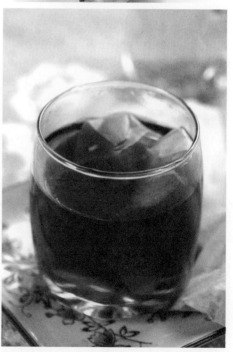

小提醒：

胃溃疡患者，尤其是较严重的时候，忌食寒性食物如苦瓜、西瓜、螃蟹等，少吃生冷食物，即使是有利康复的刺激性食物也应注意不要刺激过大，如生姜就不宜生吃，除了和红糖搭配以外，饭后再喝此方，刺激性就更小了。

玫瑰花蜜茶

原料： 干玫瑰花 20 克，绿茶 20 克，蜂蜜适量。

做法： ① 干玫瑰花 5 克加绿茶 5 克用细纱布包好。

② 开水冲泡 2 分钟后加少许蜂蜜调味即可饮用。

功效： 健胃，消食，缓解胃神经官能症。

用法及宜忌： 每天一包，脾胃虚寒者饭后饮用。

佛手枯草茶

原料： 鲜佛手瓜 1 个，夏枯草 30 克。

做法： ① 将佛手瓜洗净切片晒干，夏枯草切成 2 厘米的段。

② 2 片佛手瓜搭配 10 克左右夏枯草，用细纱布包好。热水冲泡即可饮用。

功效： 疏肝解郁，和胃止痛，用于胃脘疼痛，心烦喜怒、口干口苦、便秘尿黄等。

用法及宜忌： 每晚一次。

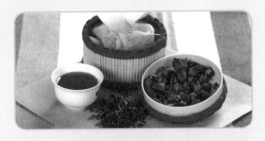

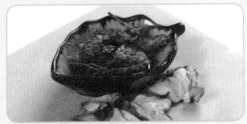

双红茶

原料： 红茶 30 克，红糖 30 克。

做法： 红茶 5 克，红糖 5 克混合均匀后用成品茶包包好。热水冲泡即可饮用。

功效： 和中润燥，养胃止痛，适用于老年消化性溃疡。

用法及宜忌： 每天两次，不限时间。

玫瑰佛手茶

原料： 玫瑰花 30 克，佛手瓜 1 个。

做法： ① 佛手瓜洗净切片后晒干。

② 两片佛手瓜搭配 5 克玫瑰花用细纱布包好，热水冲泡即可饮用。

功效： 理气解郁，和胃止痛，适用于肝胃不和所致的胁肋胀痛，胃脘疼痛。

用法及宜忌： 随意代茶饮。

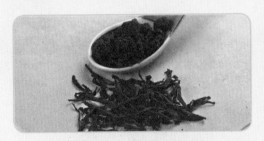

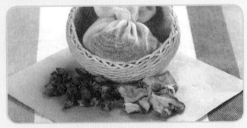

玫瑰甘草茶

原料： 玫瑰花 30 克，甘草 30 克。

做法： 5 克干玫瑰花搭配 5 克甘草用细纱布包好，热水冲泡即可饮用。

功效： 理气解郁，和胃止痛。

用法及宜忌： 每天一剂，可反复冲泡。

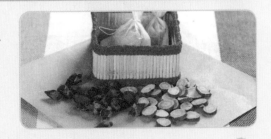

肠炎、腹痛

肠炎是细菌、病毒、真菌或寄生虫等引起的肠黏膜急性或慢性炎症。临床表现有恶心、呕吐、腹痛、腹泻、稀水便等。我们的小茶包主要针对慢性肠炎和各种反复性腹痛。

双仁茶

原料

苦杏仁 50 克，桃仁 50 克。

做法

① 将苦杏仁和桃仁混合在一起，捣成碎末。

② 取 15 克左右用纸包好。热水冲服。

用法及宜忌

每天一剂，术后禁用。

功效

缓解小腹痛。

苦杏仁有消炎镇痛的作用，被誉为中药中的止疼片，同时还有润肠通便的作用。

桃仁有活血祛瘀、润肠通便的功效，对急慢性肠炎都有效果。

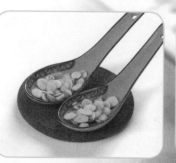

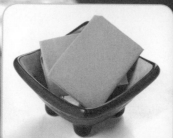

红糖浓茶

原料: 红茶 50 克,红糖 100 克。
做法: ① 红茶倒入红糖内,搅拌均匀。
② 取 20 克左右混合物,用细纱布包好,热水冲服。
功效: 收敛,消积,止痛。
用法及宜忌: 每日一包,腹痛难忍时可起到镇痛效果。

 姜茶

原料: 茶叶 30 克,干姜 30 克。
做法: ① 将干姜切小片或丁。
② 取茶叶 5 克,干姜 5 克用成品茶包包好,热水冲泡即可。
功效: 收敛、发汗、止痛。
用法及宜忌: 每日二次,不拘时间。

炒盐茶

原料: 食盐 30 克。
做法: ① 将食盐放入锅内翻炒至焦黄。
② 每 3 克左右包成一个小纸包。热水冲服。
功效: 迅速缓解腹部绞痛。
用法及宜忌: 腹痛时服用即可,高血压患者禁用。

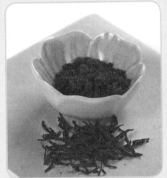

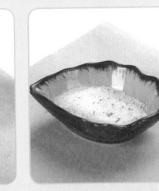

山楂红糖茶

原料: 干山楂 50 克,红糖 25 克。
做法: ① 将干山楂入锅炒焦。
② 山楂 10 克,红糖 5 克,用成品茶包包起来。热水冲泡即可饮用。
功效: 专治伤食腹痛。
用法及宜忌: 每天两次,不拘时间。

松针茶

原料: 松针 200 克。
做法: ① 将松针用清水浸泡 20 分钟后冲洗干净。
② 剪成两段后,放在碗里捣至表皮破损为止。
③ 大约每 15 克用细纱布包起来,开水冲泡即可饮用。
功效: 辅助治疗慢性肠炎。
用法及宜忌: 每天两次,饭后服用。

小茴香茶

原料: 小茴香 30 克,食盐 15 克。
做法: ① 将小茴香捣碎。
② 5 克小茴香搭配 2~3 克食盐用纸包好。热水冲服。
功效: 缓解小腹痛。
用法及宜忌: 每日两次,高血压病人不宜。

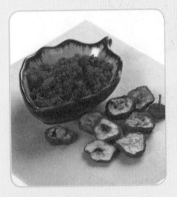

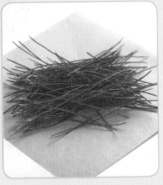

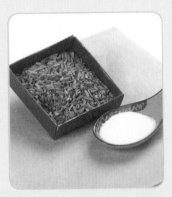

痢疾

痢疾是由痢疾杆菌引起的肠道传染病，以剧烈的腹泻、里急后重、大便呈脓血样为特征。虽全年均有发生，但以夏秋两季最多见。细菌蛋白遇茶叶中的茶多酚后即失去活性，起到治疗的效果。

蜂蜜红枣绿茶

原料

大枣 20 个，绿茶 50 克，蜂蜜适量。

做法

① 大枣去核切碎，分成 10 等份。

② 每份大枣搭配 5 克绿茶用成品茶包包好，热水冲泡后调入蜂蜜即可饮用。

用法及宜忌

随意饮用即可。

功效

收敛止泻。

绿茶有良好的收敛、止泻的作用，同时绿茶中含有的有效物质可以杀死痢疾杆菌和肠道内其他有害细菌，对治疗痢疾的作用堪比中药。

大枣大益脾胃，对整个消化系统都有良好的保养作用，可以促进痢疾患者康复，同时提高抵抗力。

蜂蜜除了营养丰富，对肠胃还有一定的保护功能，而且可以缓解绿茶的寒性，特别适合脾胃虚弱的人饮用。

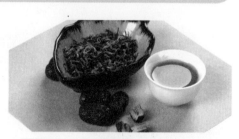

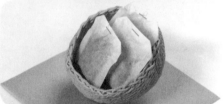

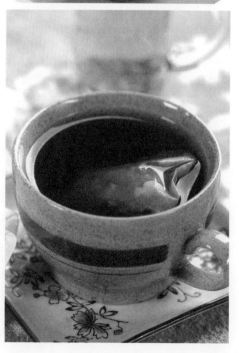

🫖 焦茶

原料： 茶叶 100 克。

做法： ① 将茶叶入锅干炒至炒焦。

② 每 10 克茶叶用纱布包成一包。热水冲泡即可饮用。

功效： 止泻止痛。

用法及宜忌： 每天两次，茶越浓越好，忌空腹。

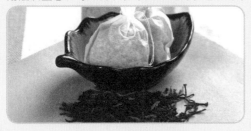

🫖 生姜山楂茶

原料： 鲜山楂 100 克，生姜 1 块，茶叶 20 克，红糖适量。

做法： ① 每个山楂去核，切成 4~6 小块，生姜切片。

② 25 克山楂搭配 2 片生姜，5 克茶叶用细纱布包好。

③ 热水冲泡，加红糖调味即可饮用。

功效： 助消化，和胃，杀菌，止痢，适用于痢疾、细菌性食物中毒。

用法及宜忌： 每天一次，时间不限。

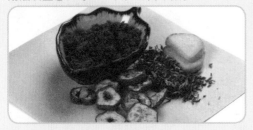

🫖 大蒜茶

原料： 大蒜半头，绿茶 10 克。

做法： ① 将大蒜剥好捣成蒜泥。

② 将蒜泥与茶叶用细纱布包好，热水冲泡即可饮用。

功效： 杀菌，止痛。适用于慢性痢疾。

用法及宜忌： 每天一次。

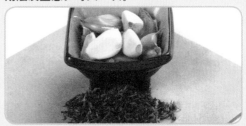

🫖 冰糖莲子茶

原料： 莲子 30 克，绿茶 15 克，冰糖 30 克。

做法： ① 莲子清水浸泡 2 小时后煮熟。

② 将煮熟的莲子分成两半晾干。

③ 莲子 10 克、绿茶 5 克、冰糖两块用纱布包好，热水冲泡即可饮用。

功效： 和胃，涩肠，健脾。

用法及宜忌： 每天一次，时间不限。

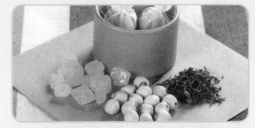

🫖 绿豆乌梅茶

原料： 绿豆 30 克，乌梅 15 个，绿茶 15 克。

做法： ① 将绿豆炒香后研磨成粉末状。

② 取 6 克绿豆粉、3 个乌梅、3 克绿茶分别用纱布包好，热水冲泡即可饮用。

功效： 止泻，清热，解毒，治疗细菌性痢疾。

用法及宜忌： 每日一次，连服 3 天。

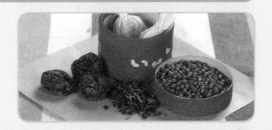

脂肪肝

脂肪在肝脏蓄积过多，必然导致肝脏的"肥胖"，就是通常所说的脂肪肝。脂肪肝形成的原因是多方面的，如长期饮酒、多食荤腥肥腻，缺乏运动或肝炎长期不愈，或体胖少动等都有可能导致脂肪肝。肝脏中脂肪积聚过多，势必影响各种功能的正常发挥，引起多种疾病，如肝硬化甚至于肝癌等，其危害是显而易见的。

当归山楂陈皮茶

原料： 当归15克，干山楂、陈皮各25克。

做法： 将3克当归、5克山楂、5克陈皮用细纱布包好，热水冲泡即可饮用。

功效： 呕恶，口苦，食欲缺乏。

用法及宜忌： 每天一次，不限时间。

茉莉玫瑰茶

原料： 玫瑰花、茉莉花各15克，干荷叶25克。

做法： ① 将荷叶用手撕成小片。

② 玫瑰花3克、茉莉花3克、干荷叶5克用纱布包好，热水冲泡即可饮用。

功效： 呕恶，口苦，食欲缺乏。

用法及宜忌： 每天一次，饭后饮用。

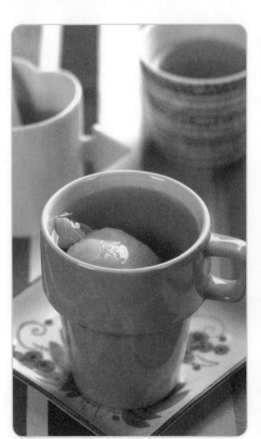

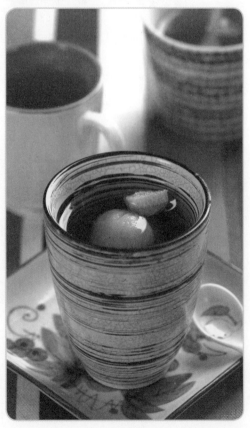

芹菜根荷叶茶

原料： 芹菜根 100 克，干荷叶 50 克。

做法： ① 将芹菜根洗净晾干，略微捣碎。

② 将荷叶用手撕成碎片。

③ 干芹菜根 10 克、荷叶 5 克用细纱布包起来，热水冲泡即可饮用。

功效： 口苦而干，恶心呕吐，食欲不振。

用法及宜忌： 每天两次，时间不限。

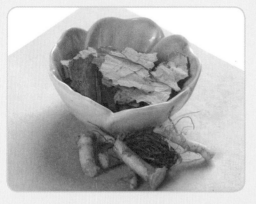

车前茵陈茶

原料： 茵陈 50 克，车前子 50 克。

做法： ① 取茵陈 5 克、车前子 5 克混在一起略微捣几下。

② 用细纱布将捣好的原料包起来，热水冲泡即可饮用。

功效： 口苦而干，恶心呕吐，食欲不振。

用法及宜忌： 每天早晚各一次。

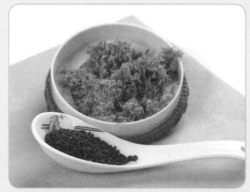

泽泻山楂茶

原料： 干山楂 50 克，泽泻 50 克。

做法： ① 山楂切片。

② 取山楂 5 克、泽泻 5 克用纱布包好，热水冲泡即可饮用。

功效： 胁下胀闷，阵痛时作，胸痞食少，恶心欲呕。

用法及宜忌： 每天一次，饭后饮用。

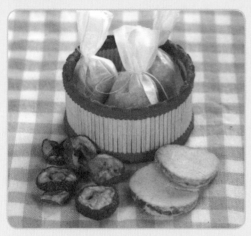

红花山楂陈皮茶

原料： 红花 10 克，干山楂 50 克，陈皮 50 克。

做法： ① 山楂切片，陈皮切丝。

② 取山楂 10 克、陈皮 10 克、红花 2 克用细纱布包好，热水冲泡即可饮用。

功效： 下肢水肿，倦怠乏力，舌淡紫，边有瘀点、瘀斑。

用法及宜忌： 每天一次，时间随意。

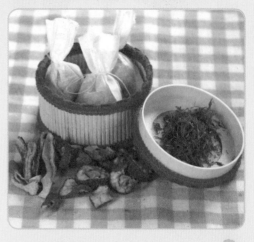

尿路感染

尿路感染是由细菌感染（多数为大肠杆菌）引起的泌尿系统炎症的总称。常见的有肾盂肾炎、膀胱炎和尿道炎，以尿频、尿急、尿痛为主要症状，偶有血尿，或伴有腰部疼痛，急性期多见恶寒发热，慢性期可见低热。发病多见于女性，尤其是孕妇。

急性尿路感染

小便灼热刺痛，尿频，尿黄，亦可见尿血。

甘竹茶

原料： 甘草 30 克，竹叶 30 克。

做法： ① 取甘草 5 克、竹叶 5 克，略捣几下。② 将捣好的材料用细纱布包好，热水冲泡即可饮用。

功效： 治疗急性尿路感染。

用法及宜忌： 次数不限，代茶饮。

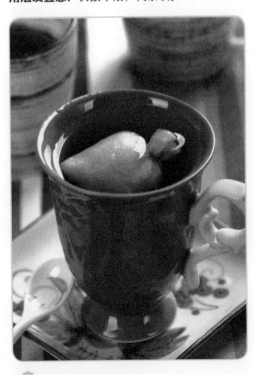

车前竹叶甘草茶

原料： 车前草 50 克，干竹叶 20 克，生甘草 20 克。

做法： ① 取车前草 10 克、竹叶 4 克、生甘草 4 克混在一起捣几下。② 用细纱布将捣好的材料包起来，热水冲泡即可饮用。

功效： 治疗急性尿路感染。

用法及宜忌： 每天一次，不限时间。

茵陈茶

原料： 茵陈 50 克。

做法： ① 将茵陈切成 1 厘米左右的段。② 取 10 克用成品茶包包好，热水冲泡即可饮用。

功效： 治疗急性尿路感染。

用法及宜忌： 次数、时间不限，代茶饮。

绿豆芽白糖茶

原料： 绿豆芽 50 克，白糖 25 克。

做法： ① 将绿豆芽稍稍弄碎。② 取 10 克左右绿豆芽、5 克左右白糖用细纱布包好，热水冲泡即可饮用。

功效： 缓解尿路感染、尿频等。

用法及宜忌： 不限次数，睡前少用。

慢性尿路感染

尿频，淋沥不尽，低热疲劳，腰酸。

利尿清茶

原料： 凤尾草 50 克，白茅根各 50 克，蜂蜜适量。

做法： ① 将凤尾草和白茅根都切成 1 厘米左右的段。

② 各取 5 克用成品茶包包好，热水冲泡，加适量蜂蜜调饮即可。

功效： 慢性尿路感染。

用法及宜忌： 每天睡前一次。

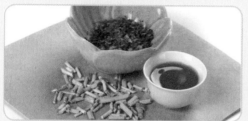

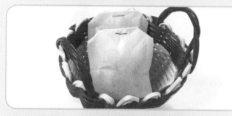

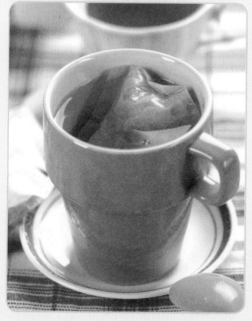

黄芪白茅茶

原料： 黄芪、白茅根各 50 克。

做法： ① 将白茅根剪成 1 厘米长的小段。

② 每 5 克黄芪和 5 克白茅根用成品茶包包好，热水冲泡即可饮用。

功效： 助阳化气，清热利尿。

用法及宜忌： 每晚睡前一次。

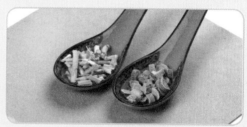

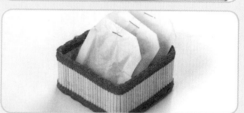

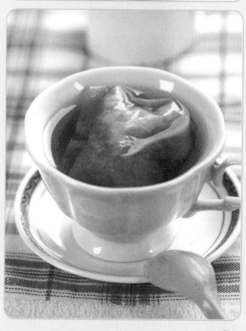

失眠

失眠主要表现在睡眠时间、深度的不足以及不能消除疲劳、恢复体力与精力，轻者入睡困难，或寐而不酣，时寐时醒，或醒后不能再寐，重则彻夜不寐。

造成失眠的原因很多，情感因素，饮食内伤，年老体虚，先天体弱，受到惊吓等都可能导致失眠。失眠虽然不是什么大病，但是长期下来对健康和情绪的影响极大，甚至不亚于一些重大疾病。

绞股蓝大枣茶

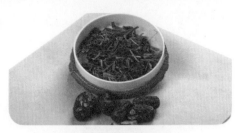

原料

绞股蓝 30 克，大枣 9 枚。

做法

① 将每个大枣都切成大小差不多的小块。

② 绞股蓝和大枣各分成 3 等份，各取一份用细纱布包好，热水冲泡即可饮用。

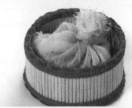

用法及宜忌

随时代茶饮用。

功效

健脑益智，镇静安神，对神疲乏力、失眠健忘有很大帮助。

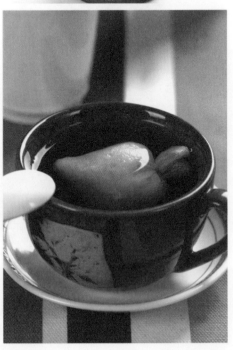

绞股蓝有安神养性、延缓衰老、提高大脑机能的作用，另外还有一定的镇静、催眠作用，这些都有助于改善失眠状况。而且绞股蓝对预防缓解"三高"等慢性病都有好处，本身口感也不错，用来冲泡饮用是日常保健的良方。

大枣有平胃气、通九窍、安心神的作用，对于饮食或情志原因引起的失眠效果显著。

橘叶冰糖茶

原料： 新鲜橘叶 6 片，冰糖 10 克。

做法： ① 将橘叶洗干净，撕成小块。

② 将冰糖、橘叶碎片一起用细纱布包好，用开水冲泡饮用即可。

功效： 宁心安神，去燥助眠。

用法及宜忌： 代茶饮，不限次数，症状缓解即可。

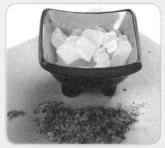

菖蒲安神茶

原料： 菖蒲 30 克，大枣 6 枚，红糖适量。

做法： ① 菖蒲切片，大枣切碎，分成 6 份用纱布包好。

② 杯中放入少量红糖，然后放进茶包，冲入开水即可饮用。

功效： 宁心安神、芳香辟浊，特别适合受惊吓而导致失眠的人。

用法及宜忌： 每天睡前一次。

珍珠茶

原料： 珍珠粉 50 克，冰糖 50 克。

做法： ① 将冰糖研成粉末。

② 5 克珍珠粉、5 克冰糖混合在一起用纸包好。每次取一包热水冲服即可。

功效： 宁神安眠。

用法及宜忌： 每天睡前一次。

甘草大麦红枣茶

原料： 大麦 60 克，大枣 15 枚，甘草 30 克。

做法： ① 大麦干炒炒熟，晾凉后捣碎。

② 大枣、甘草用刀切碎。

③ 将所有材料混合在一起分成 3 份，分别用细纱布包好，用开水冲泡即可饮用。

功效： 养心除烦，适合神经衰弱或心火旺盛引起的失眠。

用法及宜忌： 每天早中晚各一次，孕妇慎用。

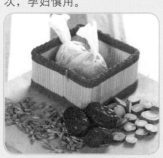

桂圆冰糖茶

原料： 桂圆肉 50 克，冰糖 20 克。

做法： 将桂圆肉和冰糖各分成 4 份，用细纱布包好，用开水冲泡即可。

功效： 补益心脾、安神益智，可治思虑过度、精神不振、失眠多梦、心悸健忘。

用法及宜忌： 早晚各一次。冲泡的时候，最好选用带盖的杯子，加盖闷一会儿。上火，尤其是有发炎症状时禁用。

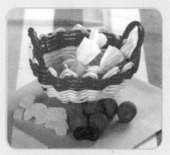

小麦百合安神茶

原料： 小麦、干百合各 50 克，大枣 5 个，甘草 10 克。

做法： ① 将小麦炒熟，晾凉后捣碎。

② 干百合、大枣、甘草切碎。

③ 将材料各分成 5 份，各取一份用细纱布包好，热水冲泡即可。

功效： 益气养阴、清热安神，可治神志不宁、心烦易躁、失眠多梦等症。

用法及宜忌： 早中晚各一次。

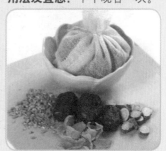

自汗、盗汗

自汗、盗汗病因有别。自汗多由身体虚弱或久病体虚，以致腠理不固所引起。治疗以益气固表为基本原则。盗汗一般多由于阴虚内热所致，往往伴有午后低热、面颊潮红等症状。食疗应益气阴、清虚热、固表止汗。

🏷 黄芪止汗茶

原料： 黄芪 50 克，大枣 20 枚，浮小麦 50 克。

做法： ① 黄芪切片，大枣去核切碎，浮小麦捣碎。② 黄芪 5 克、大枣 2 枚、浮小麦 5 克用成品茶包包好，热水冲泡即可饮用。

功效： 治气虚自汗。

用法及宜忌： 每天一次，不限时间。

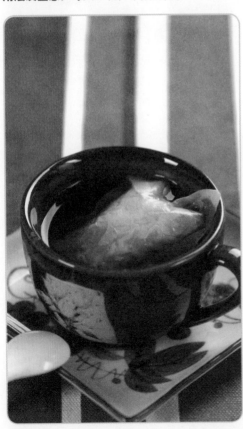

🏷 固表茶

原料： 黄芪 50 克，防风 50 克，白术 50 克，乌梅 25 克。

做法： ① 将材料全都切成小块。② 取黄芪、防风、白术各 5 克，乌梅 2~3 个，用细纱布包好，热水冲泡 15 分钟后即可饮用。

功效： 益气固表，止汗、止渴，对于体虚多汗，易感风邪，经常感冒而又口渴的人来说，是一种较好的保健饮料，可增强抗病能力，使身体日益强壮。

用法及宜忌： 每天一次，不限时间。

🏷 小麦稻根红枣茶

原料： 浮小麦、糯稻根各 50 克，大枣 20 枚。

做法： ① 浮小麦洗净晾干，捣碎。② 糯稻根用剪刀剪成 1 厘米左右的小段。③ 大枣切成两半。④ 取浮小麦、糯稻根各 5 克，大枣 2 枚，用细纱布包好，热水冲泡即可饮用。

功效： 养胃清肺，补益心脾，固表止汗，治疗自汗。

用法及宜忌： 每天晚饭后一次。

乌梅大枣茶

原料：乌梅 20 枚，浮小麦 50 克，大枣 20 枚。

做法：① 浮小麦洗干净后捣碎，每个大枣切成 4 块。

② 取乌梅 2 枚，大枣 2 枚，浮小麦 3 克，用细纱布包好，热水冲泡即可饮用。

功效：治阴虚盗汗。

用法及宜忌：每天一次，睡前 1 小时服用。

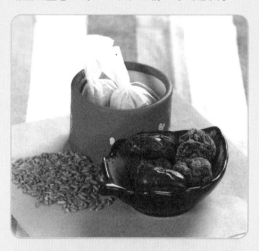

桂圆人参茶

原料：桂圆肉 50 克，人参 25 克，冰糖 30 克。

做法：① 人参切片，冰糖捣成碎末。

② 人参 2~3 克、桂圆肉 5 克、冰糖 3 克用纱布包好，热水冲泡即可饮用。

功效：适宜于气虚盗汗者。

用法及宜忌：每天一次，代茶饮，病后初愈身体虚弱者慎用。

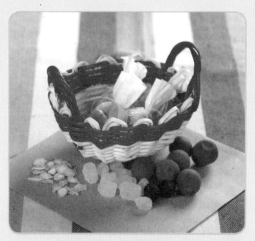

五味子饮

原料：五味子 30 克，紫苏梗 30 克，蜂蜜适量。

做法：① 五味子入锅炒香，捣碎。

② 紫苏梗切成小段。

③ 五味子 5 克、紫苏梗 5 克用纱布包好，热水冲泡，蜂蜜调和即可饮用。

功效：益气生津、敛阴固表，适用于气阴两虚的盗汗、自汗。

用法及宜忌：每天一次，睡前 1 小时服用。

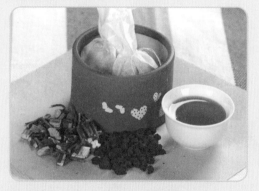

麻黄浮麦茶

原料：浮小麦 50 克，麻黄根 15 克。

做法：① 浮小麦捣碎，麻黄根切碎。

② 取浮小麦 10 克、麻黄根 3 克用成品茶包包好，热水冲泡即可饮用。

功效：补虚养心，固表止汗。用于盗汗。

用法及宜忌：每天一次，脾胃虚寒者慎用。

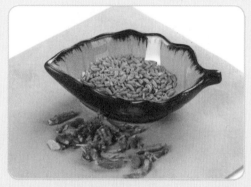

痔疮

痔是人体直肠末端黏膜下和肛管及肛缘皮下静脉丛淤血曲张、扩张形成柔软的血管瘤样病变，俗称"痔疮"。痔的发病率很高，民间有"十人九痔"之说，是成年人的常见病、多发病。治疗痔疮的药茶，多以具有润肠通便、解毒消炎、凉血止血功能的药物为主。

黄花红糖茶

原料
干黄花菜 50 克，红糖 25 克。

做法
① 黄花菜切几下，放在碗里捣几下。
② 黄花菜 10 克、红糖 5 克用细纱布包好，热水冲泡即可饮用。

用法及宜忌
每天晚饭后一次。

功效
清热利尿，养血平肝，适用于痔疮疼痛、出血。

黄花菜有利尿、消肿、止血的作用，同时还能清火，黄花菜本身又含有丰富的膳食纤维，也有帮助排便、减少排便痛苦的功效。

红糖的营养丰富，有清洁细胞的作用，对肠胃有滋养作用。

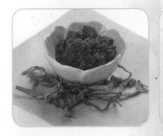
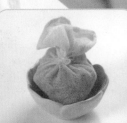

益母草茶

原料：益母草 50 克。

做法：① 将益母草剪成段，放在碗里捣几下。
② 每 10 克益母草用细纱布包好，热水冲泡即可饮用。

功效：治血痔。

用法及宜忌：每天一次，时间不限。

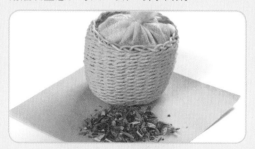

苍耳蜂蜜茶

原料：苍耳子 50 克，蜂蜜适量。

做法：① 将苍耳子入锅炒半焦，然后研成碎末。
② 5 克苍耳子粉末用成品茶包包好，热水冲泡后加蜂蜜调味即可饮用。

功效：治肠风痔瘘。

用法及宜忌：每天一次，晚饭后服用。

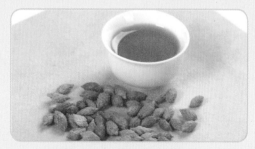

槐花黄芩茶

原料：干槐花 50 克，侧柏叶 50 克，黄芩 20 克。

做法：① 黄芩切片。
② 干槐花 5 克、侧柏叶 5 克、黄芩 2 克，用细纱布包好。热水冲泡即可饮用。

功效：清热解毒，凉血止血。用于痔疮出血。

用法及宜忌：每天一次，时间不限。

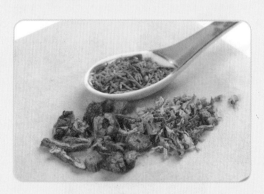

治痔茶

原料：生地黄 30 克，麻仁 30 克，白芍 30 克，生大黄 15 克。

做法：将原料各分成 5 份，各取一份用细纱布包好。热水冲泡，盖上盖子闷 5 分钟以后即可饮用。

功效：使大便变软，痛锐减，便血减少，特别适用于内痔患者。

用法及宜忌：每天一次，连续 5 天为一个疗程。

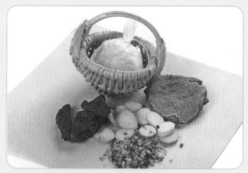

玫瑰花蜜茶

原料：干玫瑰花 20 克，绿茶 20 克，蜂蜜适量。

做法：取玫瑰花和绿茶各 5 克，用成品茶包包好。热水冲泡，加蜂蜜调饮后即可饮用。

功效：清热润肠，凉血止血，适用于痔疮出血及大便干结，腹胀而痛，口干口苦，面红身热，或大便带血之老年性或习惯性便秘。

用法及宜忌：不限次数，代茶饮即可。脾胃虚寒者饭后饮用。

皮肤瘙痒

皮肤瘙痒是多种皮肤病常见的临床症状，如湿疹、荨麻疹、接触性皮炎、疥癣、牛皮癣等皮肤病都可引起不同程度的皮肤瘙痒。中医治疗皮肤瘙痒以疏风清热、祛风散寒和养血息风等为基本原则，下列药茶可根据皮肤病的辨证属性加以选用。

乌梅甘草茶

原料

乌梅 12 枚，甘草 30 克。

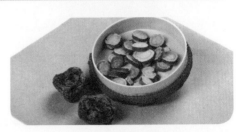

做法

甘草 5 克，搭配乌梅两枚，用成品茶包包好，热水冲泡即可饮用。

用法及宜忌

每天一次，时间不限。

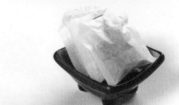

功效

清热祛湿，散风止痒，适用于脾湿风毒引起的风湿疙瘩、周身刺痒、怕冷发热、骨节酸痛等症状，以及荨麻疹等过敏性皮肤病。

乌梅清肺气，同时还有清理血管的作用，这都有利于皮肤表面毒素的排出。

甘草清热解毒，而皮肤瘙痒从中医的角度看很多时候都是由热毒引起的。

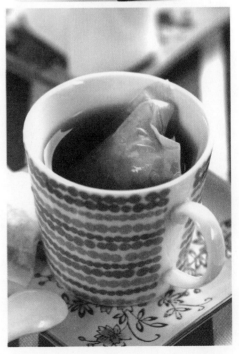

风疹瘙痒茶

原料：生黄芩30克，野菊花30克，土茯苓20克，荆芥穗10克。

做法：① 将上述材料混在一起，研磨成粗末，并搅拌均匀。② 取15克左右的粉末用细纱布包起来，热水冲泡，盖上盖子闷5分钟即可饮用。

功效：清热解毒，祛风利湿，用于风疹对称分布于四肢、躯干和面部，苔黄腻，舌质红。

用法及宜忌：每日一次，饭后饮用。

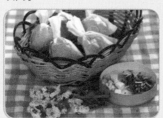

地肤大枣茶

原料：地肤子50克，大枣10个。

做法：① 地肤子捣碎，大枣去核、切成4块。② 10克地肤子、2个大枣用成品茶包包好，热水冲泡即可饮用。

功效：除湿止痒，适用于皮肤瘙痒症、湿疹等属湿热证者。

用法及宜忌：每天一次，非湿热证者不宜饮服。

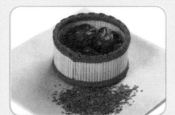

人参菊花茶

原料：人参30克，野菊花30克。

做法：① 人参切片，野菊花捣碎。② 将人参5克、野菊花5克用细纱布包好，热水冲泡即可饮用。

功效：清热燥湿，凉血解毒。用于痒疹色红，下肢、躯干为多，遇热加重，苔黄腻，舌质红。

用法及宜忌：每天一次，脾胃虚寒者不宜饮服。

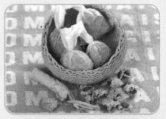

茵陈荷叶茶

原料：茵陈30克，荷叶30克。

做法：① 将荷叶用手撕成小块。② 茵陈5克、荷叶5克用细纱布包好，热水冲泡即可饮用。

功效：清暑利湿，祛风止痒，适用于暑天痱疹瘙痒，色红成片。

用法及宜忌：每天一次，饭后饮用。

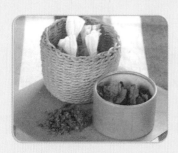

升麻甘草茶

原料：绿茶10克，升麻20克，甘草20克。

做法：① 将升麻、甘草剪成小段后捣烂。② 5克升麻、5克甘草，搭配2克绿茶，用细纱布包好，热水冲泡即可饮用。

功效：解毒、止痒、抗过敏，适用于过敏性皮肤病，皮肤剧烈瘙痒者。

用法及宜忌：每天一次，可反复冲泡。

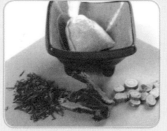

薄荷蝉衣茶

原料：薄荷30克，黄芩30克，蝉蜕15克。

做法：① 将所有材料混合在一起，研成粉末。② 取10克左右的粉末放入成品茶包中，热水冲泡即可饮用。

功效：解表清热，祛风止痒，适合风热引起的皮肤焮红作痒，但无丘疹，舌红，苔薄黄。

用法及宜忌：每天一次，如果没有工具磨粉，材料加倍用细纱布包起冲泡。

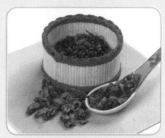

颈椎病

颈部遭受急性跌、仆、扭、闪损伤，或长期从事低头伏案工作的人，均可使颈椎间盘、椎后关节、钩椎关节、颈椎周围各韧带及其附近软组织受到不同程度的损伤，从而破坏颈椎的稳定性，促使颈椎发生骨质增生，引起颈项部、肩背部及上肢部疼痛，并可能出现头痛、眩晕、手指麻木等症状。

椎动脉型颈椎病

主要表现为体位性眩晕，常因头部转动或侧弯至某一位置时诱发或加重。伴有颈肩痛、颈枕痛、耳鸣、耳聋、恶心、呕吐、甚至突然晕倒等。治宜舒筋通络，息风潜阳。

🔸川芎菊花茶

原料：川芎、菊花、绿茶各30克。

做法：① 川芎捣成小块。

② 各取 5 克材料，用细纱布包好，热水冲泡即可饮用。

功效：适用于头痛、眩晕、眼干涩、视物模糊者。

用法及宜忌：每天 3 次，饭后饮用。

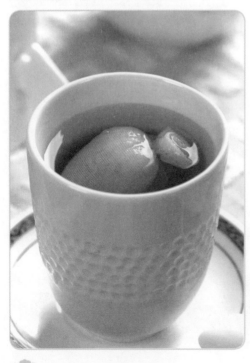

🔸罗布麻叶茶

原料：罗布麻叶30克。

做法：① 用手将罗布麻叶搓成碎末状。

② 每 5 克用成品茶包包好，热水冲泡即可饮用。

功效：适用于眩晕伴有头部昏痛，烦躁失眠者。

用法及宜忌：每天一次。

🔸天麻菊槐茶

原料：天麻、菊花、槐花、绿茶各30克。

做法：① 天麻切片，干炒至半焦。

② 每种材料各取 5 克，用细纱布包好，热水冲泡即可饮用。

功效：适用于头部持续眩晕，精神委靡不振者。

用法及宜忌：每天一次。

🔸川芎天麻茶

原料：川芎 10 克，天麻 10 克，茶叶 5 克。

做法：① 将川芎捣成小块，天麻切片。

② 将材料混合均匀，分成 3 份。将每份用细纱布包起来，热水冲泡即可饮用。

功效：缓解颈椎病引起的头痛。

用法及宜忌：每天一次。

交感神经型颈椎病

　　主要表现为颈部酸痛、有沉重感，头痛或偏头痛，头晕，枕部或颈后痛；伴有恶心呕吐，视物模糊、眼窝胀痛，心跳加快、心律紊乱，血压升高、肢体发凉，畏寒、多汗等交感神经兴奋症状；或伴有如头晕、眼睑下垂、流泪，心动过缓，血压偏低，嗳气等交感神经抑制症状。治宜活血祛瘀，通络止痛。

丹菊山楂茶

原料： 丹参9克，菊花6克，山楂9克。

做法： ① 丹参、山楂切片，然后与菊花混合，分成3份。

② 将每份用细纱布包起来，热水冲泡即可饮用。

功效： 适用于头晕眼花、心悸、怔忡者。

用法及宜忌： 每天一次，睡前服用。

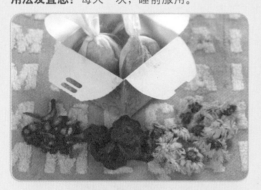

川芎天麻茶

原料： 川芎12克，天麻9克，茶叶适量。

做法： ① 将材料捣碎混匀，分成5份。

② 将每份用细纱布包起来，热水冲泡即可饮用。

功效： 适用于偏头痛甚者。

用法及宜忌： 每天早晚各一次。

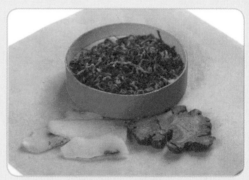

蔓菊决明茶

原料： 蔓荆子9克，菊花12克，决明子18克，绿茶15克。

做法： ① 将材料混合均匀，分成4等份。

② 将每份用细纱布包起来，热水冲泡即可饮用。

功效： 适用于头昏痛，眩晕甚，视物模糊者。

用法及宜忌： 每天一次，不限时间，忌空腹。

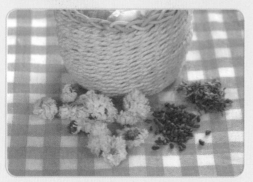

参杞茶

原料： 人参、枸杞子各12克，绿茶9克。

做法： ① 将材料捣碎混匀，分成5份。

② 将每份用细纱布包起来，热水冲泡即可饮用。

功效： 适用于头昏痛，视物模糊、心悸、怔忡者。

用法及宜忌： 每天早晚各一次。

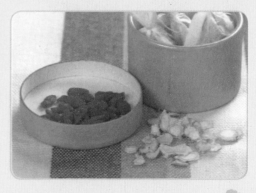

神经根型颈椎病

主要表现为颈肩背疼痛，并向一侧或两侧上肢放射。疼痛为痠胀痛或灼热痛，伴有上肢沉重，酸软无力，握力减退，麻痛部位多出现在手指和前臂。治宜祛风除湿，通络止痛。

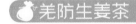

葛根桂枝茶

原料： 葛根、桂枝各 30 克，绿茶 30 克。

做法： ① 将葛根、桂枝剪成小段。

② 将葛根、桂枝分别捣碎。

③ 取 5 克葛根、5 克桂枝、5 克绿茶，用成品茶包包起来，热水冲泡即可饮用。

功效： 适用于肩颈酸胀者。

用法及宜忌： 每天一次，晚饭后服用。

羌防生姜茶

原料： 羌活、防风、乌龙茶各 20 克，生姜一块。

做法： ① 羌活、防风分别捣碎。

② 生姜切片。

③ 取羌活、防风、乌龙茶各 5 克，生姜 2 片，用细纱布包好，热水冲泡即可饮用。

功效： 适用于颈肩背部酸胀痛者。

做法和宜忌： 每天早晚各一次。

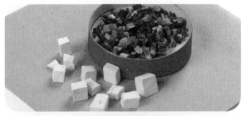

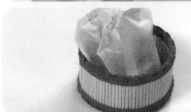

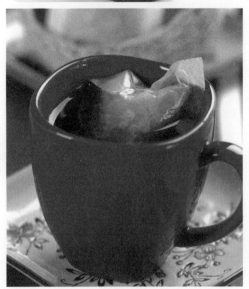

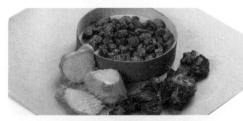

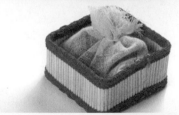

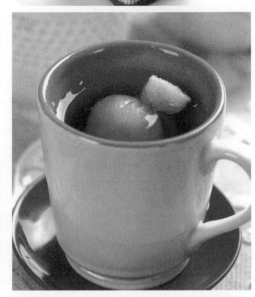

脊髓型颈椎病

主要表现为慢性、进行性四肢感觉及运动功能障碍，甚至四肢瘫痪。常伴头颈部疼痛、面部发热、出汗异常等。早期用补益肝肾、舒筋通络之品有一定的辅助作用。

杜仲茶

原料：杜仲30克，夏枯草12克。

做法：①杜仲捣碎成小块。

②夏枯草剪成小段，并捣几下。

③5克杜仲、2克夏枯草用细纱布包好，热水冲泡即可饮用。

功效：适用于颈肩背部疼痛不适，四肢乏力之症。

用法及宜忌：每天午饭后一杯。

黄芪三宝茶

原料：黄芪、菊花、罗汉果、茶叶各30克。

做法：①黄芪切片，或者掰成小块。

②黄芪、菊花、茶叶各取5克，罗汉果1/4个，用细纱布包起来，热水冲泡即可饮用。

功效：适用于头昏眩，四肢乏力之症。

用法及宜忌：每天一次。糖尿病患者禁用。

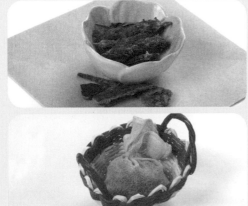

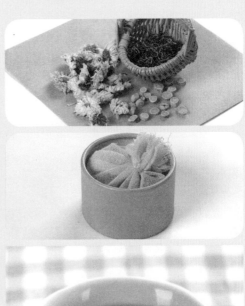

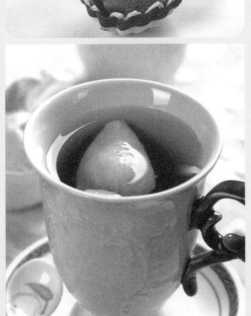

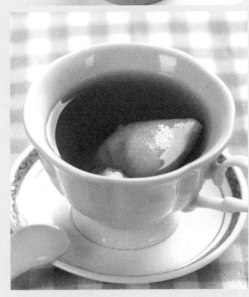

肩周炎

肩关节周围炎简称肩周炎，主要表现为肩关节疼痛，关节向各方向活动障碍，怕冷，压痛，肌肉痉挛与萎缩等。好发于50岁左右的人，一般在过了50岁以后可自行缓解。平时可通过趴墙、划圈等运动缓解症状。严重影响人们日常的工作和生活。中医认为是由于气血虚损，筋失濡养，风寒湿外邪侵袭肩部，经脉拘急所致。

急性期

病期约1个月，亦可延续2~3个月。本期主要表现为肩关节剧烈疼痛，疼痛可为钝痛、刀割样痛，夜间加剧，甚至痛醒，可放射至前臂或手部、颈、背部，亦可因运动加重。治宜活血祛瘀，行气止痛。

红花山楂陈皮茶

原料： 红花10克，干山楂20克，陈皮20克。
做法： ① 山楂、陈皮切碎。
② 取山楂5克、陈皮5克、红花2.5克用细纱布包好，热水冲泡即可饮用。
功效： 缓解肩关节疼痛。
用法及宜忌： 每天一次，时间随意。

元桂荆防茶

原料： 延胡索、桂枝、防风各12克。
做法： ① 将材料捣碎，分成5份。
② 将每份用细纱布包起来，热水冲泡即可饮用。
功效： 肩关节疼痛剧烈者。
用法及宜忌： 每天一次，睡前使用。

桃红元胡生姜茶

原料： 桃仁12克，红花9克，延胡索12克，生姜4片。
做法： ① 桃仁碾成碎末，将所有材料混合均匀，分成4等份。
① 将每份用细纱布包起来，热水冲泡即可饮用。
功效： 肩关节疼痛剧烈者。
用法及宜忌： 每天一次，饭后服用，女性经期禁用。

三七羌活灵仙茶

原料： 三七、羌活、威灵仙各12克，艾叶6克。
做法： ① 将三七、羌活、威灵仙捣碎，所有材料混合均匀，分成4等份。
② 将每份用细纱布包起来，热水冲泡即可饮用。
功效： 肩关节疼痛剧烈者。
用法及宜忌： 每天早晚各一次。

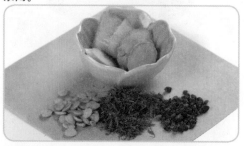

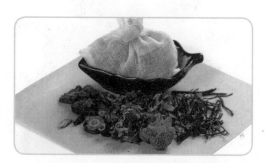

粘连期

　　病期为2~3个月。本期患者疼痛症状已明显减轻，主要表现为肩关节活动严重受限，外展及前屈运动时，肩胛骨随之摆动而出现耸肩现象。治宜温经通络，消瘀止痛。

🛍 羌活干姜茶

原料： 羌活、威灵仙、干姜各30克。

做法： ① 干姜切片，将材料混合均匀，分成6等份。

② 将每份用细纱布包起来，热水冲泡即可饮用。

功效： 适用于肩部疼痛，功能受限者。

用法及宜忌： 每天一次，不拘时间，可反复冲泡。

🛍 川芎苏木茶

原料： 川芎12克，苏木12克，艾叶6克。

做法： ① 将材料混合均匀，分成5等份。

② 将每份用细纱布包起来，热水冲泡即可饮用。

功效： 适用于肩部疼痛，功能受限者。

用法及宜忌： 每天早晚各一次。

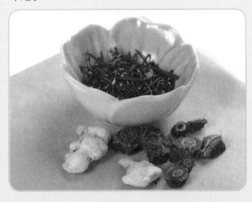

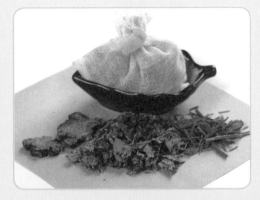

🛍 当归艾叶茶

原料： 当归15克，艾叶15克。

做法： ① 将材料混合均匀，分成5等份。

② 将每份用细纱布包起来，热水冲泡即可饮用。

功效： 适用于肩关节疼痛，功能受限者。

用法及宜忌： 每天一次，不拘时间。

🛍 苏木泽兰茶

原料： 苏木30克，泽兰30克。

做法： ① 将材料捣成碎块混合均匀，分成6等份。

② 将每份用细纱布包起来，热水冲泡即可饮用。

功效： 适用于肩关节疼痛，功能受限者。

用法及宜忌： 每天早晚各一次。

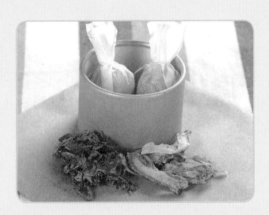

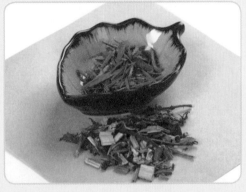

缓解期

　　病期为2~3个月，为本病的恢复期或治愈过程。本期患者随疼痛的消减，在治疗及日常生活劳动中，肩关节的挛缩、粘连逐渐消除而恢复正常功能。

精芪当归茶

原料：黄精、黄芪各12克，当归、芍药各9克。

做法：① 将材料捣碎后混合均匀，分成3等份。

② 将每份用细纱布包起来，热水冲泡即可饮用。

功效：适用于体质虚弱，气血亏虚的患者。

用法及宜忌：每天一次，睡前服用。

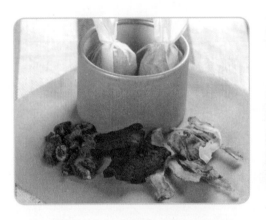

枸杞茱萸菊花茶

原料：枸杞子12克，山茱萸9克，菊花9克，甘草6克。

做法：① 将材料混合均匀，分成4等份。

② 将每份用细纱布包起来，热水冲泡即可饮用。

功效：适用于体质虚弱，肝肾亏虚的患者。

用法及宜忌：每天一次，肠胃疾病者慎用。

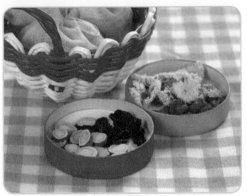

杜仲肉桂茶

原料：杜仲12克，肉桂9克，铁观音6克。

做法：① 将杜仲和肉桂捣碎后混合茶叶，分成4等份。

② 将每份用细纱布包起来，热水冲泡即可饮用。

功效：适用于体质虚弱，肝肾亏虚的患者。

用法及宜忌 每天一次，时间不限，可反复冲饮。

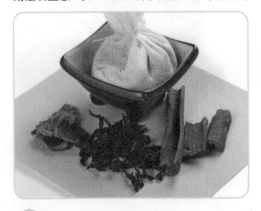

红花桑桂枝茶

原料：红花、桑枝、桂枝各10克。

做法：① 将材料材料混合捣碎，分成5等份。

② 将每份用细纱布包起来，热水冲泡即可饮用。

功效：活血化瘀，帮助恢复。

用法及宜忌：每天一次，经期女性及孕妇禁用。

红花当归桃仁茶

原料：当归10克，桃仁10克，红花5克。

做法：① 将材料捣碎，分成3等份。

② 将每份用细纱布包起来，热水冲泡即可饮用。

功效：促进血液循环，帮助恢复，止痛。

用法及宜忌：每天早晚各一次。

参芪白术茶

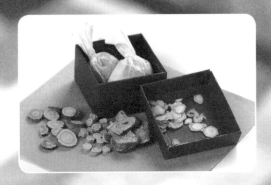

原料： 人参、黄芪、白术各 15 克，甘草 10 克。

做法： ① 将人参切片，其他材料捣成碎块，混合均匀，分成 6 等份。

② 将每份用细纱布包起来，热水冲泡即可饮用。

功效： 适用于体质虚弱，脾胃气虚的患者。

用法及宜忌： 每天早晚各一次。

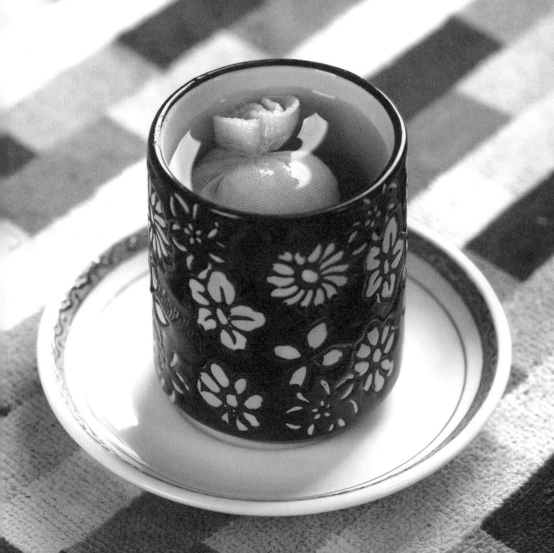

骨折

由于外力作用使骨骼的完整性和连续性遭到破坏者，称之为骨折。损伤后局部肿胀、疼痛、功能受限或丧失。骨折的愈合过程分为血肿机化期、骨痂愈合期和骨痂改造期。在进行断骨复位、固定治疗的同时，配合药茶治疗，是临床常用而有效的方法之一。

骨折初期——血肿机化期

断骨周围肿胀，局部瘀紫，疼痛剧烈，功能活动丧失。治宜活血化瘀，消肿止痛。

木瓜栀子茶

原料：木瓜 15 克，栀子、芍药各 12 克。

做法：① 将材料捣成碎块后混合均匀，分成 4 等份。

② 将每份用细纱布包起来，热水冲泡即可饮用。

功效：适用于骨折初期肿胀疼痛甚者。

用法及宜忌：每天一次，睡前服用。

红花续断茶

原料：红花 12 克，续断 12 克，甘草 9 克。

做法：① 将材料混合均匀，分成 4 等份。

② 将每份用细纱布包起来，热水冲泡即可饮用。

功效：适用于骨折初期肿胀疼痛甚者。

用法及宜忌：每天一次，反复冲泡代茶饮。

骨折中期——骨痂愈合期

肿胀、疼痛明显减轻，功能仍有障碍。治宜活血通络，接骨续筋。

海马补骨脂茶

原料：海马 12 克，补骨脂 12 克，甘草 9 克。

做法：① 将海马磨成粉，补骨脂和甘草捣碎，混合分成 5 等份。

② 将每份用细纱布包起来，热水冲泡即可饮用。

功效：适用于骨折中期。

用法及宜忌：每天一次，睡前服用。

三七骨碎补茶

原料：三七 12 克，骨碎补 12 克，当归尾 9 克。

做法：① 将材料捣碎后混合均匀，分成 4 等份。

② 将每份用细纱布包起来，热水冲泡即可饮用。

功效：适用于骨折中期。

用法及宜忌：每天一次，睡前服用。

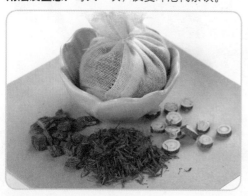

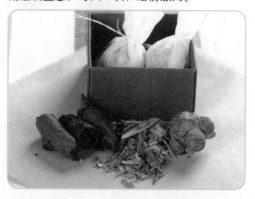

骨折后期——骨痂改造期

此期临床症状基本消失，断骨处进入骨性愈合和骨骼修复阶段。可根据患者体质状况进行益气养血，补肝肾，强筋骨等治疗。

三七归芍茶

原料： 三七 30 克，当归 30 克，芍药 30 克，大枣 6 枚。

做法： ① 将大枣切碎，其他的材料捣成碎块，混合均匀后分成 6 份。

② 将每份用细纱布包起来，热水冲泡即可饮用。

功效： 骨折后期诸症均可以饮用。

用法及宜忌： 每天一次，睡前服用。

肉桂茱萸茶

原料： 肉桂、山茱萸、补骨脂各 20 克，甘草 10 克。

做法： ① 将材料捣碎后混合均匀，分成 5 份。

② 将每份用细纱布包起来，热水冲泡即可饮用。

功效： 适用于腰酸膝软等肝肾亏虚的骨折患者。

用法及宜忌： 每天早晚各一次。

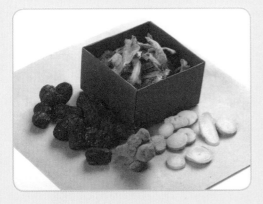

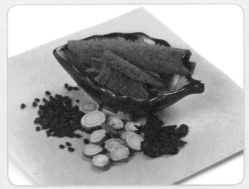

首乌枸杞茶

原料： 何首乌 12 克，枸杞子 12 克。

做法： ① 将何首乌捣碎，与枸杞子混合均匀，分成 4 等份。

② 将每份用细纱布包起来，热水冲泡即可饮用。

功效： 适用于腰酸膝软等肝肾亏虚的骨折患者。

用法及宜忌： 每天早晚各一次。

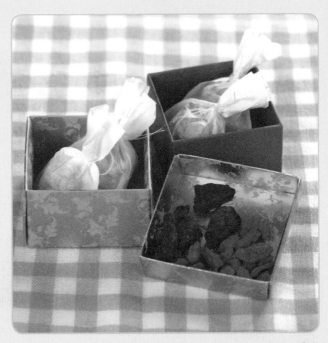

慢性膝关节劳损

慢性膝关节劳损为临床常见病，多发病，主要表现为膝关节肿胀、疼痛、功能障碍。当天气变化及劳累后局部病情明显加重。此类疾病可包括膝关节慢性滑膜炎、髌腱损伤、髌骨软化症、髌下脂肪垫损伤等膝关节慢性损伤。

风寒阻络

主要表现为膝关节疼痛，喜温热，恶寒凉，天气变化及劳累后加重，休息后减轻。治宜温经通络，祛风除湿。

桂枝乌龙茶

原料： 桂枝、川牛膝各 12 克，乌龙茶 20 克。

做法： ① 将川牛膝捣成小块，和其他材料混合分成 5 等份。

② 将每份用细纱布包起来，热水冲泡即可饮用。

功效： 适用于风寒阻络型膝关节劳损。

用法及宜忌： 每天一次，可反复冲泡。

木瓜干姜茶

原料： 宣木瓜 12 克，干姜 12 克，艾叶 9 克。

做法： ① 宣木瓜弄成小块，干姜切片，然后将材料混合分成 4 等份。

② 将每份用细纱布包起来，热水冲泡即可饮用。

功效： 适用于风寒阻络型膝关节劳损。

用法及宜忌： 每天早晚各一次。

护膝茶

原料： 制首乌 20 克，怀牛膝 20 克。

做法： ① 将材料捣碎后混合均匀，分成 5 等份。

② 将每份用细纱布包起来，热水冲泡即可饮用。

功效： 补益肝肾，强腰壮膝。

用法及宜忌： 每天一次，睡前服用。

荆防五加皮茶

原料： 荆芥、防风、五加皮各 12 克，艾叶 9 克。

做法： ① 将材料弄成小块混合均匀，分成 4 等份。

② 将每份用细纱布包起来，热水冲泡即可饮用。

功效： 适用于风寒阻络型膝关节劳损。

用法及宜忌： 每天早晚各一次。

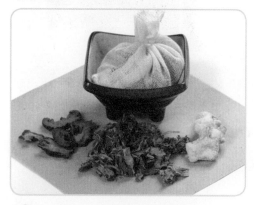

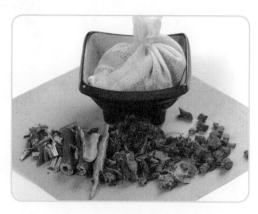

气滞血瘀

　　膝关节肿胀、疼痛，或游走不定，或局部刺痛，病势缠绵，经久不愈。治宜活血祛瘀，温经通络，行气止痛。

🛍️当归牛膝木香茶

原料：当归 12 克，川牛膝 12 克，广木香 9 克。

做法：① 将材料弄成小块后混合均匀，分成 4 等份。

② 将每份用细纱布包起来，热水冲泡即可饮用。

功效：适用于气滞血瘀型膝关节劳损。

用法及宜忌：每天早晚各一次。

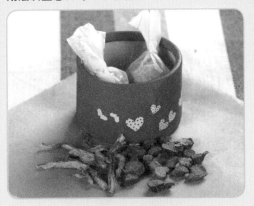

🛍️独活木瓜鸡血藤茶

原料：独活、宣木瓜、鸡血藤各 12 克。

做法：① 将材料混合均匀，捣碎后分成 4 等份。

② 将每份用细纱布包起来，热水冲泡即可饮用。

功效：适用于气滞血瘀型膝关节劳损。

用法及宜忌：每天一次，经期及孕妇禁用。

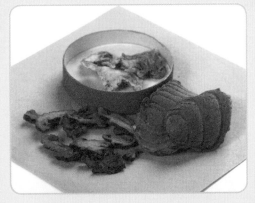

🛍️桃红桑桂枝茶

原料：桃仁 12 克，红花、桑枝、桂枝各 9 克。

做法：① 将桃仁碾成碎末，与其他材料混合后分成 5 等份。

② 将每份用细纱布包起来，热水冲泡即可饮用。

功效：适用于气滞血瘀型膝关节劳损。

用法及宜忌：每天一次，经期女性及孕妇禁用。

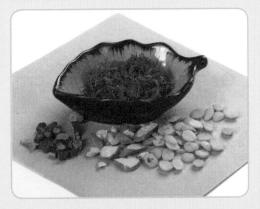

🛍️巴戟牛膝茶

原料：巴戟天 20 克，怀牛膝 15 克。

做法：各材料研为粗末，平均分成 5 等份，茶包包好后热水冲泡即可。

功效：温补肾阳，强腰健膝。

用法及宜忌：每天一次，不限时间。

🛍️艾叶当归茶

原料：当归 20 克，艾叶 20 克。

做法：① 将材料混合均匀，分成 5 等份。

② 将每份用细纱布包起来，热水冲泡即可饮用。

功效：除湿通络利关节。

用法及宜忌：每天一次，不拘时间。

气血亏虚

　　膝关节肿胀、疼痛，劳累后加重，面无血色，气短懒言。治宜补益气血，温经通络。

黄芪木瓜茶

原料：黄芪、宣木瓜、威灵仙各 12 克，生姜 9 克。

做法：① 生姜切 5 片，其他材料弄成小块，分成 5 等份。

② 将每份搭配 1 片生姜用细纱布包起来，热水冲泡即可饮用。

功效：适用于膝关节肿胀、疼痛。

用法及宜忌：每天一次，睡前服用。

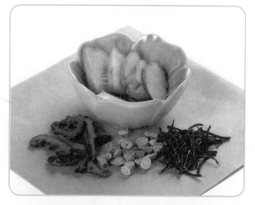

桃仁芎归茶

原料：桃仁、川芎、当归各 12 克。

做法：① 将材料捣碎后混合均匀，分成 4 等份。

② 将每份用细纱布包起来，热水冲泡即可饮用。

功效：适用于膝关节肿胀、疼痛。

用法及宜忌：每天早晚各一次。

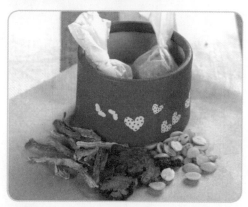

归芍茶

原料：当归、芍药、甘草各 15 克。

做法：① 将材料混合放在碗里用擀面杖捣成小块，然后分成 5 等份。

② 将每份用细纱布包起来，热水冲泡即可饮用。

功效：适用于各种原因引起的膝关节疼痛。

用法及宜忌：每天一次，反复冲泡代茶饮。

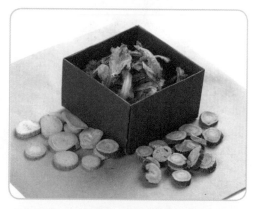

牛膝乌龙茶

原料：大枣、川牛膝各 12 克，乌龙茶 20 克。

做法：① 将川牛膝捣碎，大枣切成小块，全部材料混合后分成 5 等份。

② 将每份用细纱布包起来，热水冲泡即可饮用。

功效：补气血，强腿膝。

用法及宜忌：每天一次，可反复冲泡。

当归芦荟茶

原料：当归 10 克，芦荟 20 克。

做法：① 将材料捣成小块，分成 3 等份。

② 将每份用细纱布包起来，热水冲泡即可饮用。

功效：补气血，长精神。

用法及宜忌：每天一次。

肝肾亏虚

膝关节肿胀、疼痛，劳累后加重，伴腰酸膝软，神疲倦怠。治宜补益肝肾，温经通络。

附桂木瓜茶

原料： 附子、肉桂、宣木瓜、绿茶各6克。

做法： ① 将材料捣碎，分成5等份。

② 将每份用细纱布包起来，热水冲泡即可饮用。

功效： 适用于膝关节肿胀、疼痛。

用法及宜忌： 每天早晚各一次。

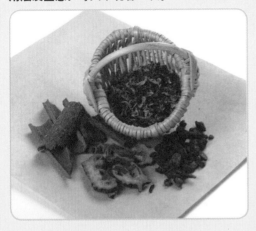

当归鸡血藤茶

原料： 当归、鸡血藤各12克。

做法： ① 将材料捣碎，分成5等份。

② 将每份用细纱布包起来，热水冲泡即可饮用。

功效： 适用于膝关节肿胀、疼痛。

用法及宜忌： 每天早晚各一次。

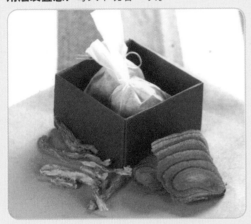

香附骨碎补茶

原料： 香附、骨碎补各12克。

做法： ① 将材料混合均匀，分成4等份。

② 将每份用细纱布包起来，热水冲泡即可饮用。

功效： 适用于膝关节肿胀、疼痛。

用法及宜忌： 每天早晚各一次。

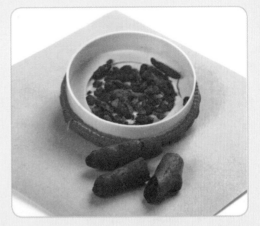

骨碎补大枣茶

原料： 骨碎补15克，大枣20克。

做法： ① 将材料碾碎后混合均匀，分成5等份。

② 将每份用细纱布包起来，热水冲泡即可饮用。

功效： 帮助膝损伤恢复。

用法及宜忌： 每天早晚各一次。

三七骨碎补茶

原料： 三七10克，骨碎补10克。

做法： ① 将材料捣碎后混合均匀，分成4等份。

② 将每份用细纱布包起来，热水冲泡即可饮用。

功效： 活血，有助后期恢复。

用法及宜忌： 每天一次，睡前服用。

腰椎间盘突出

腰椎间盘突出主要表现为腰痛和一侧下肢放射痛，严重者不能久坐久站，翻身转侧困难，咳嗽、喷嚏或大便用力时，因腹内压增高而疼痛加重。下肢放射痛多向一侧沿坐骨神经分布区域放射。腰部各方向活动均受限，尤以后伸和前屈为甚。由于剧烈疼痛及功能严重受限，给患者工作、生活带来极大不便。

风寒闭阻型腰椎间盘突出

腰腿沉重疼痛，痛处局限，遇寒加重，得温则减，患侧下肢麻木不温。治宜疏风散寒，通络止痛。

🛍 独活桑寄生茶

原料： 独活、桑寄生、桂枝、防风各 12 克。

做法： ① 将材料捣碎后混合均匀，分成 4 等份。② 将每份用细纱布包起来，热水冲泡即可饮用。

功效： 适用于腰腿沉重疼痛，患侧下肢麻木不温者。

用法及宜忌： 每天早晚各一次。

🛍 伸筋草茶

原料： 伸筋草 20 克，鸡血藤 15 克。

做法： ① 将材料捣碎后混合均匀，分成 4 等份。② 将每份用细纱布包起来，热水冲泡即可饮用。

功效： 适用于腰腿沉重疼痛。

用法及宜忌： 每天一次，睡前服用。

🛍 仙灵木瓜茶

原料： 淫羊藿（仙灵脾）15 克，川木瓜 12 克，甘草 9 克。

做法： ① 将材料捣碎后混合均匀，分成 4 等份。② 将每份用细纱布包起来，热水冲泡即可饮用。

功效： 适用于腰腿沉重疼痛，下肢不温者。

用法及宜忌： 每天早晚各一次。

🛍 牛膝木瓜姜茶

原料： 牛膝 12 克，宣木瓜 12 克，生姜 9 克。

做法： ① 将生姜切 5 片，其余材料捣碎，分成 5 等份。

② 将每份加一片生姜用细纱布包起来，热水冲泡即可饮用。

功效： 适用于腰腿沉重疼痛，下肢不温者。

用法及宜忌： 每天早晚各一次。

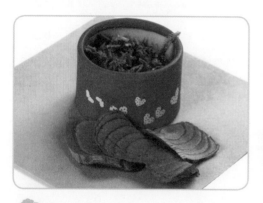

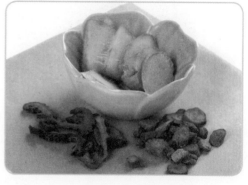

湿热壅滞型腰椎间盘突出

腰腿沉重疼痛，痛处有热感，遇热或潮湿加重，患侧下肢麻木。治宜清热利湿，通络止痛。

🔸黄柏藤茶

原料：黄柏、鸡血藤各15克。

做法：① 将材料捣成小块后混合均匀，分成4等份。

② 将每份用细纱布包起来，热水冲泡即可饮用。

功效：适用于腰腿沉重疼痛，痛处有热感，遇热或潮湿加重。

用法及宜忌：每天早晚各一次。

🔸鸡血藤红糖茶

原料：鸡血藤20克，红糖15克。

做法：① 将材料捣成小块后混合均匀，分成4等份。

② 将每份用细纱布包起来，热水冲泡即可饮用。

功效：补气，益血。

用法及宜忌：每天早晚各一次。

🔸苡仁防风茶

原料：薏米15克，防风12克。

做法：① 将材料捣碎混匀，分成5等份。

② 将每份用细纱布包起来，热水冲泡即可饮用。

功效：适用于风湿热之腰腿痛。

用法及宜忌：每天早晚各一次。

🔸鸡血藤茶

原料：鸡血藤20克。

做法：① 将材料捣碎，分成4等份。

② 将每份用细纱布包起来，热水冲泡即可饮用。

功效：利水消肿。

用法及宜忌：每天一次，睡前服用。

🔸防风黄连茶

原料：防风、黄连各15克。

做法：① 将材料捣成小块混匀，分成3等份。

② 将每份用细纱布包起来，热水冲泡即可饮用。

功效：祛湿除热。

用法及宜忌：每天早晚各一次。

🔸苍耳牛膝木瓜茶

原料：苍耳、川牛膝、木瓜各12克。

做法：① 将材料混合均匀，分成4等份。

② 将每份用细纱布包起来，热水冲泡即可饮用。

功效：适用于腰腿沉重疼痛，痛处有热感，遇热或潮湿加重。

用法及宜忌：每天早晚各一次。

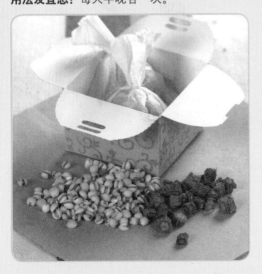
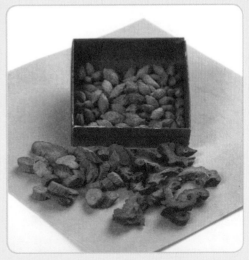

气滞血瘀型腰椎间盘突出症

　　腰背疼痛如锥刺、刀割，痛处固定不移，身体转侧困难。治宜活血祛瘀，通络止痛。

醋茶

原料：绿茶 15 克，陈醋 15 毫升。

做法：① 将绿茶每 5 克用茶包包好。

② 将每份用细纱布包起来，热水冲泡调入 5 毫升醋即可饮用。

功效：适用于腰部疼痛，难以转侧。

用法及宜忌：每天一次，睡前服用。

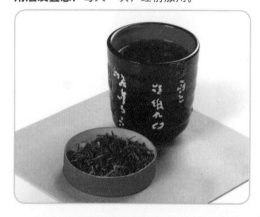

归尾桃红茶

原料：当归尾 20 克，桃仁 12 克，红花 9 克。

做法：① 将材料混合均匀，分成 4 等份。

② 将每份用细纱布包起来，热水冲泡即可饮用。

功效：适用于腰部刺痛，下肢麻木疼痛。

用法及宜忌：每天早晚各一次。

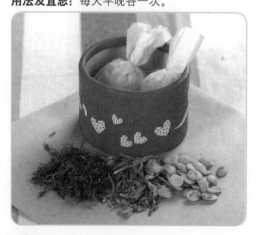

归尾桃仁茶

原料：当归尾 12 克，桃仁 12 克，赤芍 9 克。

做法：① 将当归尾和赤芍捣碎，桃仁磨成粉，混合后分成 4 等份。

② 将每份用细纱布包起来，热水冲泡即可饮用。

功效：活血，通滞，止痛。

用法及宜忌：每天一次，睡前服用。

骨碎补茶

原料：骨碎补 50 克，当归尾 12 克，桂枝 12 克。

做法：① 将材料捣碎后混合均匀，分成 5 等份。

② 将每份用细纱布包起来，热水冲泡即可饮用。

功效：适用于腰腿疼痛，身体转侧困难。

用法及宜忌：每天早晚各一次。

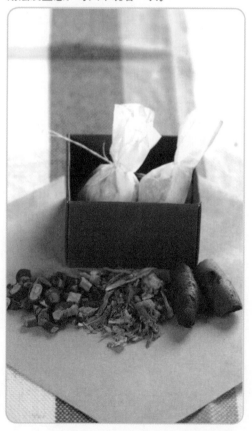

肝肾亏虚型腰椎间盘突出症

主要表现为腰背酸痛，喜揉喜按，遇劳加重，休息后减轻，时发时止，经久不愈。或伴膝软足跟痛，头晕耳鸣耳聋等症。治宜滋补肝肾，强壮筋骨。

杜仲桑桂枝茶

原料： 杜仲 10 克，桑枝 10 克，桂枝 15 克。

做法： ① 将材料捣碎混合均匀，分成 5 等份。

② 将每份用细纱布包起来，热水冲泡即可饮用。

功效： 适用腰腿沉重疼痛，畏寒肢冷者。

用法及宜忌： 每天早晚各一次。

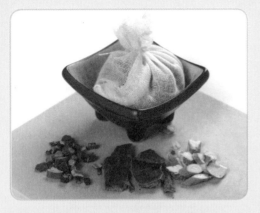

肉桂独防茶

原料： 肉桂、独活、防风各 12 克，绿茶 6 克。

做法： ① 将肉桂、独活、防风捣碎，与绿茶混合均匀，分成 4 等份。

② 将每份用细纱布包起来，热水冲泡即可饮用。

功效： 适用于腰腿沉重疼痛，畏寒肢冷者。

用法及宜忌： 每天早晚各一次。

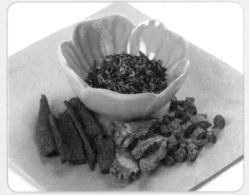

枸杞茱萸茶

原料： 枸杞子 20 克，山茱萸 15 克，杜仲 12 克，五加皮 9 克。

做法： ① 将材料捣碎混合均匀，分成 5 等份。

② 将每份用细纱布包起来，热水冲泡即可饮用。

功效： 适用于肝肾阴虚腰腿痛。

用法及宜忌： 每天早晚各一次。

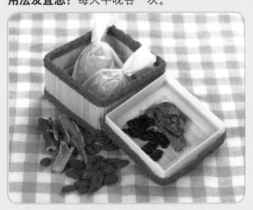

熟地芍药杜仲茶

原料： 熟地黄、芍药、杜仲各 9 克。

做法： ① 将材料捣碎混合均匀，分成 4 等份。

② 将每份用细纱布包起来，热水冲泡即可饮用。

功效： 适用于肝肾阴虚腰腿痛。

用法及宜忌： 每天一次，睡前服用。

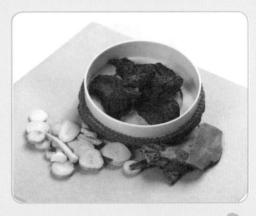

腰肌劳损

慢性腰肌劳损主要表现为长期反复发作的腰背部疼痛，呈钝性胀痛或酸痛不适，时轻时重，迁延难愈。休息、适当活动或经常改变体位姿势可使症状减轻。劳累、阴雨天气、受风寒湿影响则症状加重。腰部活动基本正常。不耐久坐久站，甚至出现腰脊柱侧弯、下肢牵掣作痛等症状。辨证实施药茶治疗，收效明显。

长期劳损者

腰部刺痛或胀痛，痛有定处，痛处板硬，日轻夜重，痛处拒按。治宜舒筋活血，行气止痛。

桃红茶

原料：桃仁 12 克，红花 9 克。
做法：① 将材料捣碎混合均匀，分成 5 等份。
② 将每份用细纱布包起来，热水冲泡即可饮用。
功效：腰部刺痛或胀痛。
用法及宜忌：每天早晚各一次。

核桃仁茶

原料：核桃仁 20 克，白糖适量。
做法：① 将材料研末混合均匀，分成 4 等份。
② 将每份用纸包起来，热水冲泡即可饮用。
功效：温补气血。
用法及宜忌：每天早晚各一次。

当归桃仁茶

原料：当归 15 克，桃仁 12 克，红花 9 克，桑寄生 9 克。
做法：① 将材料捣碎混合均匀，分成 5 等份。
② 将每份用细纱布包起来，热水冲泡即可饮用。
功效：腰部刺痛或胀痛。
用法及宜忌：每天早晚各一次。

当归桂枝独活茶

原料：当归、桂枝、独活各 12 克。
做法：① 将材料捣碎混合均匀，分成 4 等份。
② 将每份用细纱布包起来，热水冲泡即可饮用。
功效：腰部刺痛或胀痛。
用法及宜忌：每天早晚各一次。

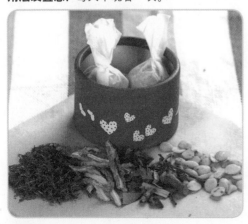

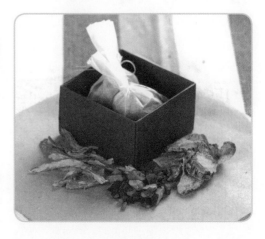

受风寒者

腰部发冷疼痛，有沉重感，阴雨天及夜卧则痛重，得热或揉按则痛减。治宜温经散寒，祛风除湿，通络止痛。

独活肉桂茶

原料： 独活、肉桂、桑寄生各 12 克，细辛 6 克。

做法： ① 将材料捣碎混合均匀，分成 4 等份。② 将每份用细纱布包起来，热水冲泡即可饮用。

功效： 适用于腰部冷痛重着，拘急不舒。

用法及宜忌： 每天早晚各一次。

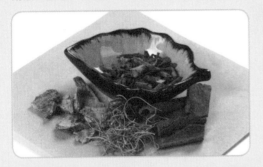

独活桑寄生茶

原料： 独活、桑寄生、桂枝、防风各 12 克。

做法： ① 将材料捣碎并混匀，分成 5 等份。② 将每份用细纱布包起来，热水冲泡即可饮用。

功效： 适用于腰腿沉重疼痛，恶风喜温热。

用法及宜忌： 每天早晚各一次。

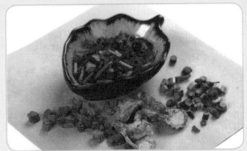

肝肾亏虚，气血虚弱

腰部酸痛，绵绵不已，喜揉喜按，膝软无力，劳累加重，休息后减轻，反复发作。治宜补益肝肾，强筋壮骨。

归熟枸杞荣萸茶

原料： 当归、熟地黄、枸杞子、山茱萸各 12 克。

做法： ① 将材料捣碎并混匀，分成 5 等份。② 将每份用细纱布包起来，热水冲泡即可饮用。

功效： 适用于肝肾阴虚之腰肌劳损。

用法及宜忌： 每天早晚各一次。

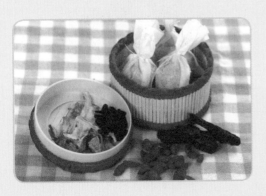

杜仲独活茶

原料： 杜仲、独活各 12 克，补骨脂、肉苁蓉各 9 克。

做法： ① 将材料捣碎混合均匀，分成 4 等份。② 将每份用细纱布包起来，热水冲泡即可饮用。

功效： 适用于肾阳虚之腰肌劳损。

用法及宜忌： 每天一次，睡前服用。

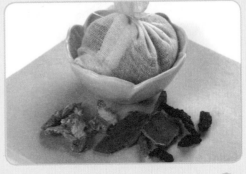

排尿异常

排尿异常包括排尿困难、尿频、尿急、尿痛、尿潴留、尿失禁、尿流异常、遗尿、少尿及无尿、多尿等症状。

杜仲补骨脂茶

原料：补骨脂 24 克，杜仲 50 克，核桃仁 20 克。

做法：① 将材料碾碎，混合均匀，分成 4 等份。
② 将每份用细纱布包起来，热水冲泡即可饮用。

功效：补肾健腰，适合小便淋漓不尽。

用法及宜忌：每天早晚各一次。

莲心茶

原料：莲子心 15 克。

做法：① 将材料均匀分成 5 等份。
② 将每份用茶包包起来，热水冲泡即可饮用。

功效：适用于有虚寒体质者。

用法及宜忌：每天早晚各一次。

白果茶

原料：白果 30 克。

做法：① 将材料分成 4 等份。
② 将每份用细纱布包起来，热水冲泡即可饮用。

功效：利水通小便。

用法及宜忌：每天早晚各一次。

蚕豆皮茶

原料：蚕豆皮 15 克。

做法：① 将材料捣碎，分成 5 等份。
② 将每份用细纱布包起来，热水冲泡即可饮用。

功效：利水通小便。

用法及宜忌：每天早晚各一次。

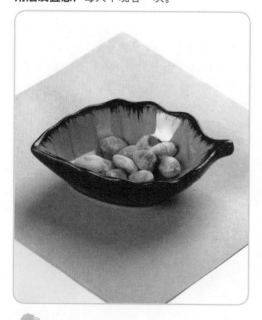

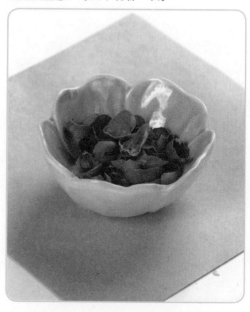

薄荷甘草罗汉果茶

原料： 罗汉果 15 克，薄荷 15 克，甘草 10 克。

做法： ① 将所有材料弄成小碎块，然后混合均匀，分成 4 等份。

② 将每份用细纱布包起来，热水冲泡即可饮用。

功效： 适合上火引起的小便短赤。

用法及宜忌： 每天两次，饭后服用。

竹叶甘草茶

原料： 甘草 20 克，竹叶 20 克。

做法： ① 取甘草 5 克、竹叶 5 克，略捣几下。

② 将捣好的材料用细纱布包好，热水冲泡即可饮用。

功效： 尿路感染引起的小便疼痛。

用法及宜忌： 次数不限，代茶饮。

荷叶车前子薄荷茶

原料： 荷叶 15 克，车前子 20 克，薄荷叶 15 克。

做法： ① 将材料混合均匀，分成 4 等份。

② 将每份用细纱布包起来，热水冲泡即可饮用。

功效： 利水通小便。

用法及宜忌： 每天早晚各一次。

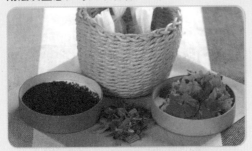

荷叶芹菜茶

原料： 干荷叶 50 克，芹菜 100 克。

做法： ① 将芹菜洗净晾干，切成碎块。

② 将荷叶用手撕成碎片。

③ 芹菜 10 克、荷叶 5 克用细纱布包起来，热水冲泡即可饮用。

功效： 适合肝肾不足引起的小便短黄。

用法及宜忌： 每天两次，时间不限。

菟丝子首乌茶

原料： 菟丝子 30 克，补骨脂 25 克，首乌 30 克。

做法： ① 将材料捣碎后混合均匀，分成 6 等份。

② 将每份用细纱布包起来，热水冲泡即可饮用。

功效： 适用于年老小便淋漓不尽。

用法及宜忌： 每天早晚各一次。

花生衣茶

原料： 花生衣 6 克。

做法： ① 将材料捣成小块，分成 3 等份。

② 将每份用细纱布包起来，热水冲泡即可饮用。

功效： 利水通小便。

用法及宜忌： 每天早晚各一次。

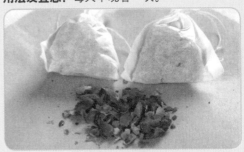

玉米须金钱草茶

原料： 玉米须、金钱草各 30 克。

做法： ① 将材料混合均匀，分成 4 等份。

② 将每份用细纱布包起来，热水冲泡即可饮用。

功效： 利水通小便。

用法及宜忌： 每天早晚各一次。

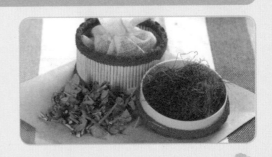

腹泻

腹泻是指排便次数明显超过平日习惯的频率，粪质稀薄，水分增加，每日排便量超过200克，或含未消化食物或脓血、黏液。

腹泻分急性和慢性两类。急性腹泻发病急剧，病程在2~3周之内。慢性腹泻指病程在两个月以上或间歇期在2~4周内的复发性腹泻。

荔枝干枣茶

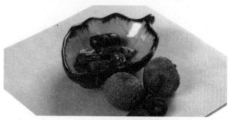

原料

荔枝干30克，大枣30克。

做法

①荔枝干切成两半，大枣切碎。

②每4颗荔枝干、2颗大枣用细纱布包好，热水冲泡即可饮用。

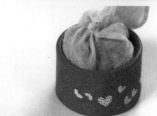

用法及宜忌

中午晚上各一杯，严重者不限时间每天4次。

功效

收敛止泻，保护肠胃。

荔枝干有很好的补血滋脾的功效，中医认为，脾主疏泄，所以一切腹泻都要以补脾为基础。

《本草纲目》记载，大枣能治疗脾胃不和，消化不良，特别适合腹泻严重时缓缓恢复元气。

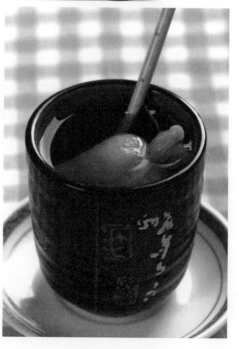

小提醒：

夏秋季节是腹泻的易发季节，一定要注意饮食清洁，水要烧开，瓜果要洗干净，隔夜的海鲜不吃，腐败的食品不动。

红糖茶

原料：红茶 15 克，红糖 15 克。

做法：① 将材料混匀，分成 3 等份。

② 将每份用细纱布包起来，热水冲泡即可饮用。

功效：收敛止泻，保护肠胃。

用法及宜忌：每天早晚各一次。

艾叶大米红糖茶

原料：艾叶 20 克，大米 10 克，红糖 10 克。

做法：① 将材料混合均匀，分成 4 等份。

② 将每份用细纱布包起来，热水冲泡即可饮用。

功效：收敛止泻，保护肠胃。

用法及宜忌：每天一次，睡前服用。

胡椒红糖茶

原料：胡椒 5 克，红糖 15 克。

做法：① 将材料混匀，分成 3 等份。

② 将每份用细纱布包起来，热水冲泡即可饮用。

功效：收敛止泻，保护肠胃。

用法及宜忌：每天早晚各一次。

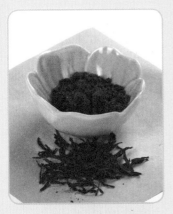
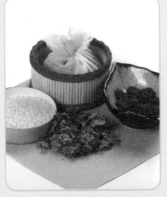
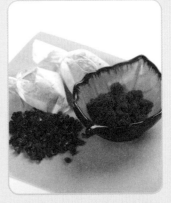

黄豆绿豆茶

原料：黄豆、绿豆各 30 克。

做法：① 将材料混合均匀，分成 4 等份。

② 将每份用细纱布包起来，热水冲泡即可饮用。

功效：收敛止泻，保护肠胃。

用法及宜忌：每天早晚各一次。

生姜茶

原料：生姜一块，乌龙茶 15 克。

做法：① 生姜切 4 片，包龙茶分成 4 等份。

② 将每份包龙茶配 1 片生姜，用细纱布包起来，热水冲泡即可饮用。

功效：收敛止泻，保护肠胃。

用法及宜忌：每天早晚各一次。

萝卜橘皮茶

原料：萝卜 30 克，橘皮 15 克。

做法：① 萝卜切细条，橘皮切成小块，各分成 3 等份。

② 将每份用细纱布包起来，热水冲泡即可饮用。

功效：收敛止泻，保护肠胃。

用法及宜忌：每天早晚各一次。

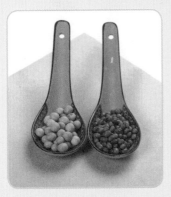
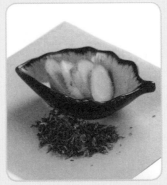
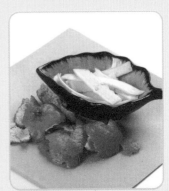

感冒

感冒是最常见的疾病，一年四季都可发生。由于四季气候不同，病邪与患者体质各异，其临床表现也有所不同。感冒大体上可以分为风寒感冒和风热感冒两大类，其中可以有夹暑、夹湿和体虚等情况。

五神茶

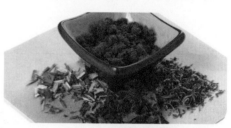

原料

荆芥、紫苏叶、红糖、茶叶、生姜各30克。

做法

① 将材料混合均匀，分成5等份。

② 将每份用细纱布包起来，热水冲泡即可饮用。

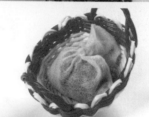

用法及宜忌

每天早晚各一次。

功效

发散风寒，祛风止痛。适用于风寒感冒，畏寒，身痛，无汗等症。

生姜散寒解表，适合各种感冒，除了泡茶以外，还可以口含、煮汤等。

红糖性质温和，营养丰富，特别适合风寒感冒。

紫苏叶对脾、肺、胃都有好处，有散寒热的功效，适合各种感冒症状。

荆芥有解表散风的功效，而中医认为感冒都是因为外感风邪引起的，所以效果很好。

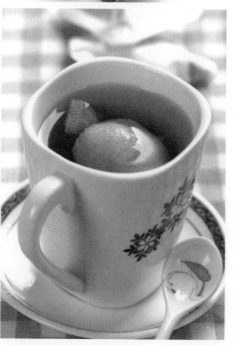

> **小提醒：**
> 中医上感冒分风寒感冒和风热感冒两种，一定要分清原因，做到对症治疗。

羌白黄芩茶

原料：羌活 30 克，白芷 12 克，黄芩 15 克。

做法：① 将材料混合均匀，分成 4 等份。

② 将每份用细纱布包起来，热水冲泡即可饮用。

功效：祛风散寒。适用于外感风寒，头痛身疼，鼻塞流涕，恶寒发热等症。

用法及宜忌：每天早晚各一次。

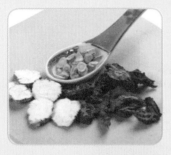

紫苏叶糖茶

原料：紫苏叶 15 克，红糖适量。

做法：① 将材料混匀，分成 3 等份。

② 将每份用细纱布包起来，热水冲泡即可饮用。

功效：发散风寒。适用于感冒风寒初期，鼻塞流涕，畏寒，全身肢节酸痛等症。

用法及宜忌：每天早晚各一次。

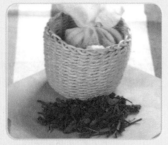

姜苏茶

原料：生姜、紫苏叶各 16 克。

做法：① 生姜切片。将材料混合均匀，分成 4 等份。

② 将每份用细纱布包起来，热水冲泡即可饮用。

功效：疏风散寒，理气和胃。适用于风寒感冒，头痛发热，或有恶心、呕吐、胃痛、腹胀等症的胃肠型感冒。

用法及宜忌：每天早晚各一次。

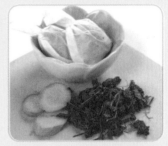

二椒茶

原料：辣椒 50 克，茶叶 10 克，花椒、食盐各适量。

做法：① 将材料混合均匀，分成 4 等份。

② 将每份用细纱布包起来，热水冲泡即可饮用。

功效：散寒解表，开胃消食。适用于伤风头痛，头昏，食欲减退等症。

用法及宜忌：每天一次，胃及十二指肠溃疡、气管炎及肝胆病、肾病的患者忌用。

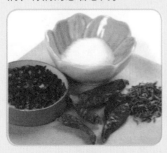

苏羌茶

原料：紫苏叶、羌活、茶叶各 9 克。

做法：① 将材料混匀，分成 3 等份。

② 将每份用细纱布包起来，热水冲泡即可饮用。

功效：辛温解表。适用于风寒感冒，恶寒发热，头痛无汗，肢体酸痛等症。

用法及宜忌：每天一次，睡前服用。

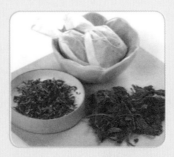

姜糖茶

原料：生姜 3 片，红糖适量。

做法：① 将材料混合均匀，分成 3 等份。

② 将每份用细纱布包起来，热水冲泡即可饮用。

功效：发汗解表，温中和胃。适用于风寒感冒，恶寒发热，头痛，咳嗽，无汗，或恶心、呕吐、腹胀、胃痛等症。

用法及宜忌：每天早晚各一次。

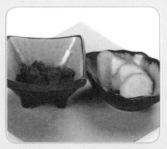

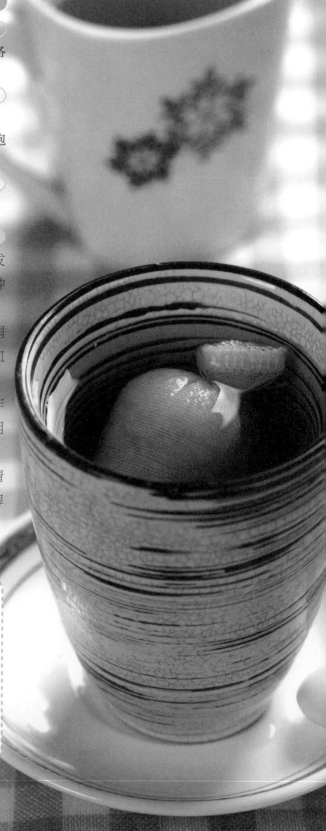

桑菊竹叶茶

原料

桑叶、菊花各 5 克，竹叶、白茅根各 30 克，薄荷 3 克，白糖 20 克。

做法

① 将材料混合均匀，分成 4 等份。
② 将每份用细纱布包起来，热水冲泡即可饮用。

用法及宜忌

每天早晚各一次。

功效

清热散风，解表。适用于恶寒发热，头痛身疼，或鼻塞流涕，腮部肿胀不甚，局部不红等症。

桑叶苦寒，有疏散风热、清肺润燥、平抑肝阳、清肝明目、凉血止血的功效，多用于风热感冒。

菊花有散风清热、平肝明目的作用，同时还有杀菌消毒的作用，可用于退烧，适合风热感冒。

竹叶、白茅根、薄荷都是散风清热的寒性中药，白糖则是为了调和脾胃，防止苦寒的中药伤到肠胃。

 小提醒：

小孩子感冒，如果发烧的话，家长应先采取物理降温的方法，防止引起其他疾病，千万不要随意用药，尤其是处方药。即使是普通的中药也不要用，可以用一些药食同源的药材或食物，如生姜、红糖、冰糖等。

三花茶

原料：金银花 15 克，菊花 10 克，茉莉花 3 克。

做法：① 将材料混合均匀，分成 3 等份。

② 将每份用细纱布包起来，热水冲泡即可饮用。

功效：清热清毒。适用于热毒所致的风热感冒，咽喉肿痛，痈疮等。

用法及宜忌：每天早晚各一次。

桑叶枇杷茶

原料：菊花、桑叶、枇杷叶各 10 克。

做法：① 将材料混合均匀，分成 4 等份。

② 将每份用细纱布包起来，热水冲泡即可饮用。

功效：清热散风，解表，化痰。适用于流行性感冒，咳嗽，咳黄痰等症。

用法及宜忌：每天早晚各一次。

陈皮茶

原料：陈皮 12 克，绿茶 6 克。

做法：① 将材料混合均匀，分成 3 等份。

② 将每份用细纱布包起来，热水冲泡即可饮用。

功效：有效降火，治疗头晕头昏症状。

用法及宜忌：每天早晚各一次。

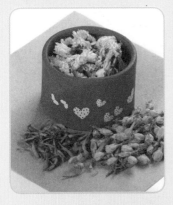
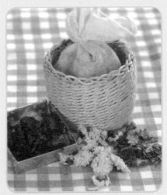
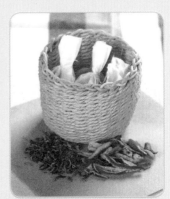

白菊花乌龙茶

原料：白菊花 8 克，乌龙茶 6 克，冰糖适量。

做法：① 将材料混合均匀，分成 4 等份。

② 将每份用细纱布包起来，热水冲泡即可饮用。

功效：白菊花可以去除毒气，帮助人体抵抗有害辐射与放射性物质。

用法及宜忌：每天一次，睡前服用。

参苏茶

原料：党参 15 克，紫苏叶 12 克。

做法：① 将材料混合均匀，分成 4 等份。

② 将每份用细纱布包起来，热水冲泡即可饮用。

功效：益气解表。适用于气虚感冒。本茶是一种较好的预防感冒茶，是老年人和体质虚弱者较理想的保健饮料。

用法及宜忌：每天早晚各一次。

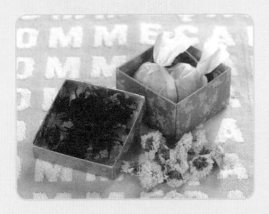
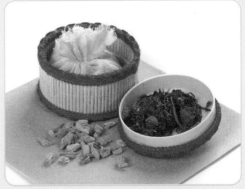

胸胁痛

胸胁痛是中医的一种说法，主要指胸部、肋部的疼痛，一般都是因为气血运行不畅而导致的，采用的治疗方法也多是散气理气。

胡椒绿豆茶

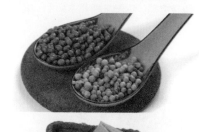

原料

胡椒 14 粒，绿豆 21 粒。

做法

①将材料捣成碎末，分成 3 份。

②将每份用纸茶包包起来，热水冲泡即可饮用。

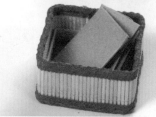

用法及宜忌

每天早晚各一次。

功效

止痛顺气。

胡椒能宣能散，开豁胸中寒痰冷气，有温中下气的功效，同时可以消心肺之火，让人精神舒爽。

绿豆性寒，可以除烦热，但是有一定的凝滞作用，与胡椒相结合，相辅相成。

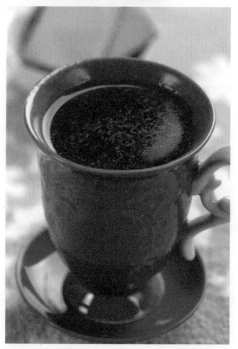

 小提醒：

胡椒有很强的散气功效，对平常人来说偶尔调味可以，但是不可以长期吃，尤其是身体虚弱的人，不宜把胡椒当成常用作料。

🛍️刀豆壳茶

原料：刀豆壳 12 克。

做法：① 将材料分成 4 等份。

② 将每份用细纱布包起来，热水冲泡即可饮用。

功效：止痛顺气。

用法及宜忌：每天早晚各一次。

🛍️甘草茶

原料：甘草 50 克。

做法：① 将材料捣成小块，分成 3 份。

② 将每份用细纱布包起来，热水冲泡即可饮用。

功效：止痛顺气。

用法及宜忌：分早、中、晚三次服用。

🛍️延胡索茶

原料：延胡索 10 克。

做法：① 将材料捣成小块，分成 3 份。

② 将每份用细纱布包起来，热水冲泡即可饮用。

功效：止痛顺气。

用法及宜忌：每天早晚各一次。

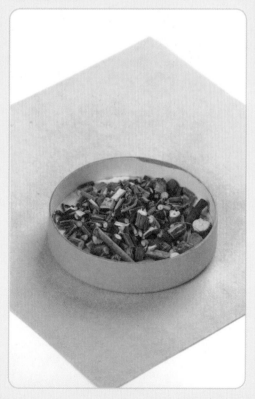

🛍️黄连茶

原料：黄连 20 克。

做法：① 将材料捣成小块，分成 4 等份。

② 将每份用细纱布包起来，热水冲泡即可饮用。

功效：止痛顺气。

用法及宜忌：每天早晚各一次。

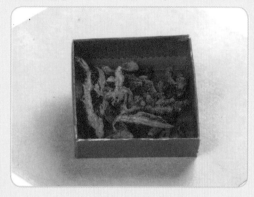

🛍️桃仁茶

原料：桃仁 7 枚。

做法：① 将材料捣成小块，分成 4 等分。

② 将每份用细纱布包起来，热水冲泡即可饮用。

功效：止痛顺气。

用法及宜忌：每天早晚各一次。

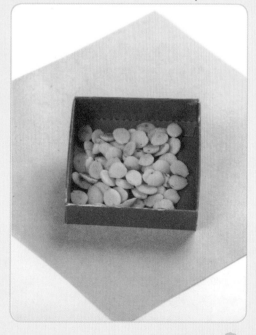

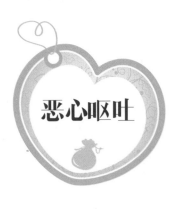

恶心呕吐

恶心是呕吐的前期症状，也可单独出现，上腹部往往有特殊不适感，常伴有头晕、流涎、脉缓、血压降低等症状。

呕吐大多数情况是人体的一种保护性反应，是为了将有害物质排出去，但是持久而剧烈的呕吐可引起水电解质紊乱，甚至引发其他危险。

乌梅冰糖茶

原料

乌梅 12 克，冰糖 15 克。

做法

① 将材料捣成小块后混合均匀，分成 4 等份。
② 将每份用成品茶包包起来，热水冲泡即可饮用。

用法及宜忌

每天一次，睡前服用。

功效

止呕、开胃、顺气。

乌梅有通下气的功效，能止呕，同时乌梅中含有的酸性物质有收敛的作用，对于上吐下泻的患者，还有止泻功效。

冰糖有养胃益气的功效，可以有效缓解恶心感和呕吐所产生的口腔异味。

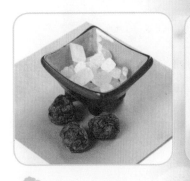

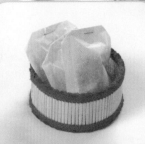

 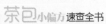

连翘茶

原料： 连翘 20 克。

做法： ① 将材料捣成小块，分成 3 份。

② 将每份用细纱布包起来，热水冲泡即可饮用。

功效： 止呕、开胃、顺气。

用法及宜忌： 每天早晚各一次。

丝瓜叶茶

原料： 丝瓜叶 20 克。

做法： ① 将材料分成 4 等份。

② 将每份用细纱布包起来，热水冲泡即可饮用。

功效： 止呕、开胃、顺气。

用法及宜忌： 每天早晚各一次。

花椒茶

原料： 花椒 15 克。

做法： ① 将材料平均分成 3 份。

② 将每份用细纱布包起来，热水冲泡即可饮用。

功效： 温中散寒，止呕。

用法及宜忌： 每天早晚各一次。

枇杷叶茶

原料： 枇杷叶 20 克。

做法： ① 将材料刷去表面浮毛，剪成小块，分成 4 等份。

② 将每份用细纱布包起来，热水冲泡即可饮用。

功效： 止呕、开胃、顺气。

用法及宜忌： 每天早晚各一次。

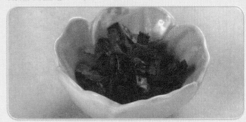

荷叶茶

原料： 干荷叶 15 克。

做法： ① 将材料剪成小块，分成 4 等份。

② 将每份用细纱布包起来，热水冲泡即可饮用。

功效： 止呕、开胃、顺气。

用法及宜忌： 每天早晚各一次。

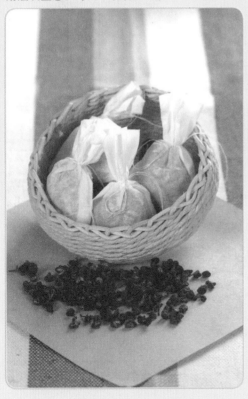

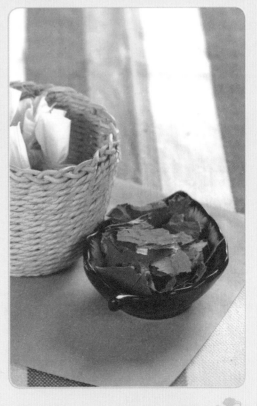

眩晕

眩晕指感觉周围物体或自身在旋转、移动及摇晃，常伴有站立和行走不稳、倾倒、视物不清、耳鸣、恶心、呕吐、冒冷汗等症状。可能由高血压、高血脂、心脑血管疾病、颈椎病、内耳疾病或者过于疲劳、久坐等多种原因导致，老年人的发病率较高。眩晕本身有可能带来其他意外危险。若有眩晕，要及时去医院检查。

红糖木耳茶

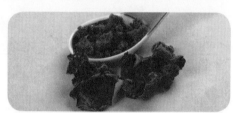

原料

红糖 50 克，黑木耳 40 克。

做法

① 将材料混合均匀，分成 4 等分。

② 将每份用细纱布包起来，热水冲泡即可饮用。

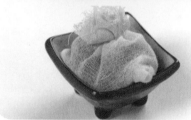

用法及宜忌

每天两次，饭后服用。

功效

补血抗晕。

黑木耳气血双补，适合体虚造成的眩晕，另外黑木耳中含有多种健脑成分，对缓和眩晕症状也有帮助。

红糖营养丰富，性质温和，适合各种体虚引起的眩晕。

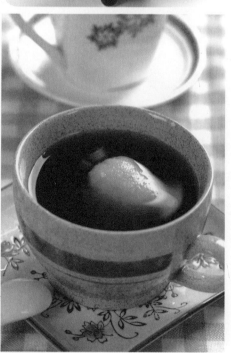

小提醒：

眩晕有真、假之分。症状较轻，仅有头重脚轻、眼花、四肢乏力者为假性眩晕；如呈阵发性的外物或自身的旋转、倾倒感，持续时间较短者为真性眩晕。无论何种眩晕，都应及早去医院检查。

🧾 向日葵根茶

原料： 向日葵根 20 克。

做法： ① 将材料捣成小块，分成 3 份。

② 将每份用细纱布包起来，热水冲泡即可饮用。

功效： 补血抗晕。

用法及宜忌： 每天早晚各一次。

🧾 苍耳茶

原料： 苍耳子 15 克。

做法： ① 将材料捣成小块，分成 3 份。

② 将每份用细纱布包起来，热水冲泡即可饮用。

功效： 提神抗晕。

用法及宜忌： 每天一次，睡前服用。

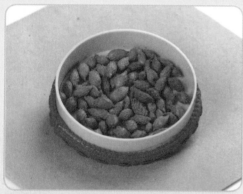

🧾 大黄茶

原料： 大黄 15 克。

做法： ① 将材料研末，分成 4 等份。

② 将每份用细纱布包起来，热水冲泡即可饮用。

功效： 补气血，长精神。

用法及宜忌： 每天早晚各一次。

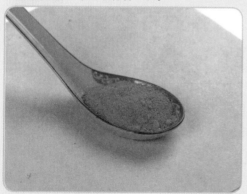

🧾 菊花茶

原料： 菊花 15 克。

做法： ① 将材料分成 3 份。

② 将每份用细纱布包起来，热水冲泡即可饮用。

功效： 提神抗晕。

用法及宜忌： 每天早晚各一次。

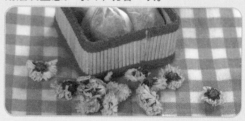

🧾 白果茶

原料： 白果 20 克。

做法： ① 将材料捣碎，分成 4 等份。

② 将每份用细纱布包起来，热水冲泡即可饮用。

功效： 缓解老年人眩晕。

用法及宜忌： 每天早晚各一次，生白果有毒，应使用药店购买的成品白果。

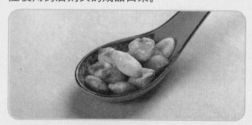

🧾 冬瓜子茶

原料： 冬瓜子 15 克。

做法： ① 将材料捣碎，分成 4 等份。

② 将每份用细纱布包起来，热水冲泡即可饮用。

功效： 补肝明目，治眩晕。

用法及宜忌： 每天早晚各一次。

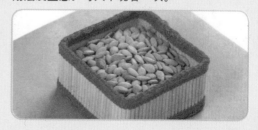

水肿

水肿主要表现为全身或者局部某些部分浮肿，用中医的解释就是水液不化，凝聚不散，饮食上要多吃一些利水消肿的食物。一般晨起脸部水肿提示有肾病，下肢水肿可能有肝的问题，要及时去医院检查。

冬瓜皮茶

原料

冬瓜皮 80 克。

做法

①将材料切丝，分成 4 等份。

②将每份用细纱布包起来，热水冲泡即可饮用。

用法及宜忌

不限次数，随意饮用。

功效

利尿消肿。

冬瓜皮是利水渗湿的最常见、最有效的食材，从现代科学的角度看，还含有丰富的糖类、维生素类、膳食纤维，是一种难得的健康食品。

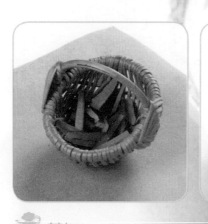

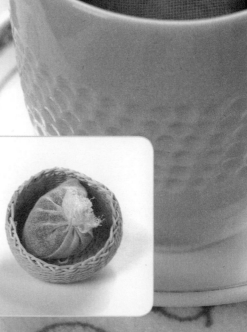

牵牛子茶

原料：牵牛子15克。

做法：① 将材料研碎，分成4等份。

② 将每份用细纱布包起来，热水冲泡即可饮用。

功效：利水消肿。

用法及宜忌：每天一次。

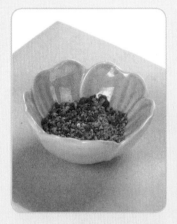

荷叶茶

原料：干荷叶15克。

做法：① 将材料撕碎，分成3份。

② 将每份用细纱布包起来，热水冲泡即可饮用。

功效：利水消肿。

用法及宜忌：每天早晚各一次。

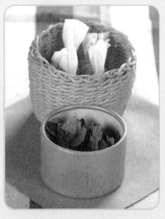

鸡血藤茶

原料：鸡血藤15克。

做法：① 将材料捣成小块，分成4等分。

② 将每份用细纱布包起来，热水冲泡即可饮用。

功效：利水消肿。

用法及宜忌：每天一次，睡前服用。

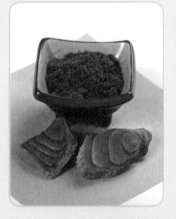

赤小豆茶

原料：赤小豆20克。

做法：① 将材料炒焦，分成4等份。

② 将每份用细纱布包起来，热水冲泡即可饮用。

功效：利水消肿。

用法及宜忌：每天早晚各一次。

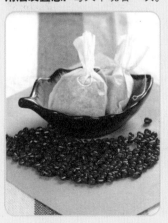

蚕豆茶

原料：蚕豆30克。

做法：① 将材料炒焦后捣成小块，分成3份。

② 将每份用细纱布包起来，热水冲泡即可饮用。

功效：利水消肿。

用法及宜忌：每天早晚各一次。

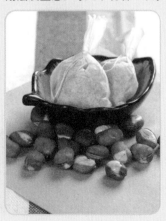

益智仁茶

原料：益智仁15克。

做法：① 将材料捣碎，分成4等份。

② 将每份用细纱布包起来，热水冲泡即可饮用。

功效：利水消肿。

用法及宜忌：每天早晚各一次。

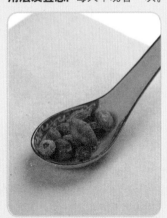

尿血

尿血是指化验检查尿液中含有红细胞，程度较重时，可出现尿液发红，而出现肉眼可见的血尿，甚至可能带有血块，尿血大多数情况下是因泌尿系统疾病引起的。

花生衣茶

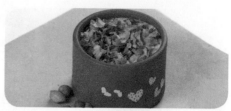

原料

花生衣 10 克。

做法

① 将材料分成 4 等分。

② 将每份用成品茶包包起来，热水冲泡即可饮用。

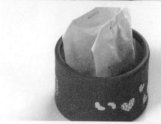

用法及宜忌

每天两次，饭后服用。忌辛辣。

功效

花生衣有止血消肿的功效，适合各种内外出血症状。花生衣还有非常好的补血效果，适合各种贫血症状。

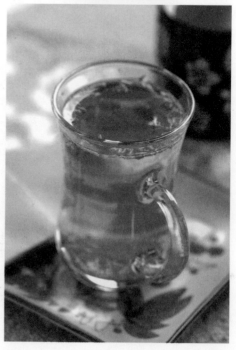

 小提醒：

人们一般都对内出血十分恐惧，一旦发现小便带血就以为自己是得了绝症，实际上尿血很少是因为绝症引起的。但是内出血却是比较严重的事情，一旦发现，还是要及早就医。

车前草茶

原料： 车前草 20 克。

做法： ① 将材料研碎，分成 4 等份。

② 将每份用细纱布包起来，热水冲泡即可饮用。

功效： 利尿止血。

用法及宜忌： 每天早晚各一次。

地骨皮茶

原料： 地骨皮 15 克。

做法： ① 将材料捣成小块，分成 3 等份。

② 将每份用细纱布包起来，热水冲泡即可饮用。

功效： 利尿止血。

用法及宜忌： 每天早晚各一次。

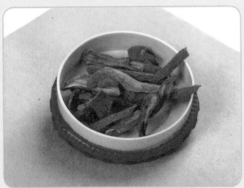

山楂茶

原料： 山楂 30 克。

做法： ① 将材料捣成小块，分成 4 等份。

② 将每份用细纱布包起来，热水冲泡即可饮用。

功效： 利尿止血。

用法及宜忌： 每天一次，睡前服用。

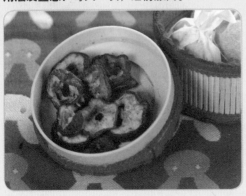

蒲黄茶

原料： 蒲黄 30 克。

做法： ① 将材料研碎，分成 4 等份。

② 将每份用细纱布包起来，热水冲泡即可饮用。

功效： 利尿止血。

用法及宜忌： 每天早晚各一次。

白茅根茶

原料： 白茅根 20 克。

做法： ① 将材料剪成 1 厘米左右的段，分成 4 等份。

② 将每份用细纱布包起来，热水冲泡即可饮用。

功效： 补气血，长精神。

用法及宜忌： 每天早晚各一次。

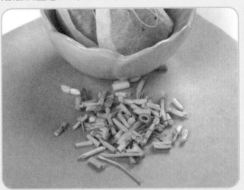

甘草茶

原料： 甘草 25 克。

做法： ① 将材料捣成小块，分成 3 等份。

② 将每份用细纱布包起来，热水冲泡即可饮用。

功效： 利尿止血。

用法及宜忌： 每天早晚各一次。

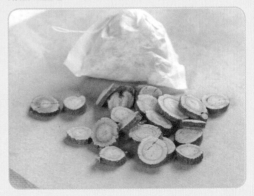

便血

大便带血，是指血液从肛门排出，颜色呈鲜红、暗红或柏油样。一般是因为消化道出血引起的，也可能是其他消化器官病变引起的。如果是上消化道如胃部出血，大便多为柏油色，如果是下消化道，特别是直肠或肛门出血，可为鲜红色的血附着在大便表面。

萝卜蜂蜜茶

原料

白萝卜 100 克，蜂蜜 20 克。

做法

① 将白萝卜切成小块，分成 3 份。

② 将每份用细纱布包起来，热水冲泡加适量蜂蜜即可饮用。

用法及宜忌

每天早晚各一次。

功效

补气止血，养护消化道。

《本草纲目》中说萝卜能"大下气、消谷和中、去邪热气"，是养护消化系统最常见的食材。

蜂蜜有软坚散结的作用，可以软化大便，减少出血症状和痛苦。

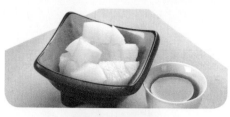

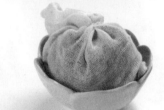

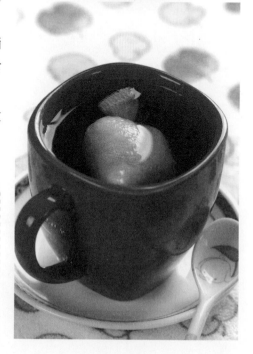

 小提醒：

大便带血，如果是鲜血且不与粪便相混，大多是情况是痔疮或大肠应激出血引起的，极少出现恶性情况，如果是出血颜色较深，夹杂在粪便中，常伴有黏液，有的还带一些皮肤样的组织出来，就应该引起足够的重视，要马上去医院做检查。

茄子枝茶

原料： 茄子枝 15 克。

做法： ① 将材料研碎，分成 4 等份。

② 将每份用细纱布包起来，热水冲泡即可饮用。

功效： 补气止血，养护消化道。

用法及宜忌： 每天早晚各一次。

艾叶茶

原料： 艾叶 15 克。

做法： ① 将材料撕碎，分成 4 等份。

② 将每份用细纱布包起来，热水冲泡即可饮用。

功效： 补气止血，养护消化道。

用法及宜忌： 每天早晚各一次。

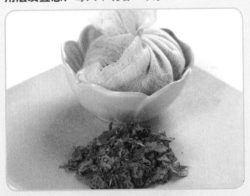

乌梅茶

原料： 乌梅 30 克。

做法： ① 将材料捣成小块，分成 3 等份。

② 将每份用细纱布包起来，热水冲泡即可饮用。

功效： 补气止血，养护消化道。

用法及宜忌： 每天一次，睡前服用。

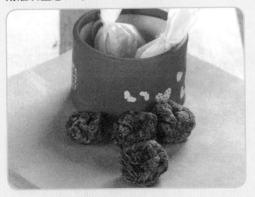

王不留行茶

原料： 王不留行 15 克。

做法： ① 将材料分成 3 份。

② 将每份用细纱布包起来，热水冲泡即可饮用。

功效： 补气止血，养护消化道。

用法及宜忌： 每天早晚各一次。

银杏茶

原料： 白果 15 克。

做法： ① 将材料捣成小块，分成 4 等份。

② 将每份用细纱布包起来，热水冲泡即可饮用。

功效： 补气止血，养护消化道。

用法及宜忌： 每天早晚各一次。

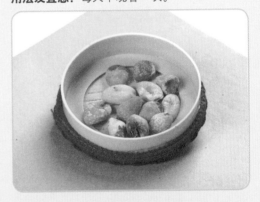

西瓜子茶

原料： 西瓜子 20 克。

做法： ① 将材料炒煳研碎，分成 4 等份。

② 将每份用细纱布包起来，热水冲泡即可饮用。

功效： 补气止血，养护消化道。

用法及宜忌： 每天早晚各一次。

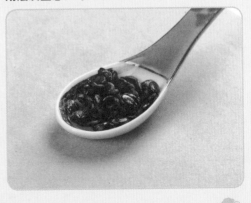

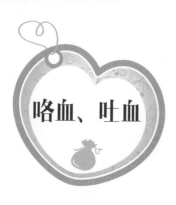

咯血、吐血

咯血是指因肺部疾病，血液经气道咳嗽而出，或纯血鲜红，或痰血相兼，或痰中带血丝的现象。吐血是指胃部血液自口部吐出。

出现咯血和吐血都要尽快到医院检查。中医治疗以凉血止血，化瘀止血，降逆止血，生津止血为主。

仙人掌茶

原料

仙人掌 200 克，白糖适量。

做法

① 将材料去刺压碎混合均匀，分成 4 等份。
② 将每份用细纱布包起来，热水冲泡即可饮用。

用法及宜忌

每天早晚各一次。

功效

凉血通气。

仙人掌性凉，有止血、止痛、疗伤的功效。

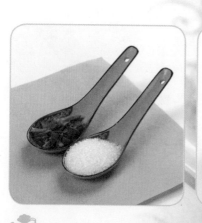

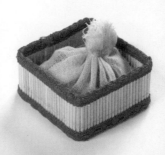

百合茶

原料：百合 50 克。

做法：① 将材料研碎，分成 4 等份。

② 将每份用细纱布包起来，热水冲泡即可饮用。

功效：顺气止血。

用法及宜忌：每天早晚各一次。

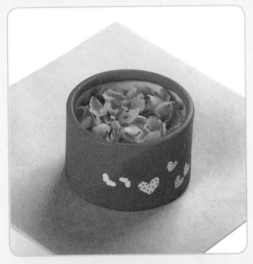

玉米须茶

原料：玉米须 15 克。

做法：① 将材料分成 4 等份。

② 将每份用细纱布包起来，热水冲泡即可饮用。

功效：利水降压，缓解症状。

用法及宜忌：每天早晚各一次。

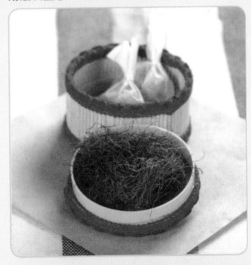

大黄茶

原料：大黄 15 克。

做法：① 将材料研末，分成 3 等份。

② 将每份用细纱布包起来，热水冲泡即可饮用。

功效：消炎止血。

用法及宜忌：每天早晚各一次。

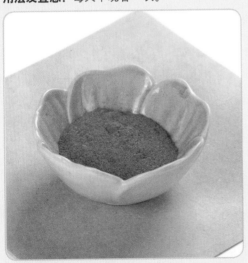

白茅根茶

原料：白茅根 15 克。

做法：① 将材料分成 4 等份。

② 将每份用细纱布包起来，热水冲泡即可饮用。

功效：凉血止血。

用法及宜忌：每天早晚各一次。

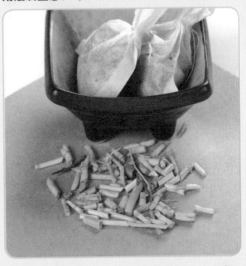

癌症

癌症是目前人类尚未攻克的顽疾，关于癌症的治疗，除了传统的西医疗法以外，可以采取一些中药的辅助疗法，通过强健自身，增加抵抗力来抑制癌细胞的扩散。甚至有时能收到意想不到的效果。

喉癌

金刚藤茶

原料： 金刚藤 15 克。

做法： ① 将材料均匀分成 4 等份。

② 将每份用细纱布包起来，热水冲泡即可饮用。

功效： 帮助稳定，防扩散。

用法及宜忌： 每天早晚各一次。

薏米茶

原料： 薏米 20 克。

做法： ① 将材料炒焦，分成 3 份。

② 将每份用细纱布包起来，热水冲泡即可饮用。

功效： 帮助稳定，防扩散。

用法及宜忌： 每天一次，睡前服用。

肺癌

枇杷果茶

原料： 枇杷果 20 克。

做法： ① 将材料切小块，均匀分成 4 等份。

② 将每份用细纱布包起来，热水冲泡即可饮用。

功效： 帮助稳定，防扩散。

用法及宜忌： 每天早晚各一次。

龙葵茶

原料： 龙葵 20 克。

做法： ① 将材料均匀分成 3 份。

② 将每份用细纱布包起来，热水冲泡即可饮用。

功效： 帮助稳定，防扩散。

用法及宜忌： 每天早晚各一次。

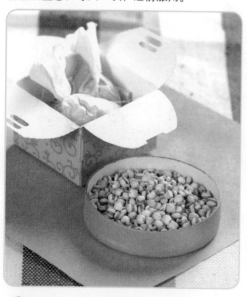

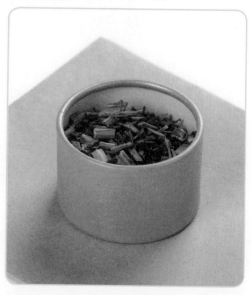

鼻咽癌

🛍️茯苓茶

原料：茯苓 15 克。

做法：① 将材料均匀分成 4 等份。

② 将每份用细纱布包起来，热水冲泡即可饮用。

功效：稳定症状。

用法及宜忌：每天早晚各一次。

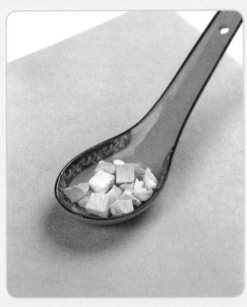

🛍️清咽茶

原料：太子参 30 克，麦冬、生地、女贞子各 15 克，石斛 10 克。

做法：① 材料碾碎后混合均匀，分成 5 份。

② 分别用小茶包包好，热水冲泡即可饮用。

功效：清咽利喉，缓解症状。

用法及宜忌：每天早晚各一次。

🛍️白茅根甘草茶

原料：白茅根、野菊花各 30 克，甘草 9 克。

做法：① 材料混合均匀后分成 6 份。

② 取一份，用细纱布包好，热水冲泡即可饮用。

功效：解毒散结，适用于鼻咽癌。

用法及宜忌：每天晚饭后一次。

胃癌

🛍️断肠草茶

原料：断肠草 15 克。

做法：① 将材料捣成小块，分成 3 份。

② 将每份用细纱布包起来，热水冲泡即可饮用。

功效：补气血，长精神。

用法及宜忌：每天早晚各一次。

食管癌

🛍️青叶茶

原料：大青叶 15 克。

做法：① 将材料均匀分成 4 等份。

② 将每份用细纱布包起来，热水冲泡即可饮用。

功效：消炎镇痛。

用法及宜忌：每天早晚各一次。

🛍️威灵仙茶

原料：威灵仙 15 克。

做法：① 将材料均匀分成 4 等分。

② 将每份用细纱布包起来，热水冲泡即可饮用。

功效：补气血，长精神。

用法及宜忌：每天早晚各一次。

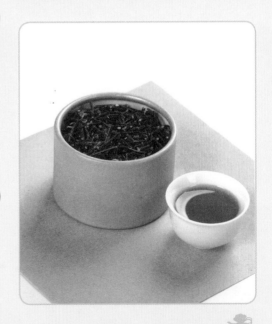

肝癌

丹参黄豆茶

原料： 丹参 30 克，黄豆 50 克。

做法： ① 黄豆炒焦后研碎。

② 丹参 6 克搭配黄豆 10 克用细纱布包好，热水冲泡即可饮用。

功效： 补虚养肝，活血祛瘀。

用法及宜忌： 每天一次。黄豆一定要炒焦。

黑芝麻冰糖茶

原料： 黑芝麻 30 克，冰糖 30 克。

做法： ① 分别研碎，混合均匀后分成 5 等份。

② 用纸茶包包好，服用时取一包热水冲服即可。

功效： 增强肝功能。

用法及宜忌： 每天 2~3 次，不限时间。

黄芪大枣茶

原料： 黄芪 20 克，大枣 15 颗。

做法： ① 大枣带核切碎。

② 4 克黄芪搭配 3 颗大枣用细纱布包好，热水冲泡即可饮用。

功效： 补肝血，提高免疫力。

用法及宜忌： 每天早晚各一次。

龙葵草茶

原料： 龙葵草 15 克。

做法： ① 将材料分成 4 等份。

② 将每份用细纱布包起来，热水冲泡即可饮用。

功效： 补气血，长精神。

用法及宜忌： 每天早晚各一次。

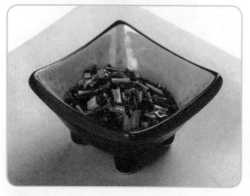

阴茎癌及外阴癌

六方藤茶

原料： 六方藤 20 克。

做法： ① 将材料捣成小块，分成 3 等份。

② 将每份用细纱布包起来，热水冲泡即可饮用。

功效： 补气血，长精神。

用法及宜忌： 每天早晚各一次。

胰腺癌

蒲公英柴胡茶

原料： 蒲公英 30 克，柴胡 10 克，枳壳 15 克。

用法： ① 原料研碎后混合均匀，分成 4 份。

② 将每份用细纱布包好，热水冲泡即可饮用。

功效： 去毒消炎，缓解症状。

用法及宜忌： 每天早中晚各一次。

山楂茶

原料： 山楂 20 克。

做法： ① 将材料分成 4 等份。

② 将每份用细纱布包起来，热水冲泡即可饮用。

功效： 缓解症状，协助恢复。

用法及宜忌： 每天早晚各一次。

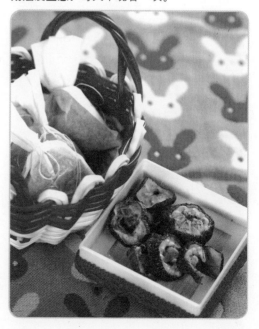

乳腺癌

葫芦茶

原料： 陈葫芦 20 克。

做法： ① 将材料捣碎均匀分成 4 等份。

② 将每份用细纱布包起来，热水冲泡即可饮用。

功效： 利水清毒。

用法及宜忌： 每天一次，睡前服用。

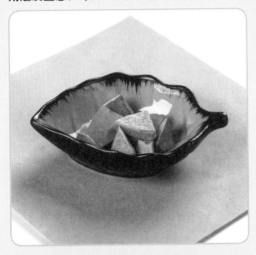

天门冬茶

原料： 天门冬 20 克。

做法： ① 将材料均匀分成 4 等份。

② 将每份用细纱布包起来，热水冲泡即可饮用。

功效： 补气血，长精神。

用法及宜忌： 每天早晚各一次。

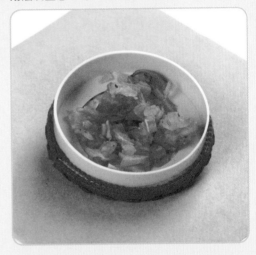

枸杞茶

原料： 枸杞子 20 克。

做法： ① 将材料均匀分成 4 等份。

② 将每份用细纱布包起来，热水冲泡即可饮用。

功效： 提高抵抗力。

用法及宜忌： 每天早晚各一次。

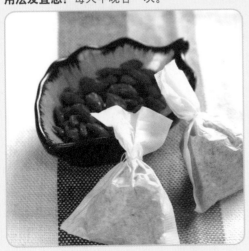

淮山药茶

原料： 淮山药 30 克。

做法： ① 将材料捣成小块，分成 3 等份。

② 将每份用细纱布包起来，热水冲泡即可饮用。

功效： 养胃健脾，提高抵抗力。

用法及宜忌： 每天早晚各一次。

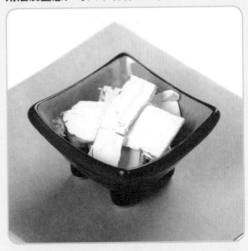

宫颈癌

🫕 花椒大枣茶

原料：花椒 10 克，大枣 20 克。

做法：① 将材料研碎混合均匀，分成 4 等份。
② 将每份用细纱布包起来，热水冲泡即可饮用。

功效：补气血，长精神。

用法及宜忌：每天早晚各一次。

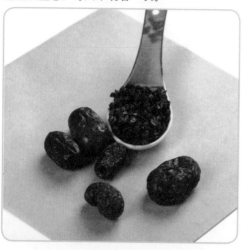

🫕 白英茶

原料：白英 30 克。

做法：① 将材料均匀分成 4 等份。
② 将每份用细纱布包起来，热水冲泡即可饮用。

功效：补气血，长精神。

用法及宜忌：每天早晚各一次。

🫕 紫草根茶

原料：紫草根 15 克。

做法：① 将材料均匀分成 4 等份。
② 将每份用细纱布包起来，热水冲泡即可饮用。

功效：补气血，长精神。

用法及宜忌：每天早晚各一次。

🫕 龙葵茶

原料：龙葵 15 克。

做法：① 将材料均匀分成 4 等份。
② 将每份用细纱布包起来，热水冲泡即可饮用。

功效：补气血，长精神。

用法及宜忌：每天早晚各一次。

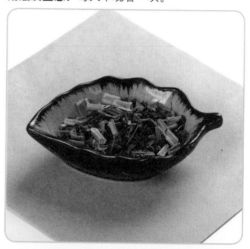

🫕 当归芦荟茶

原料：当归 10 克，芦荟 20 克。

做法：① 将材料捣成小块，分成 3 等份。
② 将每份用细纱布包起来，热水冲泡即可饮用。

功效：补气血，长精神。

用法及宜忌：每天早晚各一次。

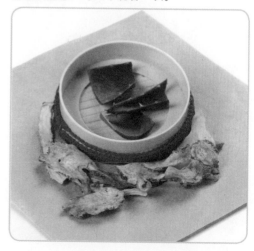

白血病

白花蛇草茶

原料：白花蛇舌草20克。

做法：① 将材料分成4等份。

② 将每份用细纱布包起来，热水冲泡即可饮用。

功效：补气血，长精神。

用法及宜忌：每天早晚各一次。

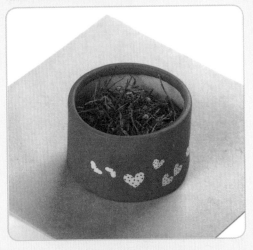

青黛茶

原料：青黛15克。

做法：① 将材料分成4等份。

② 将每份用细纱布包起来，热水冲泡即可饮用。

功效：补气血，长精神。

用法及宜忌：每天一次，睡前服用。

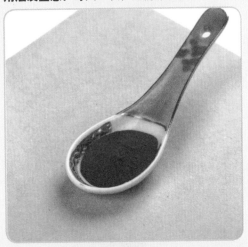

柿叶茶

原料：新鲜柿叶20克，大枣9颗。

做法：① 将柿叶分成3等份。

② 每份柿叶配3颗大枣，用细纱布包起来，热水冲泡即可饮用。

功效：补气血，长精神。

用法及宜忌：每天早晚各一次。

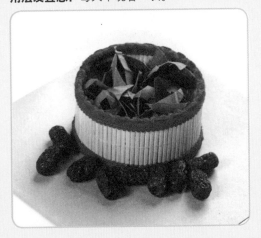

鸡血藤茶

原料：鸡血藤15克。

做法：① 将材料研碎、混合均匀，分成4等份。

② 将每份用细纱布包起来，热水冲泡即可饮用。

功效：补气血，长精神。

用法及宜忌：每天早晚各一次。

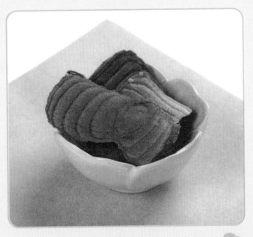

脱肛

脱肛早期有肛门下坠感或里急后重，慢慢地肛门凸出肿物。初始肿物可自行还纳，随着病情发展需用手还纳，甚至咳嗽、喷嚏、举重物时也可脱出。

如果未能及时复位可发生水肿、嵌顿或绞窄，疼痛剧烈，脱出的黏膜可出现溃疡出血。长期可能会引起肛门括约肌松弛，常有分泌物流出污染内裤，肛周皮肤出现潮湿、瘙痒、皮肤增厚。

花椒茶

原料：花椒 15 克。

做法：① 将材料研碎，分成 4 等份。

② 将每份用细纱布包起来，热水冲泡即可饮用。

功效：止痛、治脱垂。

用法及宜忌：每天早晚各一次。

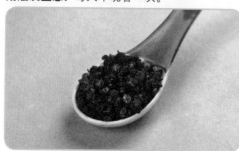

防己茶

原料：防己 15 克。

做法：① 将材料研碎，分成 4 等份。

② 将每份用细纱布包起来，热水冲泡即可饮用。

功效：止痛、治脱垂。

用法及宜忌：每天早晚各一次。

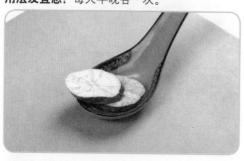

生姜石榴皮茶

原料：生姜 30 克，石榴皮 15 克。

做法：① 生姜切片，石榴皮烧焦后研碎，分成 3 份。

② 两片生姜搭配一份石榴皮，用细纱布包好，热水冲泡即可饮用。

功效：止痛、治脱垂。

用法及宜忌：每天一次，时间不限。

桑叶茶

原料：桑叶 20 克。

做法：① 将材料捣成小块，分成 3 份。

② 将每份用细纱布包起来，热水冲泡即可饮用。

功效：止痛、治脱垂。

用法及宜忌：每天早晚各一次。

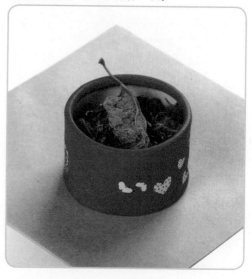

疝气

疝气，即人体组织或器官一部分离开了原来的部位，通过人体间隙、缺损或薄弱部位进入另一部位。俗称"小肠串气"。

荆芥穗

原料： 荆芥穗 20 克。

做法： ① 将材料均匀分成 4 等份。

② 将每份用细纱布包起来，热水冲泡即可饮用。

功效： 去火止疝。

用法及宜忌： 每天早晚各一次。

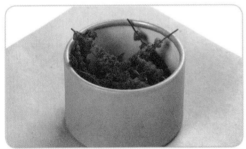

丝瓜瓤茶

原料： 丝瓜瓤 15 克。

做法： ① 将材料剪小块，均匀分成 4 等份。

② 将每份用细纱布包起来，热水冲泡即可饮用。

功效： 去火止疝。

用法及宜忌： 每天早晚各一次。

五倍子茶

原料： 五倍子 20 克。

做法： ① 将材料分成 4 等份。

② 将每份用细纱布包起来，热水冲泡即可饮用。

功效： 去火止疝。

用法及宜忌： 每天一次，睡前服用。

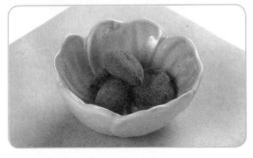

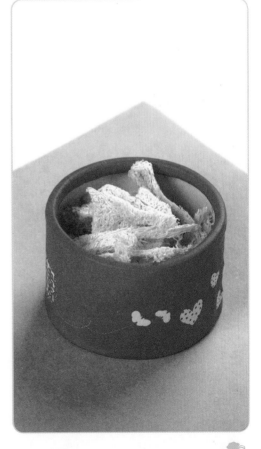

耳鸣、耳聋

耳鸣是指自觉耳内鸣响,如闻蝉声,或如潮声。耳聋是指不同程度的听觉减退,甚至消失。耳鸣可伴有耳聋,耳聋亦可由耳鸣发展而来。二者临床表现和伴发症状虽有不同,但均与肾有密切的关系。

柴胡五味子茶

原料: 柴胡 15 克,五味子 15 克。

做法: ① 将柴胡捣成小块,各材料混匀分成 3 份。

② 将每份用细纱布包起来,热水冲泡即可饮用。

功效: 和解表里,疏肝升阳,治寒热往来,胸满胁痛,口苦耳聋,头痛目眩,能抑制多种原因所致的炎症。

用法及宜忌: 每天早晚各一次。

补骨脂枸杞茶

原料: 补骨脂 15 克,枸杞子 20 克。

做法: ① 将材料混合均匀,分成 4 等份。

② 将每份用细纱布包起来,热水冲泡即可饮用。

功效: 补骨脂能兴奋心脏,提高心脏功能,是目前用来治疗肾虚耳聋、耳鸣、听力减退的常用药物。

用法及宜忌: 每天早晚各一次。

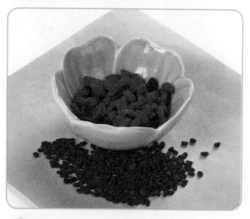

灯盏花枸杞茶

原料: 灯盏花 20 克,枸杞子 20 克。

做法: ① 将材料混合均匀,分成 4 等份。

② 将每份用细纱布包起来,热水冲泡即可饮用。

功效: 降低血管阻力,增加脑血管血流量,改善内耳血液循环,提供足够量的氧与营养物质,故可用于治疗耳聋。

用法及宜忌: 每天早晚各一次。

茯苓茶

原料: 茯苓 20 克。

做法: ① 将材料捣成小块,分成 3 份。

② 将每份用细纱布包起来,热水冲泡即可饮用。

功效: 通过利尿作用促进体内代谢废物的排泄,降低血中及淋巴液中的药物浓度,从而减轻耳毒性药物对内耳的损害。

用法及宜忌: 每天早晚各一次。

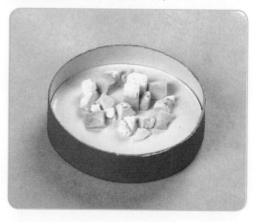

🫘骨碎补大枣茶

原料： 骨碎补 15 克，大枣 20 克。

做法： ① 将材料捣成小块后混合均匀，分成 4 等份。

② 将每份用细纱布包起来，热水冲泡即可饮用。

功效： 补肾，接骨，活血，常用于肾虚牙痛，耳鸣，久泻等症。

用法及宜忌： 每天早晚各一次。

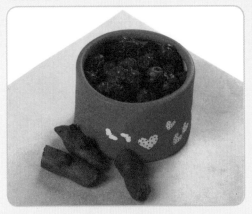

🫘黄芪山药茶

原料： 黄芪 10 克，山药 20 克。

做法： ① 将材料研碎混合均匀，分成 4 等份。

② 将每份用细纱布包起来，热水冲泡即可饮用。

功效： 黄芪可促使酶活性增高，从而起到治疗耳鸣的效果。

用法及宜忌： 每天一次，睡前服用。

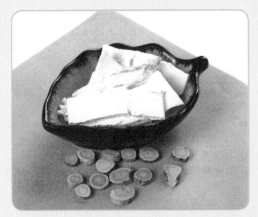

🫘丹参茶

原料： 丹参 20 克。

做法： ① 将材料均匀，分成 3 份。

② 将每份用细纱布包起来，热水冲泡即可饮用。

功效： 活血祛瘀，凉血消痈，除烦安神，改善外周微循环，从而起到治疗耳鸣的效果。

用法及宜忌： 每天早晚各一次。

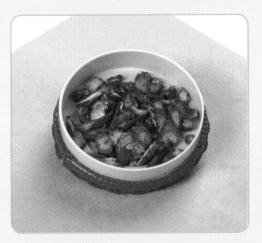

🫘川芎五味子茶

原料： 川芎 10 克，五味子 15 克。

做法： ① 将川芎捣成小块，与五味子混合均匀，分成 4 等份。

② 将每份用细纱布包起来，热水冲泡即可饮用。

功效： 活血行气，祛风止痛。

用法及宜忌： 每天早晚各一次。

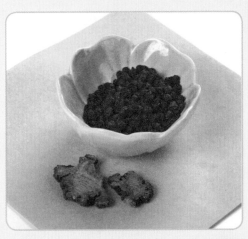

口臭、口腔异味

口臭一般可分为生理性和病理性两大类。

口臭首先是由于口腔疾病引起的，如牙龈炎、牙周炎、牙龈出血、牙槽溢脓，大量结石或积垢污物，或有食物嵌塞，龋洞内残留食物经细菌分解发酵后产生的硫化氢和甲硫醇，产生吲哚和氨类，因而产生难闻的臭味。

另外，全身性疾病如鼻渊、肺痈、咯血、肺痨、消渴、关格（尿毒症）、积聚（肝昏迷）等都会出现不同的口臭。

生理性方面，喝酒、饥饿、吸烟、说话太多、精神紧张也会引起单纯性口臭。此外大蒜、韭菜、洋葱、咖喱等刺激性食物和酒精饮料在人体内也会经由血液循环到肺呼出难闻的"气味"。

芦荟甘草茶

原料： 芦荟 10 克，甘草 5 克，麦冬 10 克。

做法： ① 将材料混合均匀，分成 4 等份。

② 将每份用细纱布包起来，热水冲泡即可饮用。

功效： 清热泻火，肺胃郁热。适用于口臭，鼻干燥，咽红肿疼痛，涕黄，舌红苔少。

用法及宜忌： 每天早晚各一次。

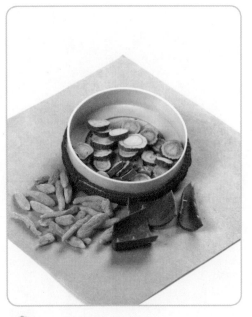

芦根冰糖茶

原料： 鲜芦根 20 克，冰糖 20 克。

做法： ① 将材料捣成小块，分成 3 份。

② 将每份用细纱布包起来，热水冲泡即可饮用。

功效： 除口臭。

用法及宜忌： 每天一次，睡前服用。

花椒茶

原料： 花椒 15 克。

做法： ① 将材料分成 4 等份。

② 将每份用细纱布包起来，热水冲泡即可饮用。

功效： 除口臭。

用法及宜忌： 每天早晚各一次。

🎒 黄连生地茶

原料： 黄连 6 克，生地黄 20 克，陈皮 20 克。

做法： ① 将材料捣成小块，分成 3 份。

② 将每份用细纱布包起来，热水冲泡即可饮用。

功效： 消热泻火。适用于口臭、口干、牙龈红肿，消谷善饥，舌红，苔黄。

用法及宜忌： 每天早晚各一次。

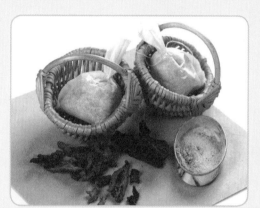

🎒 大黄藿香茶

原料： 生大黄 15 克，藿香 10 克，生地黄 20 克。

做法： ① 将材料捣成小块后混合均匀，分成 4 等份。

② 将每份用细纱布包起来，热水冲泡即可饮用。

功效： 滋阴清热通便。适用于便秘口臭，小便短赤，心烦，舌红，苔黄。

用法及宜忌： 每天早晚各一次。

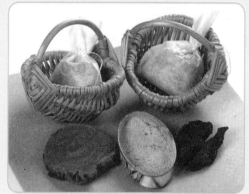

🎒 当归熟地茶

原料： 当归 10 克，熟地黄 10 克，山药 20 克，枸杞子 10 克。

做法： ① 将材料混合均匀，分成 4 等份。

② 将每份用细纱布包起来，热水冲泡即可饮用。

功效： 养阴滋肾。适用于 口臭、形体消瘦、腰膝酸软、口燥咽干。

用法及宜忌： 每天早晚各一次。

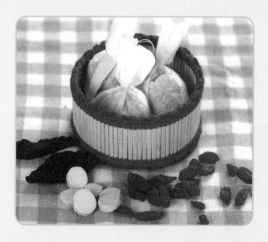

🎒 莲心茶

原料： 莲子心 20 克。

做法： ① 将材料分成 4 等份。

② 将每份用细纱布包起来，热水冲泡即可饮用。

功效： 预防口干舌燥、虚火上升、嗓子疼痒、声音嘶哑、脑袋昏沉等。

用法及宜忌： 每天早晚各一次。将莲子心用开水沏，不要过浓也不要过淡。

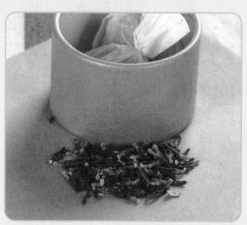

秃顶、少白头

现在人因为工作、生活压力大，环境污染、饮食习惯不当等，头发很早就开始出现问题，二十几岁就开始少白头，三十几岁就开始秃顶，这都是在向我们敲响健康的警钟。

秃顶

头发光亮，油脂多，头发多屑发痒，经常脱落，日久头顶或两额角处逐渐稀疏。同时伴有头晕耳鸣，腰酸肢乏，舌红、苔少，脉细弱。

🏵 防风二黄茶

原料： 防风、黄连、熟地黄各 15 克。

做法： ① 将材料捣成小块后混合均匀，分成 3 等份。

② 将每份用细纱布包起来，热水冲泡即可饮用。

功效： 祛湿生发，适用于脂溢性脱发。

用法及宜忌： 每天早晚各一次。

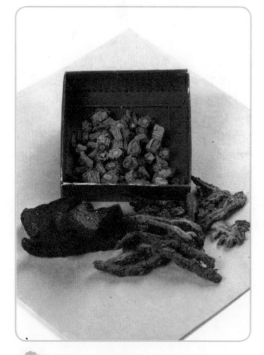

🏵 柏枝半夏茶

原料： 柏枝（干者）、半夏各 20 克。

做法： ① 将材料混合均匀，分成 4 等份。

② 将每份用细纱布包起来，热水冲泡即可饮用。

功效： 祛湿生发，适用于脂溢性脱发。

用法及宜忌： 每天早晚各一次。

🏵 当归生地茶

原料： 当归、生地黄、肉苁蓉各 10 克。

做法： ① 将材料捣成小块后混合均匀，分成 4 等份。

② 将每份用细纱布包起来，热水冲泡即可饮用。

功效： 养发生发，用于发不生者。

用法及宜忌： 每天早晚各一次。

🏵 茵陈茯苓茶

原料： 茵陈、土茯苓各 30 克，地肤子 15 克。

做法： ① 将材料捣碎后混合均匀，分成 4 等份。

② 将每份用细纱布包起来，热水冲泡即可饮用。

功效： 祛湿生发，适用于脂溢性脱发。

用法及宜忌： 每天早晚各一次。

少白头

头发由黑变白，一般是毛发的色素细胞功能衰退，当衰退到完全不能产生色素颗粒时，头发就完全变白了。正常人从35岁开始，毛发色素细胞开始衰退。而有的人20来岁头皮就白了，俗称"少白头"。

🎋 首乌生地茶

原料： 何首乌9克，生地黄9克。

做法： ① 将材料捣成小块，分成3等份。

② 将每份用细纱布包起来，热水冲泡即可饮用。

功效： 养血凉血，益肾清脑。适用于青年白发或须发早白。

用法及宜忌： 每天一次，睡前服用。

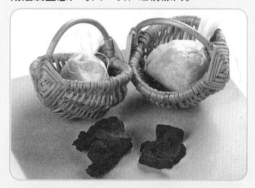

🎋 当归首乌茶

原料： 何首乌9克，杭白芍9克，当归9克。

做法： ① 将材料捣成小块，分成3份。

② 将每份用细纱布包起来，热水冲泡即可饮用。

功效： 养血凉血，乌发益肾。适用于青年白发或须发早白。

用法及宜忌： 每天早晚各一次。

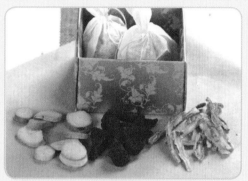

🎋 芝麻黑豆茶

原料： 黑芝麻30克，白茅根30克，黑豆30克。

做法： ① 将材料混合均匀，分成4等份。

② 将每份用细纱布包起来，热水冲泡即可饮用。

功效： 养血凉血，益肾清脑。适用于青年白发或须发早白。

用法及宜忌： 每天早晚各一次。

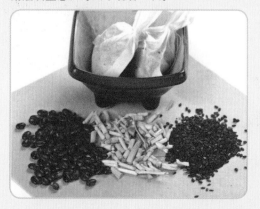

🎋 芝麻首乌茶

原料： 何首乌9克，黑芝麻30克，黑豆30克。

做法： ① 将材料混合均匀，分成4等份。

② 将每份用细纱布包起来，热水冲泡即可饮用。

功效： 乌发益肾清脑。适用于青年白发或须发早白。

用法及宜忌： 每天早晚各一次。

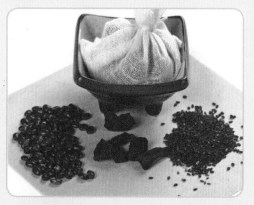

荨麻疹

荨麻疹是一种常见的皮肤病，表现为皮肤发红、风团，有剧痒，迅速发生或消退，有时可有发热、腹痛、腹泻或其他全身症状。

香菜根茶

原料

香菜根一小把。

做法

① 将材料切成小块，分成3等份。

② 将每份用细纱布包起来，热水冲泡即可饮用。

用法及宜忌

每天早晚各一次。

功效

消肿止痒去热毒。

中医对香菜有很高的评价，认为它能"辟一切不正之气"，尤其对消各种皮肤疾病的毒素有奇效，香菜根的效果要好于叶子。

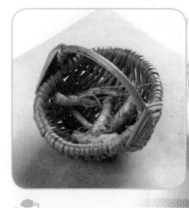

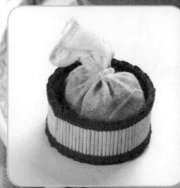

苍耳茶

原料： 苍耳子 20 克。

做法： ① 将材料研碎分成 4 等份。

② 将每份用细纱布包起来，热水冲泡即可饮用。

功效： 消肿止痒去热毒。

用法及宜忌： 每天早晚各一次。

生姜红糖茶

原料： 红糖 15 克，生姜 20 克。

做法： ① 生姜切片，将材料混合均匀，分成 4 等份。

② 将每份用细纱布包起来，热水冲泡即可饮用。

功效： 消肿止痒去热毒。

用法及宜忌： 每天早晚各一次。

地肤子红糖茶

原料： 地肤子 50 克，红糖 20 克。

做法： ① 将材料混合均匀，分成 10 等份。

② 将每份用细纱布包起来，热水冲泡即可饮用。

功效： 消肿止痒去热毒。

用法及宜忌： 每天一次，睡前服用。

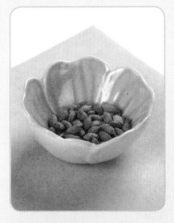
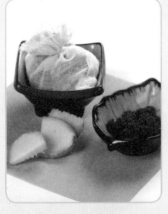
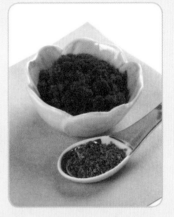

菠菜根茶

原料： 菠菜根 20 个。

做法： ① 将材料切成小块，分成 3 等份。

② 将每份用细纱布包起来，热水冲泡即可饮用。

功效： 消肿止痒去热毒。

用法及宜忌： 每天早晚各一次。

冬瓜皮茶

原料： 冬瓜皮 20 克。

做法： ① 将材料切丝分成 4 等份。

② 将每份用细纱布包起来，热水冲泡即可饮用。

功效： 消肿止痒去热毒。

用法及宜忌： 每天早晚各一次。

蝉蜕荷叶茶

原料： 蝉蜕 5 个，荷叶 50 克。

做法： ① 将材料混合均匀，分成 6 等份。

② 将每份用细纱布包起来，热水冲泡即可饮用。

功效： 消肿止痒去热毒。

用法及宜忌： 每天早晚各一次。

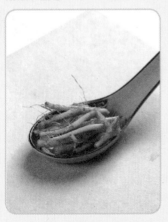
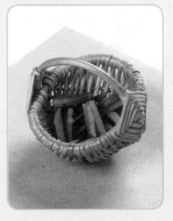
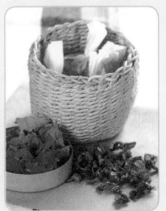

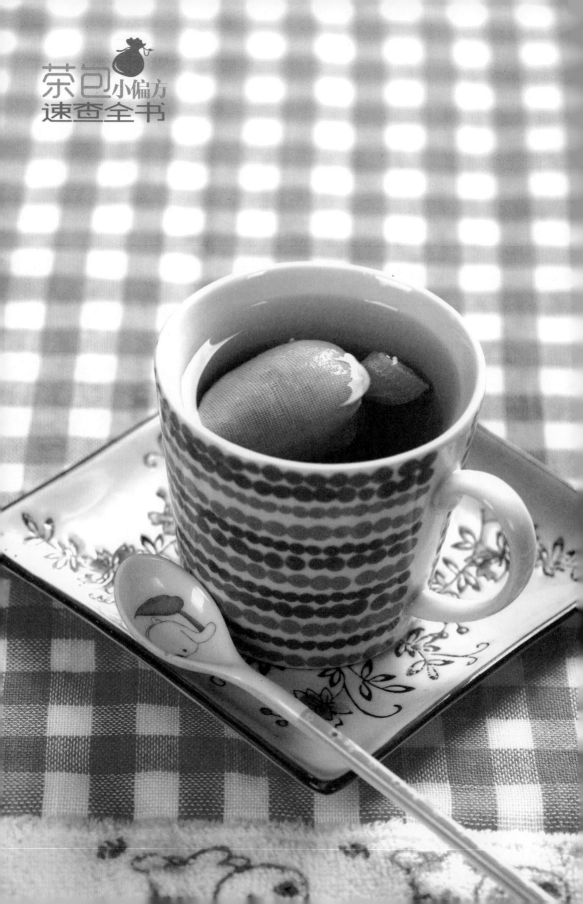

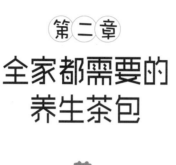

第二章
全家都需要的
养生茶包

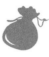

我们拥有了都市的繁华与便捷，

但却失去了自然的清新与健康，

我们承受的压力、我们忍受的污染，

我们有意或无意失去的健康生活习惯，

都把我们的家人拉向亚健康，

拉向疾病的边缘。

每天一杯贴心的清茶，

加上两句善意的提醒，

有你在，

家人就会永远健康。

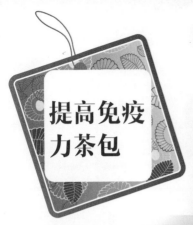

提高免疫力茶包

　　免疫力就是人体防御疾病的能力，寒热交替、天气突变、工作劳累、心情巨变等生活中遭遇各种变化时，免疫力差的人就不容易抵挡疾病的侵袭。我们的小茶包提高你的免疫力，为健康撑一把"保护伞"，加一道"防火墙"。

黄芪人参茶

原料

黄芪15克，人参15克，蜂蜜适量。

做法

① 将黄芪、人参（切片）混合均匀，分成5等份。

② 将每份用成品茶包包起来，热水冲泡，调入适量蜂蜜即可饮用。

用法及宜忌

每天早晚各一次，身体虚弱者慎用。

功效

　　补充人体元气，改善贫血症状。

　　人参号称"百草王"，大补元气，元气是内正之本，内正则百病不侵，所以人参适合大部分进补人群，但小孩及身体极虚弱者慎用。

　　黄芪有增强机体免疫功能、保肝、利尿、调节血压、抗衰老、抗应激等作用，但是各种实证均不宜使用。

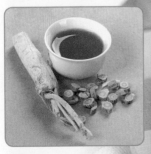
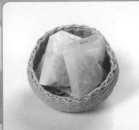

🧧玫瑰茶

原料： 干玫瑰花 20 克，冰糖 20 克。

做法： ① 抖掉干玫瑰花的残渣和最表层的两片叶子。

② 按朵均匀分成 4 份，每份加入 5 克冰糖，将每份用细纱布包起来，热水冲泡即可饮用。

功效： 补气血，长精神。

用法及宜忌： 每天一次，饭后服用。

🧧元气茶

原料： 黄芪 10 克，人参 10 克，肉桂 5 克，生姜 1 块，甘草 5 克。

做法： ① 生姜切片，其他材料掰成小块。

② 将药材混合均匀，分成 4 份，每份搭配一片生姜热水泡即可。

功效： 补气，改善体虚与元气不足。

用法及宜忌： 每天一次，饭后服用。

🧧桂圆茶

原料： 桂圆肉 20 克，绿茶 20 克，冰糖适量。

做法： ① 将桂圆肉和绿茶混合均匀，分成 4 等份。

② 将每份加冰糖一块用细纱布包起来，热水冲泡即可饮用。

功效： 益心、补血、安神。

用法及宜忌： 每天两次，早晚服用。

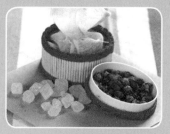
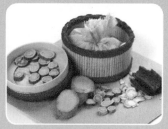
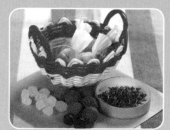

🧧黄芪红茶

原料： 黄芪 15 克，红茶 2 克。

做法： ① 将材料混合均匀，分成 4 等份。

② 将每份用细纱布包起来，热水冲泡即可饮用。

功效： 补气健胃，可改善身体虚弱的症状。

用法及宜忌： 每天一次，饭后服用。

🧧枸杞茶

原料： 枸杞子 12 克，红茶 3 克。

做法： ① 将材料混合均匀，分成 4 等份。

② 将每份用细纱布包起来，热水冲泡即可饮用。

功效： 可补肝肾，有保护视力的作用，可改善体质虚弱的症状。

用法及宜忌： 每天一次，饭后服用。

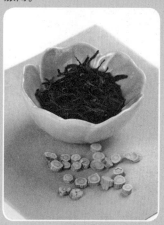
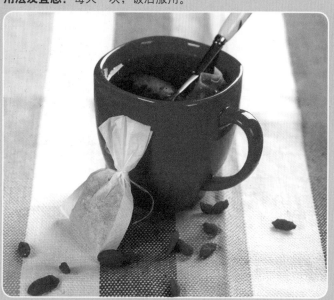

芝麻杏仁茶

原料

黑芝麻 40 克，甜杏仁 20 克，白糖 20 克，蜂蜜适量。

做法

① 用擀面杖将黑芝麻、杏仁、白糖擀成粉末状，分成 4 等份。

② 将每份用纸茶包包起来，饮用时热水冲开，加入蜂蜜调匀后即可饮用。

用法及宜忌

每天一次，饭后服用。糖尿病患者可仅用黑芝麻和杏仁，并适当减少主食的量。

功效

润肺止咳，增强抵抗力，有效防癌。

黑芝麻营养丰富，进补全面，特别适合中老年人日常进补，尤其对于缓解便秘效果明显。

甜杏仁有滋阴、润肺、平喘的功效，而且也是一种效果全面的进补材料，两者结合全面补养内脏，对提高中老年人抵抗力有好处。

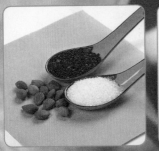
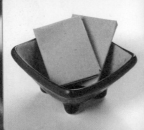

🫖 红糖蜜茶

原料: 红茶 15 克,红糖 15 克,蜂蜜适量。

做法: ① 将红茶和红糖混合均匀,分成 4 等份。

② 将每份用茶包包起来,热水冲泡,加入蜂蜜调匀即可饮用。

功效: 有效帮助健胃,改善胃部虚寒症状。

用法及宜忌: 每天一次,饭后服用。

🫖 大枣枸杞茶

原料: 大枣 15 个,枸杞子 20 克,红糖 20 克。

做法: ① 大枣切碎,与其他材料混合均匀,分成 5 份。

② 将每份用细纱布包起来,热水冲泡即可饮用。

功效: 有效防止血压过高。

用法及宜忌: 每天一次,晚饭后服用。

🫖 茉莉玫瑰茶

原料: 玫瑰花 5 克,茉莉花 5 克,绿茶 10 克。

做法: ① 将材料混合均匀,分成 4 等份。

② 将每份用细纱布包起来,热水冲泡即可饮用。

功效: 活血,降低血脂。

用法及宜忌: 每天 2~3 次,不拘时间。

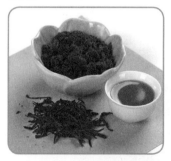
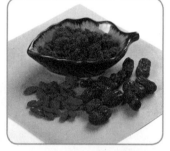
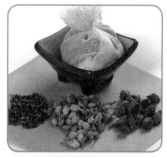

🫖 地黄茶

原料: 川芎 5 克,当归 6 克,熟地黄 10 克。

做法: ① 将材料捣成小块后混合均匀,分成 4 等份。

② 将每份用细纱布包起来,热水冲泡即可饮用。

功效: 有效补血,改善贫血症状。

用法及宜忌: 每天一次,饭后服用。

🫖 白术山药茶

原料: 山药 20 克,白术 15 克,桂圆肉 15 克。

做法: ① 将山药、白术弄成小块,然后加入桂圆肉混合均匀,分成 4 等份。

② 将每份用细纱布包起来,热水冲泡即可饮用。

功效: 具有健胃补脾的作用,能有效止泻。

用法及宜忌: 每天一次,饭后服用。

🫖 当归补血茶

原料: 当归 25 克,黄芪 5 克。

做法: ① 将材料混合均匀,分成 4 等份。

② 将每份用细纱布包起来,热水冲泡即可饮用。

功效: 有效补气,养血,提高抵抗力。

用法及宜忌: 每天一次,饭后服用。

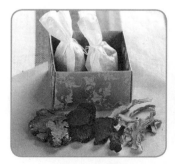
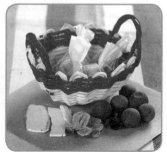
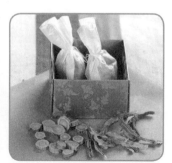

薏米山楂茶

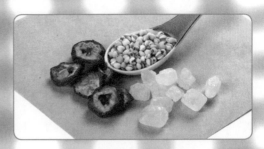

原料

薏米 25 克，山楂 15 克，冰糖适量。

做法

① 将材料混合均匀，分成 4 等份。

② 将每份用细纱布包起来，热水冲泡即可饮用。

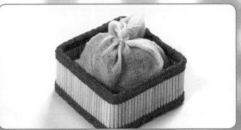

用法及宜忌

每天一次，睡前服用。

功效

有效帮助健胃，消除腹胀。

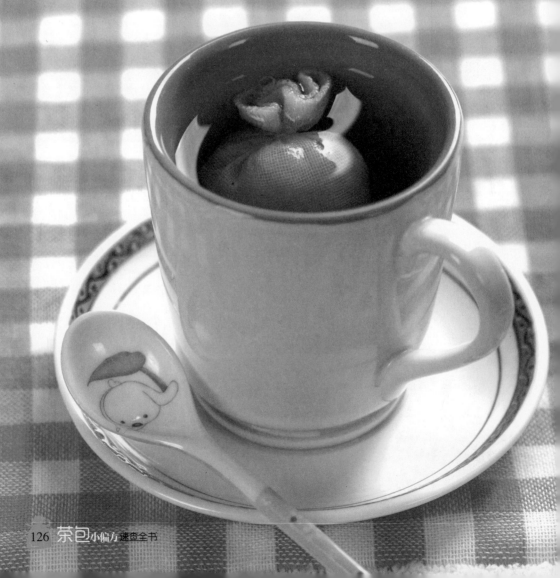

薏米糙米茶

原料： 糙米 5 克，薏米 4 克。

做法： ① 将材料混合均匀炒焦，分成 4 等份。

② 将每份用细纱布包起来，热水冲泡即可饮用。

功效： 健胃，消除腹胀。

用法及宜忌： 每天早晚各一次。

麦芽山楂茶

原料： 麦芽 25 克，山楂 25 克，绿茶 2 克。

做法： ① 将材料混合均匀，分成 4 等份。

② 将每份用细纱布包起来，热水冲泡即可饮用。

功效： 降压，强化心脏功能。

用法及宜忌： 每天早晚各一次。

肉桂茶

原料： 肉桂 3 克，乌龙茶 4 克，蜂蜜适量。

做法： ① 将肉桂捣成小块，与乌龙茶混匀，分成 3 份。

② 将每份用细纱布包起来，加入适量蜂蜜热水冲泡即可饮用。

功效： 脾胃虚寒。

用法及宜忌： 每天早晚各一次。

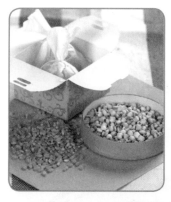 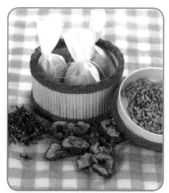 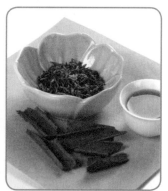

决明子菊花茶

原料： 决明子 20 克，菊花 12 克，乌龙茶 6 克。

做法： ① 将材料混合均匀，分成 4 等份。

② 将每份用细纱布包起来，热水冲泡即可饮用。

功效： 降低血脂，改善习惯性便秘，降血压。

用法及宜忌： 每天早晚各一次。

决明子枸杞茶

原料： 枸杞子 12 克，决明子 10 克，绿茶 8 克。

做法： ① 将材料混合均匀，分成 4 等份。

② 将每份用细纱布包起来，热水冲泡即可饮用。

功效： 降血脂，滋补肾脏。

用法及宜忌： 每天早晚各一次。

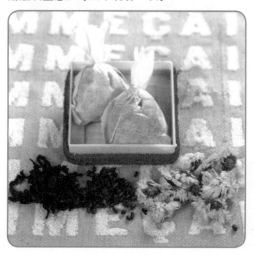 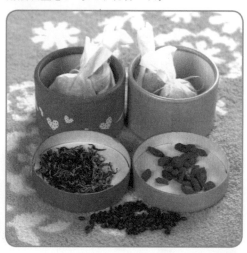

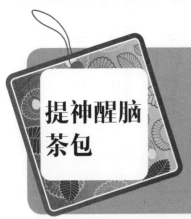

提神醒脑茶包

工作劳累、熬夜、春秋换季等等各种因素，都会导致你昏昏沉沉的，做什么都提不起精神，工作也没效率，这时候除了注意休息以外，喝上一杯提神醒脑的清茶，可以帮助你以最快的速度恢复到积极向上的状态中来。

桂圆茶

原料

桂圆 30 克。

做法

① 将材料研碎均匀分成 4 等份。

② 将每份用细纱布包起来，热水冲泡即可饮用。

用法及宜忌

每天一次，饭后服用。

功效

提神醒脑。

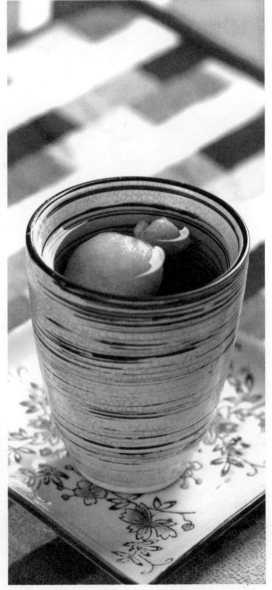

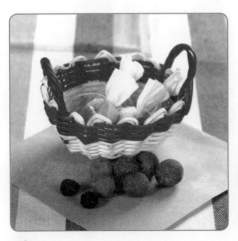

🍵 迷迭香茶

原料： 迷迭香 20 克，冰糖 20 克。

做法： ① 将材料混合均匀，分成 4 等份。

② 将每份用细纱布包起来，热水冲泡即可饮用。

功效： 提神醒脑，增强记忆。

用法及宜忌： 每天早晚各一次。

🍵 麦冬枸杞茶

原料： 麦冬 15 克，五味子、枸杞子各 10 克。

做法： ① 将材料混合均匀，分成 3 份。

② 将每份用细纱布包好，热水冲泡即可饮用。

功效： 滋阴润肺，提神醒脑。

用法及宜忌： 每天早晚各一次。

🍵 金银菊花茶

原料： 菊花 18 克，金银花 24 克。

做法： ① 将菊花和金银花各均分为 6 份。

② 各取一份混合均匀用细纱布包好，用沸水冲泡 2 分钟即可饮用。

功效： 清火降压，提神醒脑。

用法及宜忌： 每天早晚各一次，腹泻患者忌用。

🍵 茉莉香片茶

原料： 干茉莉花 10 克，茶叶 15 克。

做法： ① 将材料混合均匀，分成 4 等份。

② 将每份用细纱布包起来，热水冲泡即可饮用。

功效： 提神醒脑，开郁解烦。

用法及宜忌： 每天一次，睡前服用。

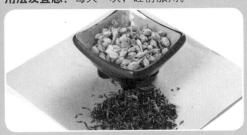

🍵 菊花绿茶

原料： 龙井绿茶 15 克，杭白菊 9 朵，枸杞子 12 粒。

做法： ① 将龙井茶分成 3 份。

② 每份加杭白菊 3 朵、枸杞子 4 粒用纱布包好，用 70℃ 左右的热水冲泡饮用。

功效： 提神醒脑。

用法及宜忌： 每天一次。绿茶性寒，脾胃虚寒者少用。

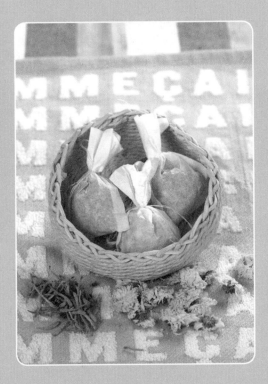

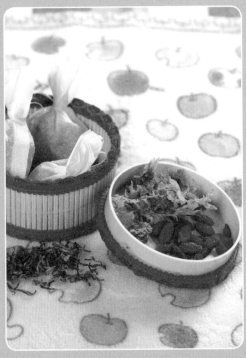

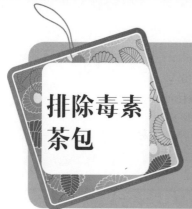

排除毒素茶包

体内的毒素包括人体代谢产生的废物和自由基，环境污染和不当饮食带入的各种有害物质等等。如果不及时排出，可能会导致衰老、色斑，以及损伤人体各脏器等各种健康问题。

菊花普洱茶

原料： 干菊花 10 克，普洱茶 15 克。

做法： ① 将材料混合均匀，分成 4 等份。

② 将每份用细纱布包起来，热水冲泡即可饮用。

功效： 清脂去油腻，清肠胃，减肥。

用法及宜忌： 每天早晚各一次。

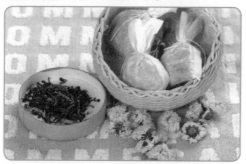

薏米枣茶

原料： 薏米 50 克，大枣 25 克，绿茶 10 克。

做法： ① 将材料混合均匀，分成 5 等份。

② 将每份用细纱布包起来，热水冲泡即可饮用。

功效： 帮助解毒，有效抗癌。

用法及宜忌： 每天一次，睡前服用。

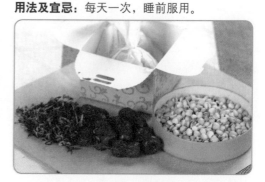

山楂荷叶茶

原料： 荷叶 12 克，山楂 10 克，绿茶 4 克。

做法： ① 将材料捣成小块，分成 4 等份。

② 将每份用细纱布包起来，热水冲泡即可饮用。

功效： 降低血脂与胆固醇。

用法及宜忌： 每天早晚各一次。

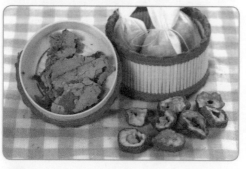

山楂薄荷茶

原料： 山楂 20 克，薄荷 15 克。

做法： ① 将材料捣成小块，分成 3 份。

② 将每份用细纱布包起来，热水冲泡即可饮用。

功效： 降低血脂与胆固醇。

用法及宜忌： 每天早晚各一次。

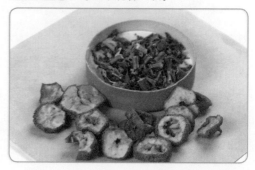

玫瑰薄荷茶

原料：玫瑰花 10 克，薄荷 10 克。

做法：① 将材料混合均匀，分成 4 等份。
② 将每份用细纱布包起来，热水冲泡即可饮用。

功效：降低血脂与胆固醇。

用法及宜忌：每天早晚各一次。

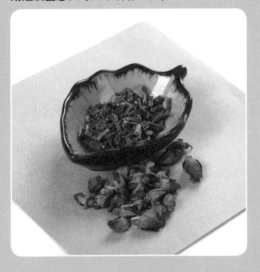

玫瑰菊花茶

原料：玫瑰花 10 克，菊花 10 克。

做法：① 将材料混合均匀，分成 4 等份。
② 将每份用细纱布包起来，热水冲泡即可饮用。

功效：降低血脂与胆固醇。

用法及宜忌：每天早晚各一次。

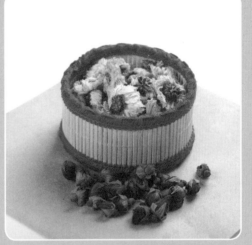

菊花人参茶

原料：菊花 10 克，人参 15 克。

做法：① 将材料混合均匀，分成 4 等份。
② 将每份用细纱布包起来，热水冲泡即可饮用。

功效：清脂去油腻，清肠胃，减肥。

用法及宜忌：每天早晚各一次。

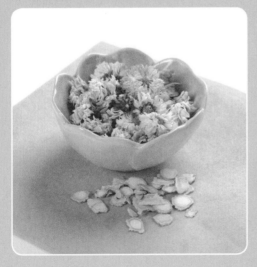

菊花冰糖茶

原料：菊花 10 克，冰糖 20 克。

做法：① 将材料混合均匀，分成 3 等份。
② 将每份用细纱布包起来，热水冲泡即可饮用。

功效：降低血脂与胆固醇。

用法及宜忌：每天早晚各一次。

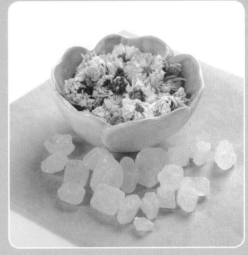

菊花柠檬茶

原料： 菊花 15 克，柠檬一个。

做法： ① 柠檬切片，将材料混合均匀，分成 4 等份，放入冰箱中冷藏。

② 将每份用细纱布包起来，热水冲泡即可饮用。

功效： 清脂去油腻，清肠胃，减肥。

用法及宜忌： 每天早晚各一次。

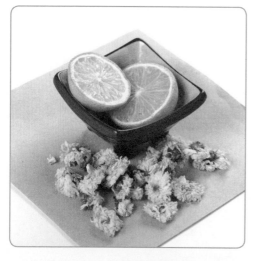

生姜桂皮茶

原料： 桂皮 15 克，生姜 1 块。

做法： ① 将生姜切片，将材料混合均匀，分成 4 等份。

② 将每份用细纱布包起来，热水冲泡即可饮用。

功效： 清脂去油腻，清肠胃，减肥。

用法及宜忌： 每天早晚各一次。

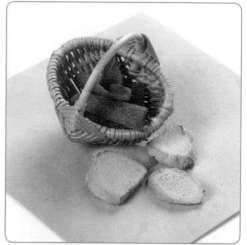

生姜薄荷菊花茶

原料： 薄荷、菊花各 10 克，生姜 1 块。

做法： ① 生姜切片，将材料混匀，分成 3 等份。

② 将每份用细纱布包起来，热水冲泡即可饮用。

功效： 清脂去油腻，清肠胃，减肥。

用法及宜忌： 每天早晚各一次。

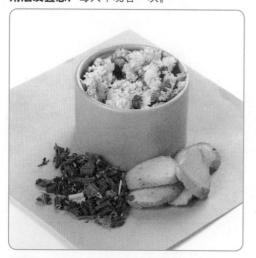

甘草白芷菊花茶

原料： 甘草 10 克，白芷 10 克，菊花 15 克。

做法： ① 将材料混合均匀，分成 4 等份。

② 将每份用细纱布包起来，热水冲泡即可饮用。

功效： 清脂去油腻，清肠胃，减肥。

用法及宜忌： 每天早晚各一次。

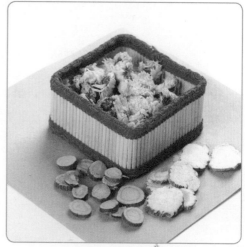

金银花冰糖茶

原料：金银花 15 克，冰糖 20 克。

做法：① 将材料混合均匀，分成 4 等份。

② 将每份用细纱布包起来，热水冲泡即可饮用。

功效：清脂去油腻，清肠胃，减肥。

用法及宜忌：每天一次，睡前服用。

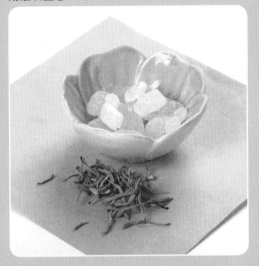

菊花冰糖绿茶

原料：菊花 10 克，绿茶 15 克，冰糖 15 克。

做法：① 将材料混合均匀，分成 4 等份。

② 将每份用细纱布包起来，热水冲泡即可饮用。

功效：清脂去油腻。

用法及宜忌：每天早晚各一次。

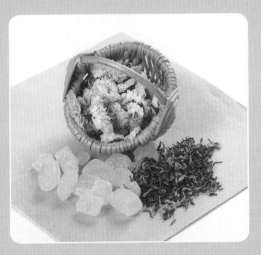

生姜桂皮冰糖茶

原料：桂皮 15 克，冰糖 15 克，生姜 1 块。

做法：① 将材料捣成小块，分成 3 等份。

② 将每份用细纱布包起来，热水冲泡即可饮用。

功效：清脂去油腻。

用法及宜忌：每天早晚各一次。

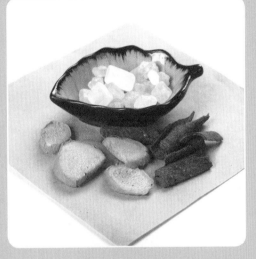

生姜绿茶

原料：生姜一块，绿茶 15 克。

做法：① 生姜切片，将材料混合均匀，分成 4 等份。

② 将每份用细纱布包起来，热水冲泡即可饮用。

功效：清脂去油腻。

用法及宜忌：每天早晚各一次。

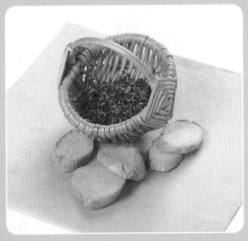

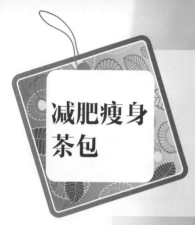

减肥瘦身茶包

体重超标会带来各种健康问题，减肥除了控制饮食和合理运动以外，喝一点精心搭配的中药茶包无疑会使减肥的压力更小，效果更好。

山楂降脂茶

原料

山楂 7 克，陈皮 9 克，红糖适量。

做法

① 将材料混合均匀，分成 4 等分。

② 将每份用细纱布包起来，热水冲泡即可饮用。

用法及宜忌

随时饮用，胃酸过高、有溃疡病者不宜饮用。

功效

消食、理气、降脂。适用于体形偏胖，常觉口中黏腻或喉中多痰，或平时胃酸偏低，或伴脘闷不舒者。

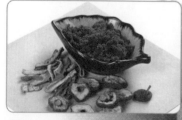

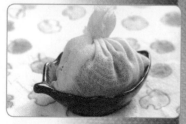

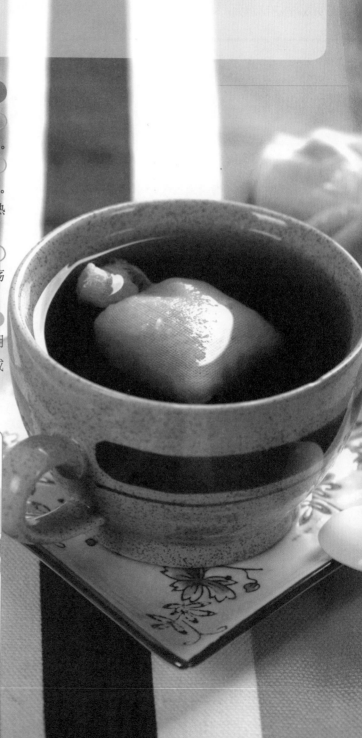

🍵乌龙消脂益寿茶

原料：乌龙茶 6 克，何首乌 30 克，冬瓜皮 18 克，山楂 15 克。

做法：① 将材料混合均匀，分成 4 等份。

② 将每份用细纱布包起来，热水冲泡即可饮用。

功效：消脂，减肥，益寿。

用法及宜忌：每天早晚各一次。

🍵山楂荷叶茶

原料：干山楂 30 克，荷叶 15 克。

做法：① 将山楂切片（也可直接买成片或者条状），荷叶撕碎。

② 混合在一起入锅煸炒 2~3 分钟。出锅，晾凉后分成 3 份。

③ 将每份用细纱布包好，热水冲泡即可饮用。

功效：减肥消脂，还能降血脂。

用法及宜忌：每天早中晚各一次。

🍵山楂麦芽茶

原料：山楂干 25 克，麦芽 25 克。

做法：① 将麦芽炒出香味。

② 10 克山楂、5 克麦芽混合均匀后用细纱布包好，热水冲泡即可饮用。

功效：各种原因引起的积食，消化不良。

用法及宜忌：饭后各一次，孕妇及哺乳期女性禁用。

🍵黑茶

原料：黑茶茶饼 30 克。

做法：① 将材料掰成小块，分成 4 等份。

② 将每份用细纱布包起来，热水冲泡即可饮用。

功效：黑茶可抑制小腹脂肪堆积。

用法及宜忌：每天早晚各一次。

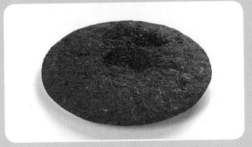

🍵荷叶茶

原料：荷叶 15 克。

做法：① 将材料撕碎，分成 4 等份。

② 将每份用细纱布包起来，热水冲泡即可饮用。

功效：使大便畅通，对减肥更有利。

用法及宜忌：每天早晚各一次。

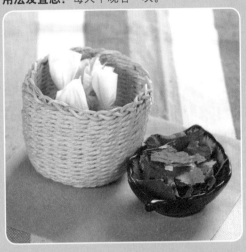

🍵杜仲茶

原料：杜仲 20 克。

做法：① 将材料研碎，分成 4 等份。

② 将每份用细纱布包起来，热水冲泡即可饮用。

功效：可降低中性脂肪。因为杜仲所含成分可促进新陈代谢和热量消耗，而使体重下降。除此之外还有预防衰老、强身健体的作用。

用法及宜忌：每天早晚各一次。

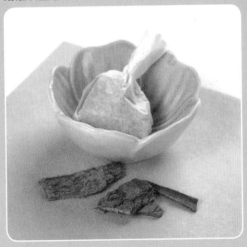

减脂茶

原料： 绿茶、山楂、荷叶各 10 克。

做法： ① 将材料混合均匀，分成 4 等份。

② 将每份用细纱布包起来，热水冲泡即可饮用。

功效： 降脂减肥，防治冠心病。适用于高血脂、肥胖症。

用法及宜忌： 每天早晚各一次。

山楂银菊茶

原料： 山楂、菊花、金银花各 10 克。

做法： ① 将材料混合均匀，分成 5 等份。

② 将每份用细纱布包起来，热水冲泡即可饮用。

功效： 减肥，降脂，降压。适用于高血压、高脂血症，头昏脑涨，体肥乏力；或进食膏脂太过，体形肥胖，口中黏腻，喉中不爽。

用法及宜忌： 每天早晚各一次。

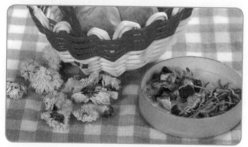

苔乌降脂茶

原料： 丹参 20 克，何首乌、葛根、桑寄生、黄精各 10 克，甘草 6 克。

做法： ① 将材料捣成小块，分成 3 等份。

② 将每份用细纱布包起来，热水冲泡即可饮用。

功效： 降脂通脉，活血祛瘀，滋阴益气。适用于高脂血症引起头晕，胸闷，食欲缺乏。

用法及宜忌： 每天早晚各一次。

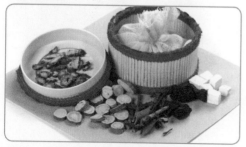

三花减肥茶

原料： 玫瑰花、茉莉花、玳玳花各 2 克，川芎 6 克，荷叶 7 克。

做法： ① 将材料混合均匀，分成 4 等份。

② 将每份用细纱布包起来，热水冲泡即可饮用。

功效： 芳香化浊，行气活血。适用于肥胖症，体重超过正常标准，懒于行动。

用法及宜忌： 每日一次。阴虚口渴者不宜饮用。

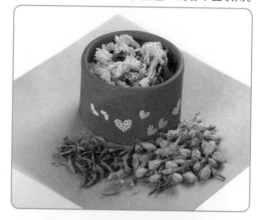

健身降脂茶

原料： 绿茶 10 克，何首乌 15 克，泽泻 10 克，丹参 15 克。

做法： ① 将材料混合均匀，分成 4 等份。

② 将每份用细纱布包起来，热水冲泡即可饮用。

功效： 活血利湿，降脂减肥。不论老年、壮年，凡血脂偏高，或体形肥胖，都可以用此方作保健饮料。

用法及宜忌： 每日一次。有胃溃疡者，不宜饮用。

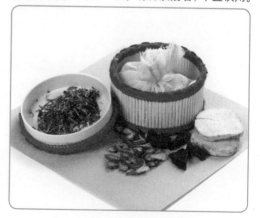

🍵三宝茶

原料： 普洱茶、菊花、罗汉果各 10 克。

做法： ① 罗汉果捣碎，将材料混合均匀，分成 4 等份。

② 将每份用细纱布包起来，热水冲泡即可饮用。

功效： 消脂，减肥，降压。还可用于防治高血压、高血脂及肝阳上亢之头痛头晕。

用法及宜忌： 每天早晚各一次。

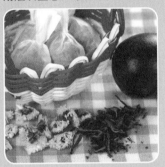

🍵柿叶山楂茶

原料： 柿叶 10 克，山楂 12 克，茶叶 3 克。

做法： ① 柿叶剪碎，将材料混合均匀，分成 4 等份。

② 将每份用细纱布包起来，热水冲泡即可饮用。

功效： 活血化瘀，降压减脂。防治冠心病、高血压、高血脂等。

用法及宜忌： 每天早晚各一次。

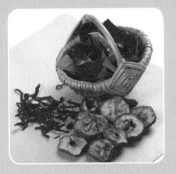

🍵降脂茶

原料： 绿茶 2 克，菊花 10 克，山楂片 25 克。

做法： ① 将材料混合均匀，分成 4 等份。

② 将每份用细纱布包起来，热水冲泡即可饮用。

功效： 消脂降压，化瘀通脉。用于高血脂、动脉硬化、冠心病，以及肝阳上亢之高血压头痛。

用法及宜忌： 每天早晚各一次。

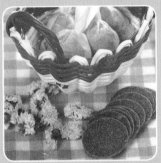

🍵健美减肥茶

原料： 茶叶、山楂、麦芽、陈皮、茯苓、泽泻各 10 克。

做法： ① 将材料捣成小块，分成 3 等份。

② 将每份用细纱布包起来，热水冲泡即可饮用。

功效： 利尿除湿，降脂降压，减肥。主治高血压、高血脂及肥胖症。

用法及宜忌： 每天早晚各一次。

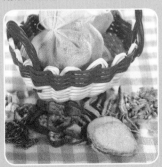

🍵减脂仙药茶

原料： 乌龙茶、荷叶、紫苏叶、山楂各 10 克。

做法： ① 将材料混合均匀，分成 4 等份。

② 将每份用细纱布包起来，热水冲泡即可饮用。

功效： 降脂通脉。主治血脂偏高，肥胖症。

用法及宜忌： 每天早晚各一次。

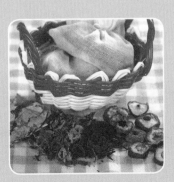

🍵山楂益母茶

原料： 山楂 30 克，益母草 10 克，茶叶 5 克。

做法： ① 将材料混合均匀，分成 4 等份。

② 将每份用细纱布包起来，热水冲泡即可饮用。

功效： 清热化痰、活血降脂，通脉。主治冠心病，高血脂。

用法及宜忌： 每天早晚各一次。

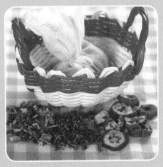

桑白皮芦根茶

原料： 桑白皮 20 克，芦根 10 克。

做法： ① 将材料混合均匀，分成 4 等份。
② 将每份用细纱布包起来，热水冲泡即可饮用。

功效： 常服有降压作用，可调节新陈代谢并治肥胖症。

用法及宜忌： 每天早晚各一次。

山楂银菊茶

原料： 山楂、菊花、金银花各 10 克。

做法： ① 将材料捣成小块，分成 3 等份。
② 将每份用细纱布包起来，热水冲泡即可饮用。

功效： 活血化瘀，散肿降脂，清热平肝。主治肥胖，高血脂，高血压。

用法及宜忌： 每天早晚各一次。

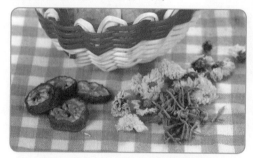

山楂薏米荷叶茶

原料： 生山楂 10 克，薏米 10 克，干荷叶 60 克，陈皮 5 克。

做法： ① 将材料混合均匀，分成 10 等份。
② 将每份用细纱布包起来，热水冲泡即可饮用。

功效： 活血化瘀，散肿降脂，清热平肝。主治肥胖、高血脂、高血压。

用法及宜忌： 每天早晚各一次。

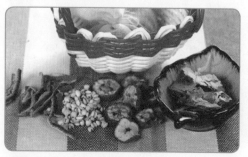

荷叶决明茶

原料： 荷叶、苍术、决明子各 20 克。

做法： ① 将材料混合均匀，分成 4 等份。
② 将每份用细纱布包好，热水冲泡即可饮用。

功效： 对减轻体重、降低血脂有一定疗效。

用法及宜忌： 每天早晚各一次，2~3 个月为 1 个疗程。

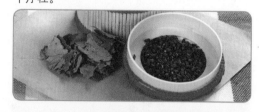

山楂茶

原料： 山楂 30 克，益母草 10 克，茶叶 5 克。

做法： ① 将材料混合均匀，分成 4 等份。
② 将每份用细纱布包起来，热水冲泡即可饮用。

功效： 清热化痰，活血降脂，通脉。主治冠心病，高血脂。

用法及宜忌： 每天早晚各一次。

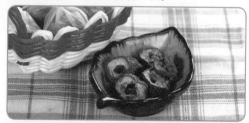

双乌茶

原料： 乌龙茶 5 克，何首乌 30 克，干山楂 20 克，冬瓜皮 20 克。

做法： ① 将材料混合均匀，分成 6 等份。
② 将每份用细纱布包起来，热水冲泡即可饮用。

功效： 减肥减脂。

用法及宜忌： 每天早晚各一次。

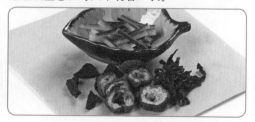

玉盘葫芦茶

原料： 乌龙茶 25 克，干荷叶 25 克，陈葫芦 10 克，陈皮 5 克。

做法： ① 将材料混合均匀，分成 6 等份。

② 将每份用细纱布包起来，热水冲泡即可饮用。

功效： 减肥减脂。

用法及宜忌： 每天早晚各一次。

清络茶

原料： 干荷叶 50 克，绿茶 5 克，丝瓜皮 6 克，西瓜翠衣 5 克。

做法： ① 将材料混合均匀，分成 6 等份。

② 将每份用细纱布包起来，热水冲泡即可饮用。

功效： 减肥减脂清火。

用法及宜忌： 每天早晚各一次。

荷叶茶

原料： 荷叶 1 张，生山楂、生薏米各 10 克，陈皮 5 克。

做法： ① 将材料捣成小块，分成 3 等份。

② 将每份用细纱布包起来，热水冲泡即可饮用。

功效： 健脾除湿，减肥。

用法及宜忌： 每天早晚各一次。

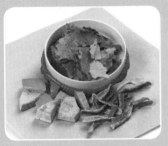 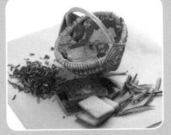 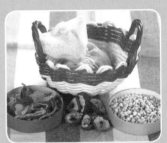

罗布麻茶

原料： 罗布麻叶 50 克。

做法： ① 将材料均匀分成 4 等份。

② 将每份用细纱布包起来，热水冲泡即可饮用。

功效： 清火消痰，消肿减肥。

用法及宜忌： 每天早晚各一次。

"将军肚"茶

原料： 山楂、生黄芪各 15 克，生大黄 5 克，生姜 3 片，生甘草、荷叶各 3 克。

做法： ① 山楂炒焦，生大黄研粉。

② 将材料混合均匀，分成 4 等份。

③ 将每份用细纱布包起来，热水冲泡即可饮用。

功效： 益气消脂，通腑除积，轻身健步。尤其对消除腹部脂肪，更会起到明显的治疗效果。

用法及宜忌： 每天早晚各一次。

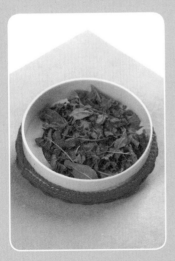 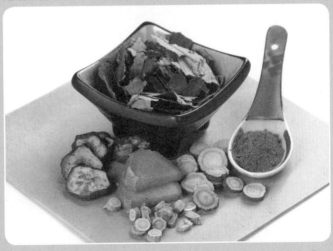

第二章 全家都需要的养生茶包 　139

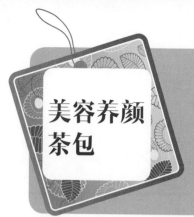

美容养颜茶包

中药美容现在非常流行，安全、有效。一杯淡淡的香茶，让你更加风采动人。

玫瑰茶

原料： 玫瑰花 15 克。

做法： ① 将材料均匀分成 4 等份。

② 将每份用细纱布包起来，热水冲泡即可饮用。

功效： 有效改善贫血症状。

用法及宜忌： 每天早晚各一次。

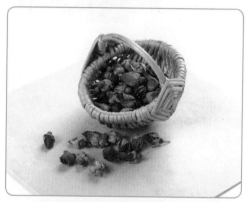

桂圆茶

原料： 桂圆肉 8 克，绿茶 6 克，冰糖适量。

做法： ① 将材料混合均匀，分成 4 等份。

② 将每份用细纱布包起来，热水冲泡即可饮用。

功效： 有效补血，缓解贫血。

用法及宜忌： 每天一次，睡前服用。

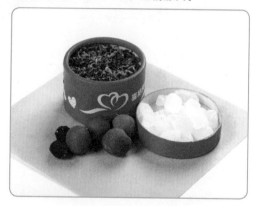

甘草小麦茶

原料： 甘草 5 克，小麦 25 克，大枣 10 颗，绿茶 5 克，冰糖适量。

做法： ① 将材料混合均匀，分成 5 等份。

② 将每份用细纱布包起来，热水冲泡即可饮用。

功效： 具有安定情绪的作用。

用法及宜忌： 每天早晚各一次。

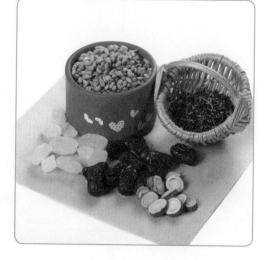

🏵薰衣草茶

原料：薰衣草 20 克。

做法：① 将材料均匀分成 4 等份。

② 将每份用细纱布包起来，热水冲泡即可饮用。

功效：具有良好的舒缓作用，可帮助安眠，赶走烦躁情绪。

用法及宜忌：每天早晚各一次。

🏵陈皮茶

原料：陈皮 12 克，绿茶 6 克。

做法：① 将材料混合均匀，分成 4 等份。

② 将每份用细纱布包起来，热水冲泡即可饮用。

功效：有效降火，治疗头晕头昏症状。

用法及宜忌：每天早晚各一次。

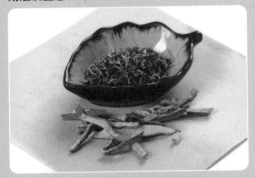

🏵三花茶

原料：茉莉花 2 克，玫瑰花 2 克，白菊花 2 克，乌龙茶 4 克。

做法：① 将材料混匀，分成 3 等份。

② 将每份用细纱布包起来，热水冲泡即可饮用。

功效：消除烦躁情绪，排除精神忧郁不安。

用法及宜忌：每天早晚各一次。

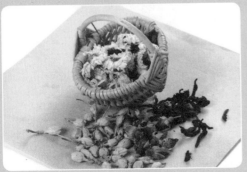

🏵莲心茶

原料：甘草 8 克，莲子心 6 克。

做法：① 将材料混合均匀，分成 4 等份。

② 将每份用细纱布包起来，热水冲泡即可饮用。

功效：消除烦躁，安稳心神，有效帮助入眠。

用法及宜忌：每天早晚各一次。

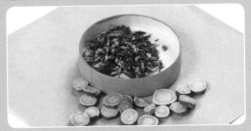

🏵玫瑰人参茶

原料：玫瑰 10 克，人参片 5 克。

做法：① 将材料混合均匀，分成 4 等份。

② 将每份用细纱布包起来，热水冲泡即可饮用。

功效：保持肌肤光滑细嫩，延缓衰老。

用法及宜忌：每天早晚各一次。

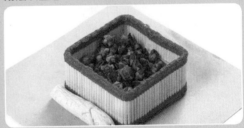

🏵茉莉花茶

原料：茉莉花 10 克。

做法：① 将材料分成 4 等份。

② 将每份用细纱布包起来，热水冲泡即可饮用。

功效：安定心神，缓解头痛症状。

用法及宜忌：每天早晚各一次。

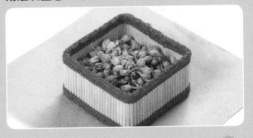

🫖 玫瑰薄荷茶

原料： 玫瑰4克，薄荷4克，菊花4克，冰糖适量。

做法： ① 将材料捣成小块，分成3等份。

② 将每份用细纱布包起来，热水冲泡即可饮用。

功效： 去身体热气，改善缓解头疼。

用法及宜忌： 每天早晚各一次。

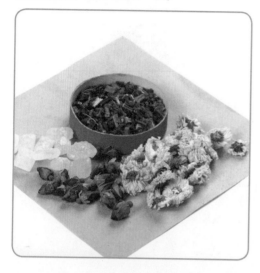

🫖 润肌养颜茶

原料： 生地黄12克，山楂15克，蔗糖适量。

做法： ① 将材料混合均匀，分成4等份。

② 将每份用细纱布包起来，热水冲泡即可饮用。

功效： 清热凉血，荣养肌肤。用于皮肤粗糙，瘙痒等。

用法及宜忌： 每天早晚各一次。

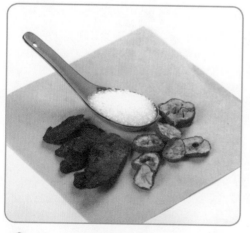

🫖 玉兰花茶

原料： 玉兰花2朵，绿茶1匙，精盐1匙。

做法： ① 玉兰花捣成小块，将材料混匀，分成3等份。

② 将每份用细纱布包起来，热水冲泡即可饮用。

功效： 促进新陈代谢，美白肌肤。

用法及宜忌： 每天早晚各一次。

🫖 益母草茶

原料： 益母草15克，山楂25克。

做法： ① 将材料混合均匀，分成4等份。

② 将每份用细纱布包起来，热水冲泡即可饮用。

功效： 长期饮用可以调节内分泌，使皮肤的免疫力增强，帮助延缓肌肤衰老。

用法及宜忌： 每天早晚各一次。

🫖 茉莉香片茶

原料： 干茉莉花1小匙，茶叶1大匙，蜂蜜1小匙。

做法： ① 将干茉莉花与茶叶混合均匀，分成4等份。

② 将每份用细纱布包起来，热水冲泡后调入蜂蜜适量即可饮用。

功效： 提神醒脑，开郁解烦。

用法及宜忌： 每天一次，睡前服用。

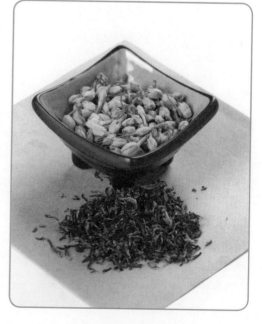

慈禧珍珠茶

原料： 珍珠粉、茶叶各 15 克。

做法： ① 将材料混合均匀，分成 4 等份。
② 将每份用细纱布包起来，热水冲泡即可饮用。

功效： 润肌泽肤，葆青春，美容颜。

用法及宜忌： 每天早晚各一次。

大枣菊花茶

原料： 大枣 50 克，菊花 15 克。

做法： ① 将材料混合均匀，分成 4 等份。
② 将每份用细纱布包起来，热水冲泡即可饮用。

功效： 健脾补血、清肝明目，长期饮用可使面部肤色红润，起到保健防病、驻颜美容的作用。

用法及宜忌： 每天早晚各一次。

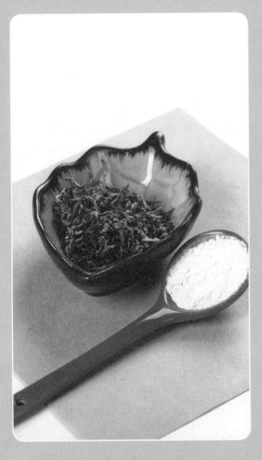

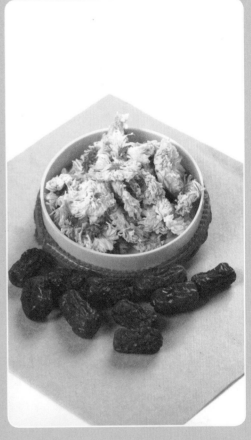

二香养颜茶

原料： 丁香 25 克，生姜 50 克，红茶 25 克，盐 10 克，甘草 15 克。

做法： ① 将材料混合均匀，分成 10 等份。
② 将每份用细纱布包起来，热水冲泡即可饮用。

功效： 补脾、养血、健胃、安神、解郁，久服令人容颜白嫩，皮肤细滑，皱纹减少。

用法及宜忌： 每天早晚各一次。

玫瑰蜜茶

原料： 干玫瑰花 20 克，绿茶 20 克，蜂蜜适量。

做法： ① 玫瑰花 5 克、绿茶 5 克用细纱布包好。
② 开水冲泡 2 分钟后加少许蜂蜜调味即可饮用。

功效： 美容养颜。

用法及宜忌： 每天一次，脾胃虚寒者饭后饮用。

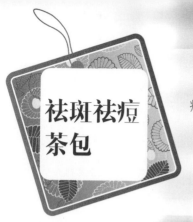

祛斑祛痘茶包

中医认为皮肤问题很多都是由上火引起，所以治疗上也都以清热毒为主。

养血美颜茶

原料

青果6克，桂圆肉6克，枸杞子6克，冰糖适量。

做法

① 将材料混合均匀，分成4等份。

② 将每份用细纱布包起来，热水冲泡即可饮用。

用法及宜忌

每天早晚各一次。

功效

养血滋阴，滋润肌肤。适合面色萎黄，皮肤干燥，体形较瘦者饮用。

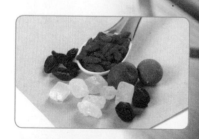

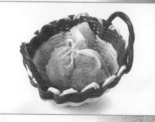

🫖 银杞护肤茶

原料：银耳9克（浸泡），枸杞子15克，冰糖适量。

做法：① 将材料混合均匀，分成4等份。

② 将每份用细纱布包起来，热水冲泡即可饮用。

功效：补肺肾，美容颜，润肌肤。适合面色萎黄，皮肤干燥，视物模糊者饮用。

用法及宜忌：每天一次，睡前服用。

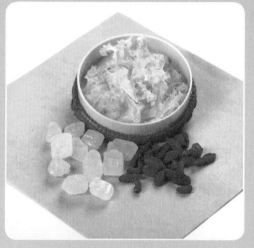

🫖 芝麻秀发茶

原料：黑芝麻10克（焙黄），茶叶3克。

做法：① 将材料混合均匀，分成3等份。

② 将每份用细纱布包起来，热水冲泡即可饮用。

功效：滋肾清热，用于毛发干枯、皮肤粗糙，起美发、美容的作用。

用法及宜忌：每天早晚各一次。

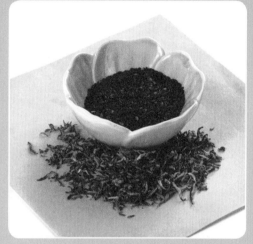

🫖 净面美颜茶

原料：当归9克，山楂9克。

做法：① 将材料捣成小块后混合均匀，分成4等份。

② 将每份用细纱布包起来，热水冲泡即可饮用。

功效：养血调肝，散郁祛瘀。主治黄褐斑。

用法及宜忌：每天早晚各一次。

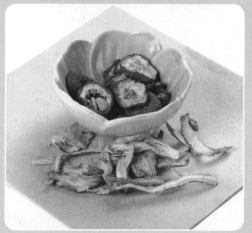

🫖 蜜茶

原料：绿茶20克，蜂蜜适量。

做法：① 将茶叶分成4等份。

② 将每份用细纱布包起来，用热水冲泡，加入适量蜂蜜调匀即可饮用。

功效：改善便秘症状，有效帮助润肠通便，润燥。

用法及宜忌：每天早晚各一次。

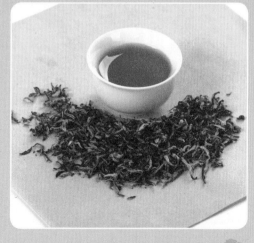

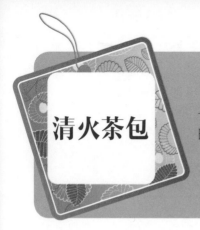

清火茶包

火为百病之源，中医认为，绝大多数的疾病都跟上火分不开，茶最清火，所以饮茶也就成了清火最好的方式之一。

清肝火

表现为目赤肿痛，同时伴有头晕脑涨，口苦咽干，面红易怒。治疗应以清泻肝火为主，用龙胆草、夏枯草、栀子、麦冬等清肝火药进行治疗。目赤肿痛较重者，可加蒲公英、大青叶等清热泻火药。

蒲公英苦瓜冰糖茶

原料

蒲公英 10 克，苦瓜片 30 克，冰糖 20 克。

做法

① 将材料混合均匀，分成 4 等份。

② 将每份用细纱布包起来，热水冲泡即可饮用。

用法及宜忌

每天早晚各一次。

功效

清泻肝火。

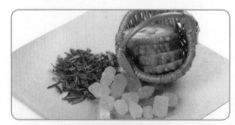

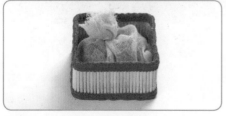

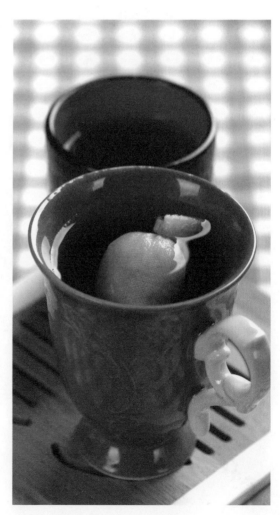

白花蛇草茶

原料： 白花蛇舌草 20 克，乌龙茶 15 克。

做法： ① 白花蛇舌草剪碎，和茶叶混合均匀后分成 3 等份。

② 将每份用细纱布包好，用热水冲泡即可饮用。

功效： 降肝火，疏肝理气。

用法及宜忌： 每天一次，时间不限。

菊花薄荷茶

原料： 菊花 10 克，金银花 5 克，薄荷 3 克。

做法： ① 将材料混合均匀后分成 3 等份。

② 将每份用细纱布包好，热水冲泡后饮用。

功效： 清肝明目。

用法及宜忌： 每天早晚各一次。

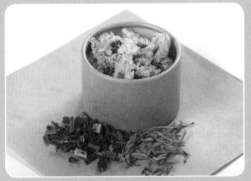

夏枯草茶

原料： 夏枯草 20 克，冰糖 20 克。

做法： ① 将夏枯草揉碎分成 4 等份。

② 每份搭配两块冰糖用细纱布包好，热水冲泡即可饮用。

功效： 清肝火。

用法及宜忌： 每天两次，腹痛、大便溏泄者慎用。

蒲公英茶

原料： 蒲公英 15 克。

做法： ① 将材料均匀分成 4 等份。

② 将每份用细纱布包起来，热水冲泡即可饮用。

功效： 清泻肝火。

用法及宜忌： 每天早晚各一次。

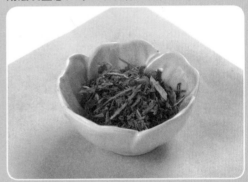

麦冬夏枯草茶

原料： 麦冬 10 克，夏枯草 15 克。

做法： ① 将材料捣成小块，分成 4 等份。

② 将每份用细纱布包起来，热水冲泡即可饮用。

功效： 清泻肝火。

用法及宜忌： 每天一次，睡前服用。

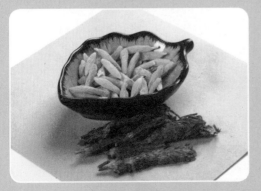

麦冬栀子茶

原料： 麦冬 10 克，栀子 15 克。

做法： ① 将材料捣成小块，分成 3 等份。

② 将每份用细纱布包起来，热水冲泡即可饮用。

功效： 清泻肝火。

用法及宜忌： 每天早晚各一次。

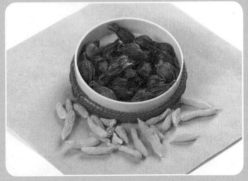

清心火

　　表现为口舌生疮，心胸烦热，失眠，尿黄便结等症状。治疗以清泻心火为主，可选用生地黄、黄连、黄芩、栀子等，中成药可选用牛黄清心丸等进行治疗。

🍵莲子栀子茶

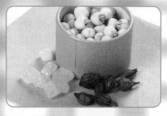

原料

莲子 20 克，栀子 10 克，冰糖适量。

做法

① 将材料混合均匀，分成 4 等份。

② 将每份用细纱布包起来，热水冲泡即可饮用。

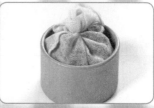

用法及宜忌

每天早晚各一次。

功效

　　莲子可以补脾止泻，益肾涩精，养心安神。栀子可泻火除烦，清热利尿，凉血解毒。

莲心茶

原料：莲子心 20 克。

做法：将材料分成 5 等份，每份用成品茶包包好。开水冲泡后饮用。

功效：清心除烦。

用法及宜忌：每日一次。脾胃虚寒者慎用。

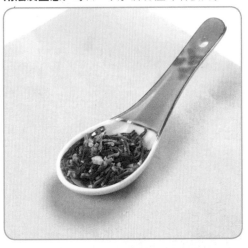

栀子莲心茶

原料：栀子 10 克，莲子心 3 克，菊花 3 克。

做法：① 将材料混合均匀，分成 4 等份。

② 将每份用细纱布包起来，热水冲泡即可饮用。

功效：清心除烦。

用法及宜忌：每天早晚各一次。

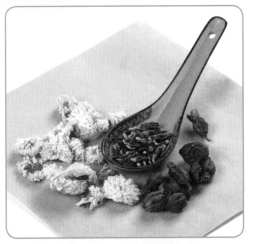

黄连甘草茶

原料：黄连 5 克，甘草 15 克。

做法：① 将材料混合均匀，分成 4 等份。

② 将每份用细纱布包起来，热水冲泡即可饮用。

功效：黄连是最好的下火药，若心火较盛，多用黄连清心泻火。黄连苦味重，可以加一点甘草，一起配着泡水喝。

用法及宜忌：每天早晚各一次。

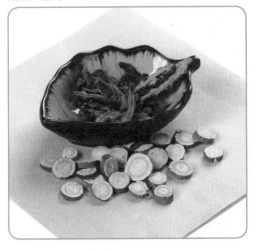

菊麦养生茶

原料：菊花 10 朵，麦冬 10 粒，炒麦芽 20 克。

做法：① 将材料混合均匀，分成 3 等份。

② 将每份用细纱布包起来，热水冲泡即可饮用。

功效：清肝明目，养神，清心火。

用法及宜忌：每天早晚各一次。

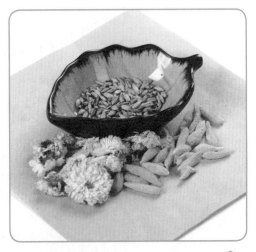

清肺火

　　表现为咽喉肿痛，干咳无痰，口干咽燥，声音嘶哑等症状。治疗以宣肺泻火为主，可用金银花、连翘、荆芥、薄荷等，中成药可选用银翘解毒丸等进行治疗。

三花茶

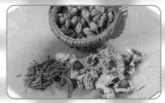

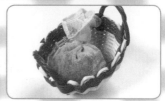

原料

金银花 10 克，菊花 10 克，茉莉花 3 克。

做法

① 将材料混合均匀，分成 4 等份。

② 将每份用细纱布包起来，热水冲泡即可饮用。

用法及宜忌

每天早晚各一次。

功效

　　清热解毒，治疗头痛、口渴、咽喉肿痛。

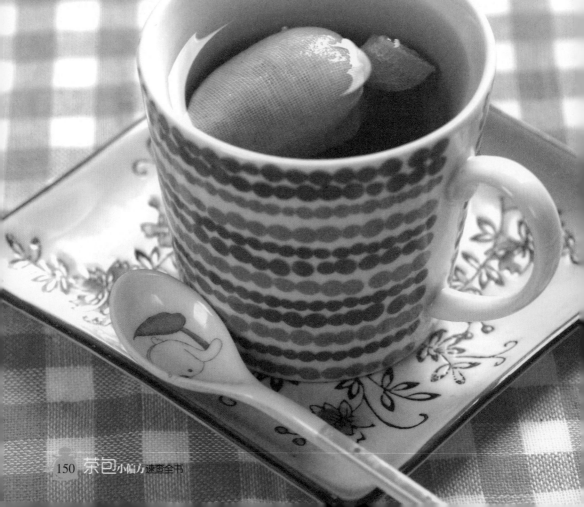

银花玄参茶

原料：金银花 10 克，玄参 15 克，桔梗 5 克，生甘草 5 克，薄荷 3 克。

做法：① 将材料混合均匀，分成 6 等份。
② 将每份用细纱布包起来，热水冲泡即可饮用。

功效：清热解毒，利咽消肿。

用法及宜忌：每天早晚各一次。

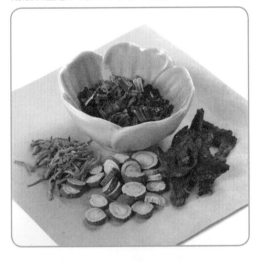

竹叶甘草茶

原料：竹叶 10 克，甘草 3 克，灯心草 10 克，生地黄 10 克，麦冬 10 克。

做法：① 将材料混合均匀，分成 6 等份。
② 将每份用细纱布包起来，热水冲泡即可饮用。

功效：具有清火养阴作用。

用法及宜忌：每天早晚各一次。

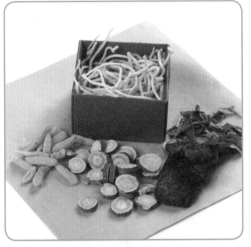

金银花茶

原料：金银花 10 克，冰糖 15 克。

做法：① 将材料混合均匀，分成 4 等份。
② 将每份用细纱布包起来，热水冲泡即可饮用。

功效：清火除烦。

用法及宜忌：每天一次，睡前服用。

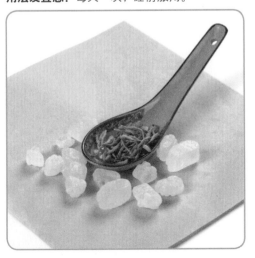

金银花荆芥薄荷茶

原料：金银花 10 克，荆芥穗 6 克，薄荷 6 克。

做法：① 将材料捣成小块，分成 3 等份。
② 将每份用细纱布包起来，热水冲泡即可饮用。

功效：清火除烦。

用法及宜忌：每天早晚各一次。

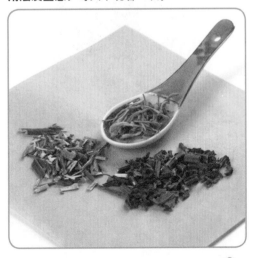

清胃火

表现为牙龈红肿疼痛，口臭，喜冷饮，舌红苔黄等症状。治疗以清泻胃火为主，可选用胖大海、罗汉果、牡丹皮、生地黄等，方剂可选用清胃散、凉膈散等，中成药可选用牛黄清胃丸等治疗。

灯芯花奶茶

原料： 灯芯花 15 克，红茶 20 克，牛奶一杯。

做法： ① 灯芯花和红茶混合均匀，分成 5 份，分别用细纱布包好。

② 取一份，用热牛奶冲泡即可饮用。

功效： 养胃去火。

用法及宜忌： 每晚一次。

罗汉果凉茶

原料： 罗汉果 2~3 枚，胖大海 1 枚，冰糖或蜂蜜适量。

做法： 罗汉果去壳加胖大海用开水冲泡，加入适量冰糖或蜂蜜后饮用。

功效： 清胃凉血。

用法及宜忌： 每天早晚各一次。

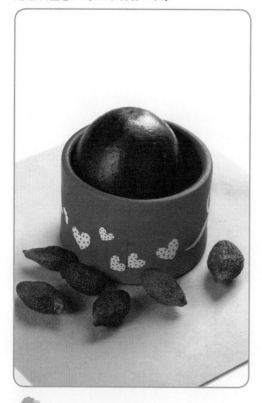

黄连生地茶

原料： 黄连 6 克，生地黄 20 克。

做法： ① 将材料捣成小块，分成 3 份。

② 将每份用细纱布包起来，热水冲泡即可饮用。

功效： 清热泻火。用于口臭、口干、牙龈红肿，消谷善饥，舌红苔黄少津，脉滑数。

用法及宜忌： 每天早晚各一次。

莲心萝卜皮茶

原料： 莲子心 10 克，白萝卜皮 60 克。

做法： ① 萝卜皮切段，分成 5 份；莲子心分成 5 等分。

② 各取一份用细纱布包好，热水冲泡即可饮用。

功效： 开胃去火。

用法及宜忌： 每天两次，胃痛患者慎用。

麦冬淮山茶

原料： 麦冬 15 克，淮山药 30 克。

做法： ① 将材料捣碎后混合均匀，分成 5 份。

② 每份用细纱布包好，用热水冲泡即可饮用。

功效： 开胃降火。

用法及宜忌： 每天早晚各一次。

🫛 苦参黄连茶

原料： 牡丹皮 10 克，苦参 5 克，黄连 3 克。

做法： ① 将材料混合均匀，分成 4 等份。

② 将每份用细纱布包起来，热水冲泡即可饮用。

功效： 清胃凉血。

用法及宜忌： 每天早晚各一次。

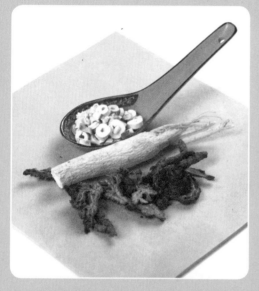

🫛 冬瓜绿豆白茅根茶

原料： 冬瓜皮 15 克，绿豆 10 克，白茅根 15 克。

做法： ① 将材料混合均匀，分成 4 等份。

② 将每份用细纱布包起来，热水冲泡即可饮用。

功效： 清暑止渴，清心利尿。

用法及宜忌： 每天早晚各一次。

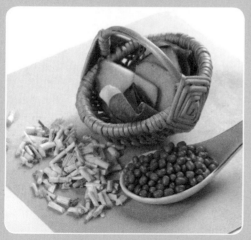

🫛 苗乌生地茶

原料： 何首乌 9 克，生地黄 9 克。

做法： ① 将材料混合均匀，分成 4 等份。

② 将每份用细纱布包起来，热水冲泡即可饮用。

功效： 养血凉血，去火长寿。

用法及宜忌： 每天一次，睡前服用。

🫛 玫瑰柠檬菊花茶

原料： 玫瑰花 10 克，菊花 10 克，柠檬一个。

做法： ① 玫瑰花和菊花各分成 5 份，柠檬切片。

② 各取一份用细纱布包好，热水冲泡，加入一片柠檬即可。

功效： 除胃火引起的口臭。

用法及宜忌： 随时代茶饮。

🫛 双翠茶

原料： 青萝卜皮 20 克，西瓜翠衣 20 克。

做法： ① 将材料切丝后混合均匀分成 2 份。

② 每份用细纱布包好，热水冲泡即可饮用。

功效： 防止胃火伤阴。

用法及宜忌： 随时代茶饮。

🫛 生地茶

原料： 生地黄 50 克。

做法： ① 将材料捣碎，分成 4 等份。

② 将每份用细纱布包起来，热水冲泡即可饮用。

功效： 清胃凉血。

用法及宜忌： 每天早晚各一次。

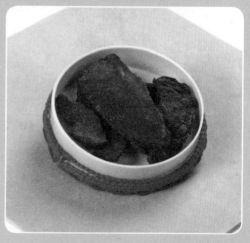

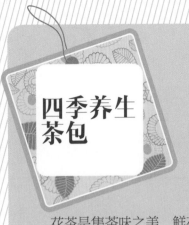

四季养生茶包

春

**春饮花茶长精神**

春三月，"天地俱生，万物以荣"，人体也处于舒长发放之际，经过隆冬，人们久居室内，必然"内热积贮"，因此，应注意驱寒御邪，扶阳固气。

花茶是集茶味之美、鲜花之香于一体的茶中珍品，"花引茶香，相得益彰"。有诗赞曰："香花调意趣，清茗长精神。"如茉莉、珠兰、桂花、玫瑰花等花，芳香辛散，香而不浮，爽而不浊，具有理气、开郁、辟秽、和中作用，有利于散发积聚在人体内的冬季寒邪，促进体内阳气生发，令人神清气爽，精神振奋，有利于消除"春困"和排除"春愁"。

常见的花茶有菊花茶、茉莉花茶、桂花茶、兰花茶等，将花茶配合冰糖或者陈皮，用成品茶包包好，喝起来更方便，效果更好。

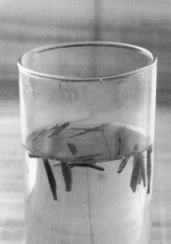

菊花茶

菊花茶能抑制多种病菌，增强微血管弹性，减慢心率，降低血压和胆固醇。同时，可疏风清热、平肝明目、利咽止痛消肿。

茉莉花茶

茉莉花茶有理气宽中、健脾安神、化湿止痢、和胃止痛的良好效果。

桂花茶

桂花茶具有解毒、芳香避秽、除口臭、提神解渴、消炎化痰、治牙痛、滋润肌肤、促进血液循环的作用。

玉兰花茶

玉兰花茶有缓解头痛、缓解疲劳症状、降血压等功效。

> **小知识：花茶是茶不是花**
>
> 花茶又叫香片，是以茶叶，尤其是绿茶为原料，混合各种鲜花熏制而成，还是属于茶叶的范畴，并非我们在超市里见到的那些干花，那些属于花草茶的范畴。

女性最爱的花草茶

在百花盛开的日子，取几片美丽的花瓣泡水来喝别有一番情趣。花草茶源于欧洲的上流社会，主要是用花瓣或植物的叶子直接泡水来喝，一开始是取其风雅和芬芳，后来发现这些花花草草确实有一定的保健效果，也就越发风行起来。将这些花草茶搭配一些常见的食材药材做成茶包，成为春天必不可少的养生佳品。

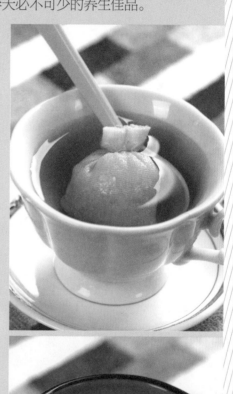

玫瑰大枣茶——干玫瑰2克、大枣1个
可帮助新陈代谢、排毒通便、纤体瘦身、调整内分泌，补血养颜，是春季减肥女性养护容颜的最好选择。

金银花姜片茶——金银花2克、生姜2片
清热、解毒、润肺化痰、补血养血、通筋活络、抗病毒，是春天冷暖交替防感冒的良药。

茉莉花玫瑰茶——茉莉花、玫瑰花各3克
解春困，消春愁，让你睡时轻松，醒后精神饱满。

迷迭香冰糖茶——迷迭香2克，冰糖2粒
迷迭香能防辐射、抵抗紫外线，在温暖的屋子里捂了一个冬天，出来晒太阳时，防晒工作要做好。迷迭香也有解春困的作用。

千日红茶——千日红3克
春主生发，容易上火伤眼。千日红有清肝明目的功效，是春天里的一道护眼茶，还特别适合高血压患者。

玉蝴蝶蜂蜜茶——玉蝴蝶3克，蜂蜜3克
玉蝴蝶有抵抗免疫力的功效，可以在春天防感冒，另外还有促进新陈代谢、帮助排毒的功效，在一年的开始把体内的毒素清除干净，迎接全新的一年。

百合花柠檬茶——百合花3克，柠檬一片
百合花可以清肠胃、排毒降火，防便秘，柠檬可以提振精神，清火明目，特别适合春季上火。

蒲公英绿茶——蒲公英3克，龙井茶3克
清热消炎，适用于感冒、咽喉肿痛、上火等，喝一点可以预防冷热交替引起的感冒。

春养肝，养肝专用茶包

春天万物生发，是疏解肝气、养护肝脏的最好季节，所以在春天针对性得喝一些养肝护肝功效的茶，效果最好。

陈皮柚子蜂蜜茶——陈皮5克，柚子皮10克，蜂蜜适量
补中缓肝，理气消食，活血化瘀。适用于肝硬化、脘闷痞满、食少口臭者，特别适合生活不规律、经常熬夜的年轻人。寒性体质的人可以再适当放一点红糖。

李子绿茶——李子1个剖开，绿茶5克
疏肝止痛，健脾生津，消食利尿。适用于肝硬化、脘闷厌食、肝区隐痛、口渴乏力。但是李子比较伤胃，空腹饮此茶的时候不要把李子吃掉。

冬瓜皮姜茶——冬瓜皮切丝10克，生姜2片
生姜有散寒的作用，可以治疗肝气郁结，冬瓜皮利水，有助于肝肾毒素的排出。

桑葚枸杞冰糖茶——桑葚3克，枸杞子3克，冰糖5克
滋补肝阴，养血明目。适合于头晕眼花，失眠多梦，耳鸣腰酸，须发早白等症者。

玫瑰麦芽茶——玫瑰花3克，麦芽5克
适用于肝部问题引起的胸胁胀满，隐隐作痛等病症。

陈皮山药茶——陈皮5克，淮山药6克
适用于恶心嗳气，食欲不振，肝区胀痛，大便溏薄等症状。

大黄生姜茶——大黄5克，生姜2片
清肝疏肝，适合于头晕眼花，失眠多梦。

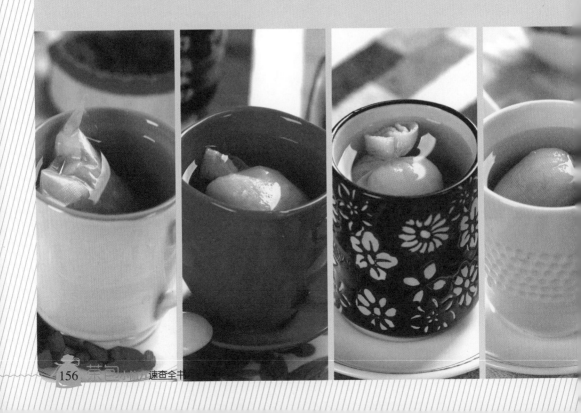

防过敏的春茶

春天寒热交替，紫外线变强，在厚重衣服下捂了一冬天的皮肤骤然受到这种刺激，很容易受不了，而且春天百花盛开，空气里遍布各种花絮、花粉，各种昆虫也开始出来活动，对于过敏体质的人来说，明媚的春光里也隐藏着危险。除了避开过敏源之外，喝一点防过敏的茶，可以让我们放心享受春光。

陈皮柠檬茶——陈皮5克，柠檬1片，绿茶5克
陈皮和柠檬都含有丰富的维生素C，有良好的抗过敏作用，还有止痒的效果。

洋葱苦瓜茶——洋葱10克切碎，苦瓜2片
洋葱中含有天然抗过敏物质，可以预防各种过敏症状。苦瓜有凉血的作用，可以预防各种热毒引起的过敏。

蜂蜜大枣茶——大枣2个，蜂蜜适量
蜂蜜营养丰富，而且里面含有少量的蜂毒和花粉，从某种程度上可以起到类似疫苗的作用，提高对过敏源的抗性。大枣中含有大量抗过敏物质———环磷酸腺苷，可阻止过敏反应的发生。

大枣麦芽茶——大枣2个，麦芽8克
大枣有良好的抗过敏效果，麦芽有消积抗菌的作用。

胡萝卜蜂蜜茶——胡萝卜切片20克，蜂蜜适量
胡萝卜可以有效预防花粉过敏和各种食物过敏。

猕猴桃绿茶——猕猴桃2片，绿茶5克
绿茶中的抗氧化物可以有效抵抗阳光暴晒带来的过敏。

陈皮果皮茶——陈皮10克，苹果皮10克
陈皮含有丰富的维生素C，苹果皮含有丰富的抗氧化物，都是抵抗过敏的"主力军"。

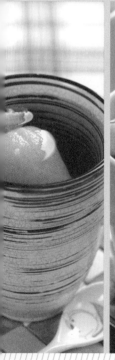
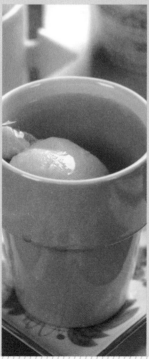
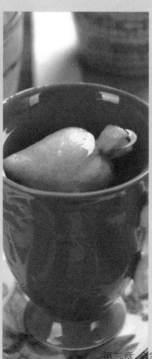
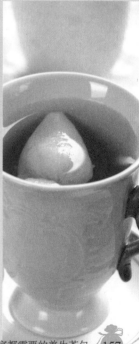

夏

夏饮绿茶好清凉

夏三月，烈日炎炎，溽暑蒸人。由于气温高，人体大量出汗，体内津液耗损，体力消耗多，精神难振作，这时以饮绿茶为宜，清汤绿叶，给人以清凉之感。

绿茶属未发酵茶，清鲜爽口，略带苦寒，"寒可清热"，最能去火，生津止渴，消食化痰，对口腔溃疡和轻度胃溃疡有加速愈合的作用。而且它营养成分较高，还具有降血脂、防动脉硬化等药用价值；绿茶内茶多酚、咖啡碱、氨基酸等含量较高，有促进消化腺分泌的作用，利于生津，夏日常饮，清热降火，消暑止渴，强身健体。

好的绿茶大多在四五月采摘，到了夏天刚好是集中上市的时间，茶叶品质最好、最新鲜，同时价格也比较便宜。绿茶搭配一些常见食材，可以起到更好的养生效果。

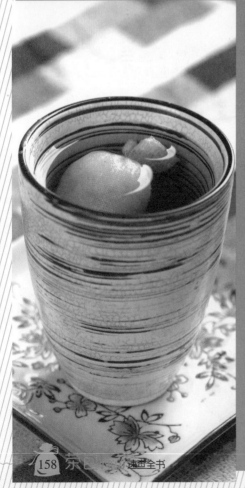

绿盐茶——绿茶5克，食盐2克
生津，止渴，清热，解毒。适用于防止中暑、中暑后口渴。茶水中适量的盐分可以在夏天大量出汗时保持体内的电解质平衡。

苦瓜绿茶——绿茶5克，苦瓜2片
清热解暑，除烦。适用于中暑发热、口渴烦躁。苦瓜和绿茶都性寒，而且维生素含量丰富，是夏天祛暑的良方。但是脾胃虚寒或者闹肚子的人慎用。

蜂蜜绿茶——绿茶5克，蜂蜜适量
润燥，解毒，清热。适用于预防中暑，治疗轻度中暑。本方适合夏天办公室人群，夏季睡眠不足也可适当饮用。

冰绿茶——绿茶5克，冰块适量
降温，解渴。可以预防中暑、缓解轻度中暑。

荷叶绿茶——绿茶5克，荷叶3克
荷叶里含有荷叶碱、莲碱等，有清热解暑作用。夏天中暑，外感头痛，或泄泻呕吐，食欲缺乏以及鼻出血、吐血等，用鲜荷叶泡水代茶饮均有效。

柠檬绿茶——绿茶5克，柠檬1片
绿茶有消除暑热的功效，夏天人容易因暑热而没精神，加一片柠檬可以提神醒脑。

比防晒霜更好用的抗紫外线茶

夏天是女性最爱的季节，可以展示自己完美的身材；又是女性最怕的季节，强烈的紫外线让辛苦保养的皮肤几个小时就完全变色。于是不少女性每次出门都做足了功课——墨镜、遮阳伞、防晒霜一个都不能少。其实，除了这些以外，喝一些防紫外线、美白皮肤的茶饮可以帮助你从根本上解决问题。

柠檬柚子茶——柚子皮 15 克，柠檬 1 片
柠檬是美白第一水果，其中含有的大量维生素对皮肤保养极有好处，有祛除色斑的作用。柚子皮中含有抑制黑色素生成的成分，经常喝柚子茶，可以让你不怕晒，晒不黑。

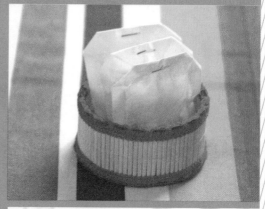

柚子蜜茶——柚子皮 15 克，蜂蜜适量
柚子皮可以抑制黑色素的生成，从根本上消除变黑的可能，如果能坚持喝柚子蜜茶 3 个月，甚至可以改变肤质。

双翠茶——冬瓜皮 10 克，西瓜皮 10 克
冬瓜富含维生素 C，有使皮肤不易晒伤的功效，特别适合夏季补充人体水分。西瓜皮是清热解暑、生津止渴的良药。

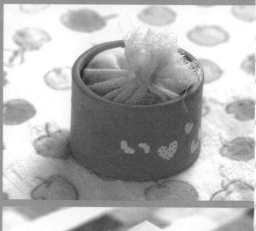

冬瓜皮槐米茶——冬瓜皮 10 克，炒槐米 10 克
冬瓜皮中的维生素 C 有防晒的功效，槐米具有疏肝解郁、活血止痛作用，而且有非常好的防晒效果，对治愈晒伤也很有帮助。

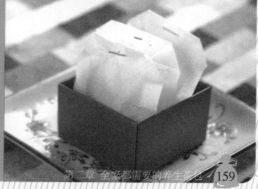

夏养心，养心专用茶包

夏季的三个月是春华向秋实的过渡，为万物生长的重要时期。中医认为，一年四季中，夏天属火，火气通于心，故夏季与心气相通，是养心的最好季节。

养心最重要的是情志上的"静"，心情不要有大起大落，俗话说"心静自然凉"，也要注意保持充足的睡眠，午睡就是个养心的好习惯，再搭配一些有养心效果茶包，效果就更好了。一般来说红色的食物都有一定的养心效果。

红花绿茶——藏红花 2 克，绿茶 5 克
绿茶有消暑祛火的功效，藏红花有清理血管的功效，可将血管中残留的垃圾和毒素全部清除干净。

大枣大麦茶——大麦 5 克，大枣 2 个
大枣中含有环磷酸腺苷，可以扩张血管，增强心肌收缩力，使血中含氧量迅速增强，加速新陈代谢，同时改善心肌营养，对于保养心脏十分有益。

葡萄柚皮冰糖茶——葡萄柚皮 15 克，冰糖 5 克
葡萄柚含有丰富的钾，尤其是皮，有非常好的养护心脏的效果。

山楂柠檬茶——山楂 10 克，柠檬一片
山楂属于红色食物，有养心护心的功效，柠檬含有丰富的维生素 C，是维持心血管健康运行必不可少的元素。

大枣枸杞茶——大枣 2 个，枸杞子 10 克
大枣和枸杞子都是红色食物，而且全都营养丰富，有补血的功效，性质又十分温和，特别适合中老年人夏季养心。

莲心茶——莲子心 3 克，绿茶 5 克
莲子心最能降心火，如果出现心火上炎，脸上颧骨的部分和手上鱼际的部分发红的话，喝一点莲心茶能起到立竿见影的效果。

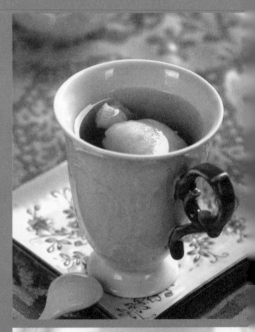

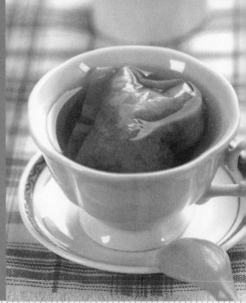

🝮 预防中暑茶包

夏季气温高，体质弱的人如老人和小孩，大工作量或长时间在高温环境下工作的人都比较容易中暑。中暑以后应该将患者转移到阴凉通风的位置休息，解开上衣帮助呼吸。预防中暑除了避免长时间处于高温环境以外还可以喝一些白开水，如果能饮一些防暑茶的话效果会更好。

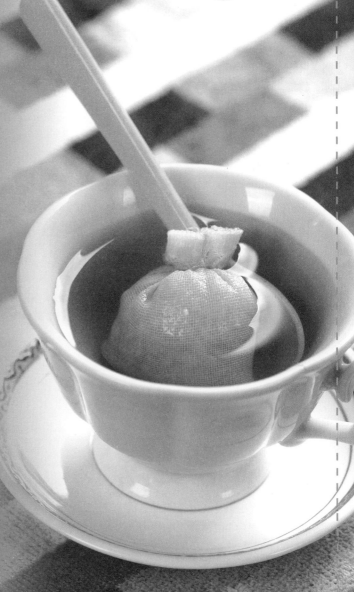

🝮 **钾盐茶**——钾盐 1 克，绿茶 5 克
补水，维持体内电解质平衡，适合大量运动导致的中暑。

🝮 **绿豆汤丝瓜花茶**——丝瓜花 3 克，绿豆汤 100 毫升
清热，解暑。治夏季酷热引起的中暑。

🝮 **冬瓜皮茶**——冬瓜皮 20 克，盐 1 克
冬瓜皮有解暑利尿的作用，夏天常饮可以预防中暑。

🝮 **荷叶绿茶**——鲜荷叶 15 克，绿茶 10 克
清热解暑，治中暑后烦躁不安、口渴、尿黄。

🝮 **杨梅茶**——杨梅 5 个，冰糖 10 克
预防中暑。

🝮 **苦瓜莲心茶**——莲子心 3 克，苦瓜 2 片。
去火清心，预防中暑。

秋

🍵 秋饮乌龙可润燥

秋三月，天高云淡，金风萧瑟，花木凋落，气候干燥。由于空气湿度小，汗液蒸发较快，人们易觉皮肤、口唇、鼻腔、咽喉等处十分干燥，中医称之"秋燥"，这时宜饮用乌龙茶。

乌龙茶既有绿茶的清香和天然花香，又有红茶醇厚的滋味，爽口回甘；其性不寒不热，温热适中，可濡养肌肤、润喉利咽、清热生津、益肺养阴，最宜于金秋保健。

乌龙茶和一些润燥的材料搭配使用，滋润的效果更好。

🍵 **观音蜜茶**——铁观音 10 克，蜂蜜 5 克
滋阴润燥，养肠胃，防便秘。

🍵 **乌龙甘草茶**——乌龙茶 10 克，甘草 5 克
适用于热病后胃津未复、舌燥唇干、不思饮食，舌红无苔。

🍵 **乌龙杏仁茶**——乌龙茶 10 克，苦杏仁 10 克
适用于大肠受热、大便干结、口腔干燥。

🍵 **乌龙冰糖茶**——乌龙茶 10 克，冰糖 15 克
生津益胃，适用于热病后胃津未复，舌燥唇干，不思饮食，舌红无苔。

🍵 **乌龙玄参茶**——乌龙茶 10 克，玄参 10 克
增液润燥，适用于津液枯竭，口燥作渴，便秘不通。

🍵 **乌龙桑叶茶**——乌龙茶 10 克，桑叶 5 克
清燥润肺，适用于温燥伤肺，头痛身热，干咳无痰，气逆而喘，咽干鼻燥，心烦口渴。

🍵 **乌龙金银花茶**——乌龙茶 10 克，金银花 5 克
滋燥清肠，适用于肺燥肠热、下痢灼肛、秋燥兼伏暑热。

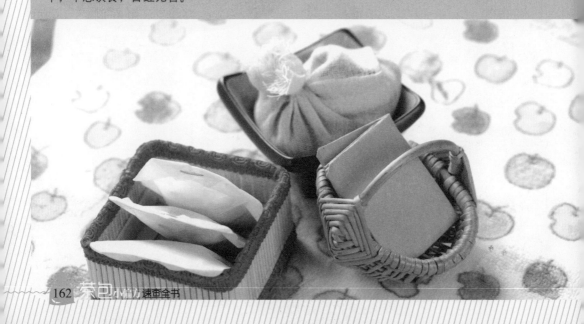

给皮肤补水的茶包

秋高气爽，正是出游的大好季节，但是秋老虎加上干燥的秋风，对皮肤的损害甚至超过了夏天的紫外线，对爱美的女性而言这是绝对不可以接受的。每天喝上几杯给皮肤补水的茶，可以让你在成熟的季节继续保持青春飞扬。

一般来说，白色的食物如白菜、银耳、百合、白萝卜、雪梨等等都有补水的效果。

芦荟柠檬茶——芦荟15克切块，柠檬1片
芦荟中的芦荟多糖和维生素对人体的皮肤有良好的营养、滋润、增白作用，尤其是对秋燥引起的粉刺有很好的效果。柠檬含有丰富的维生素C，可以保持皮肤的弹性。

芹菜根茶——芹菜根5~10个洗净切碎，蜂蜜适量
芹菜有清热解毒的功效，可以有效缓解秋天上火引起的皮肤干燥，泡茶的话芹菜根的效果更加明显。

葡萄柠檬茶——葡萄4粒弄碎，柠檬1片
葡萄可以抑制脸部角质层的形成，还有消除暗斑、色素沉积的作用。柠檬可以让皮肤紧绷，更有弹性。

百合雪梨茶——百合5克，雪梨20克
雪梨有美白、润肤、补水的功效，百合有润肠通便排毒的功效，可以排除血液中的毒素，从而起到保养皮肤的效果。

白萝卜蜂蜜茶——白萝卜20克，蜂蜜适量
白萝卜有非常好的补水锁水效果，可以让皮肤清爽润滑，而且可以清肺热，使皮肤表面毛细血管中的毒素减少。

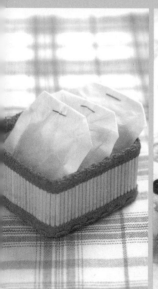
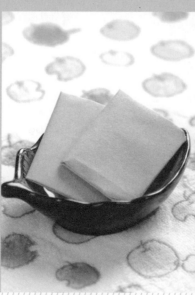
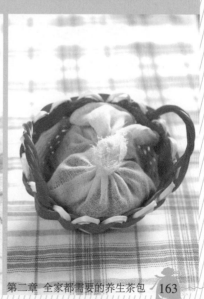

秋养肺，养肺专用茶包

秋季对应的脏腑是肺，养肺是秋季养生的重点。肺是一个很娇嫩的脏器，它喜欢湿润不喜欢干燥。而秋季恰恰特别燥，"秋燥"很容易伤肺。所以说，秋天如果不注意肺的养护，就会出现唇干、口鼻咽喉干、咳嗽、手足皮肤干燥皲裂、肌肤干燥失去光泽、大便秘结等肺燥症状，特别容易得呼吸系统疾病。

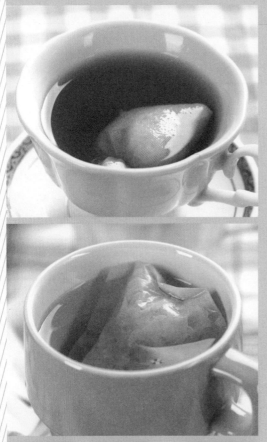

柿饼茶——带白霜的柿饼半个
柿饼有润心肺、止咳化痰、清热解渴、健脾涩肠的功效，尤其是带白霜的柿饼效果更好。

桔梗菊花茶——桔梗5克，菊花3克
桔梗能开宣肺气，对于咳嗽痰多效果非常好，菊花有清热降火的功效，两者结合可以缓解各种肺热引起的呼吸系统疾病。

百合冰糖茶——百合10克，冰糖10克
适用于燥热引起的干咳、久咳。

橄榄杏仁茶——橄榄2颗，甜杏仁10克
橄榄有滋阴润肺的作用，可以生津、润燥、止咳。甜杏仁有润肺止咳平喘的功效。

川贝雪梨茶——雪梨30克，川贝母3克
川贝母有润肺止咳化痰平喘的功效，配合雪梨，是秋天润燥养肺的最好茶饮。

胖大海冰糖茶——胖大海5克，冰糖10克
胖大海有清咽利喉润肺的功效，冰糖不仅可以润肺，还能中和胖大海的苦味。

南北杏茶——南杏仁（甜杏仁）20克，北杏仁（苦杏仁）10克
南杏仁润肺，北杏仁镇咳，搭配泡水喝能起到很好的养肺效果，尤其适合干燥的秋季，还有增加食欲、防感冒的功效。

枇杷膏柠檬茶——枇杷膏5毫升，柠檬1片
枇杷膏有润肺止咳的功效，柠檬中含有丰富的维生素C可提高抵抗力，两者相辅相成。

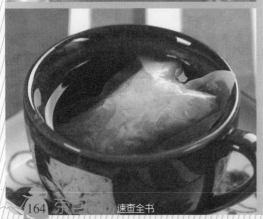

顺利贴秋膘，调理肠胃的茶包

中国有"贴秋膘"的说法，经历了一夏天的清淡饮食，立秋过后天气渐凉，胃口大开，于是放开了大吃大喝，肠胃经受不住如此强烈的变化，发生胃溃疡等疾病的概率大增。我们在注意饮食的同时，也可以通过喝一点养胃的茶来进行保护。

胡萝卜红糖茶——胡萝卜20克，红糖5克
养胃治溃疡。

大枣茶——大枣10克，炒煳切碎
缓解各种慢性胃病，治疗"老寒胃"。

鲜姜白糖茶——鲜姜2片，白糖10克
适用于胃寒引起的胃痛、消化不良。

枇杷叶芦根茶——枇杷叶5克去毛，鲜芦根5克
缓解胃溃疡、十二指肠溃疡。

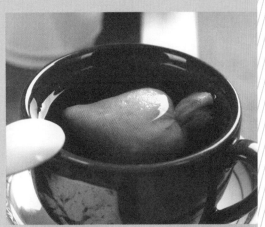

黑枣玫瑰茶——黑枣2个，玫瑰花3克
健脾和胃，补血活血。

决明子茶——决明子3克研末
健脾和胃，补血化瘀。

橘络生姜红糖茶——橘络2克，生姜2片，红糖5克
养胃消食。

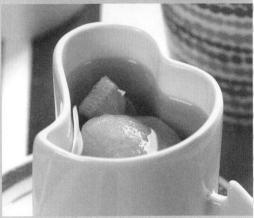

桑葚茶——桑葚15克
润燥补血。

山楂麦芽茶——山楂6克，麦芽6克
帮助消化肉类，消食健胃，活血化瘀。

党参甘草茶——党参5克，甘草5克
养胃助消化，改善脾胃气虚。

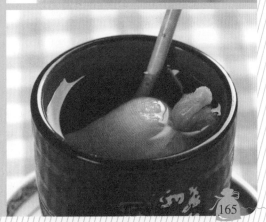

冬

冬饮红茶来御寒

　　冬三月，天寒地冻，万物蛰伏，阳气封藏，人体生理活动处于抑制状态，新陈代谢低缓，这种保护性反应，即为中医学所说的"冬藏"。

　　冬天喝茶以红茶为上品。红茶甘温，可养人体阳气；红茶含有丰富的蛋白质和糖，能增热暖腹，增强人体的抗寒能力，还可助消化，去油腻。

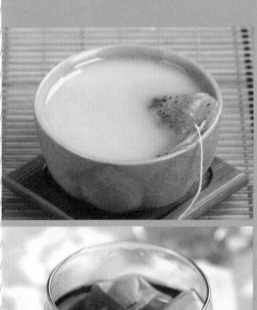

奶茶——红茶 6 克，牛奶 50 毫升
养胃暖身，最宜饭前。

双红茶——红茶 6 克，红糖 10 克
暖胃，抗感冒。

姜红茶——红茶 6 克，生姜 2 片
御寒暖身，减肥排毒。

草莓蜂蜜红茶——红茶 6 克，草莓 2 个，蜂蜜适量
减肥化脂，最宜搭配零食。

柠檬红茶——红茶 6 克，柠檬 1 片
提神明目，适宜加班熬夜。

金橘红茶——红茶 6 克，金橘 1 个
暖胃降火，吃大餐后必备。

果茶——红茶 6 克，各种水果切丁
既得水果营养，又不伤胃。

葛根红茶——红茶 6 克，葛根粉 3 克
暖身御寒防感冒。

玫瑰红茶——红茶 6 克，玫瑰花 3 克
活血养颜，怕冷女性冬季必备。

🛍 冬季进补配普洱

除了红茶以外，普洱茶也是非常适宜冬季的茶饮，尤其是在吃火锅或者其他大鱼大肉之后，喝一杯普洱茶可以起到消食的作用，另外"三高"人群冬季喝普洱有缓解症状的功效。

🛍 **柠檬普洱茶**——普洱茶6克，柠檬1片
降脂、消食、排毒。

🛍 **蜂蜜普洱茶**——普洱茶6克，蜂蜜适量
排毒清肠，普洱茶温和的茶性及养护作用可抵消蜂蜜对寒性肠胃的刺激，长期饮用还有预防感冒的功效。

🛍 **菊花普洱茶**——普洱茶6克，菊花3朵
清脂去油腻，可清肠胃达到减肥效果。

🛍 **枸杞普洱茶**——普洱茶6克，枸杞子6克
劳累或熬夜后的安神、理气、明目。

🛍 **陈皮普洱茶**——普洱茶6克，陈皮4克
适宜老人饮用，清肠、助代谢、防老化。

🛍 **玫瑰普洱茶**——普洱茶6克，玫瑰花3克
补血养颜，适合预防和缓解冬季上火。

🛍 **荷叶普洱茶**——普洱茶6克，荷叶3克。
清肠润燥，消滞化瘀，是冬天最好的减肥茶。

🛍 **生熟普洱茶**——普洱生茶和熟茶各5克
性质温和，口感醇厚，降压降脂。

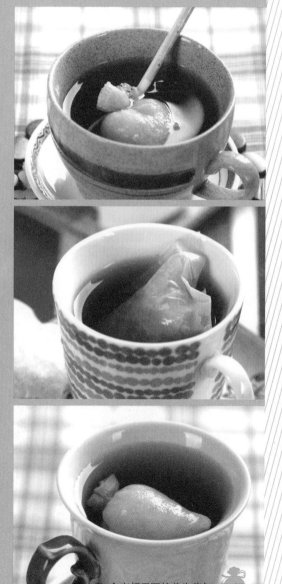

冬养肾，养肾专用茶包

冬季万籁俱寂，鸟兽归巢，所以"藏"是冬季养生的根本，有"冬藏"之说。肾主藏，所以冬季是养肾的最佳时机，一般我们都是以饮食进补，一方面抵御严寒，另一方面在身体内储存能量，为来年做好准备。喝一些具有养肾功能的茶包无疑是更好的选择。

鹿茸枸杞茶——鹿茸3克，枸杞子5克
补肾阳，益精血，强筋骨。

菟丝子茶——菟丝子10克，红糖适量
补肾，固精。用于早泄，腰膝疲软等症。

益肾固精茶——淫羊藿（仙灵脾）、熟地黄各15克，泽泻9克
益肾固精。

仙灵木瓜茶——淫羊藿（仙灵脾）15克，川木瓜12克，甘草9克
适用于冬季手脚冰凉。

芝麻花椒茶——茶叶5克，芝麻3克，花椒2克
益精悦颜，保元固肾。

芝麻养血茶——黑芝麻6克，茶叶3克
滋补肝肾，养血润肺。

芝麻盐茶——芝麻2克，食盐1克，茶叶3克
通血脉，养脾气，厚肠胃，益肝肾。

山药白糖茶——山药10克，白糖5克
润肺补脾，益肾固肠。

山药枸杞茶——山药20克，枸杞子10克
养阴滋肾，肾阳不足。

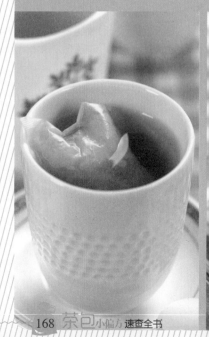
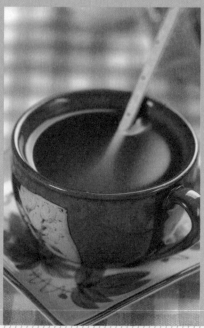
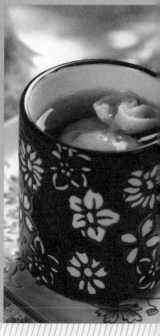

预防、治疗冬季呼吸道疾病的茶包

冬天天气寒冷，空气干燥，是呼吸系统疾病的高发期，尤其是对于抵抗力低的中老年人来说，每次出门，对呼吸系统都是一次考验，所以冬天喝一点润肺的热茶，对预防呼吸系统疾病，提高抵抗力，预防感冒等都有积极意义。

三花茶——金银花 15 克，菊花 10 克，茉莉花 3 克
清热清毒。

桑叶枇杷茶——菊花、桑叶、枇杷叶各 10 克
清热散风，解表，化痰。

陈皮绿茶——陈皮 12 克，绿茶 6 克
有效降火，治疗头晕头昏症状。

白菊花乌龙茶——白菊花 8 克，乌龙茶 6 克，冰糖适量
清火润燥防感冒。

橘红茶——橘红 15 克，绿茶 25 克
润肺消痰，理气止咳。

僵蚕止咳茶——僵蚕 5 克，红茶 6 克
消厌止咳。

清气化痰茶——绿茶 30 克，荆芥穗 15 克，蜂蜜适量
止咳、消炎、化痰。

冬瓜子红糖茶——冬瓜子 10 克，红糖 5 克
对慢性支气管炎有疗效。

艾叶茶——艾叶 10 克
专治寒喘。

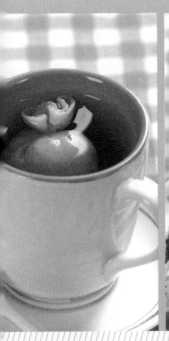
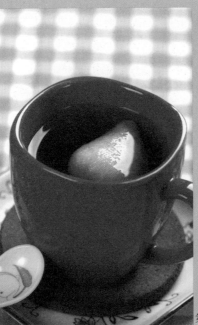
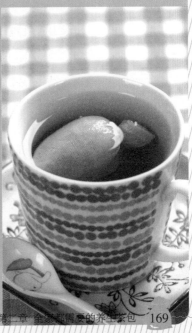

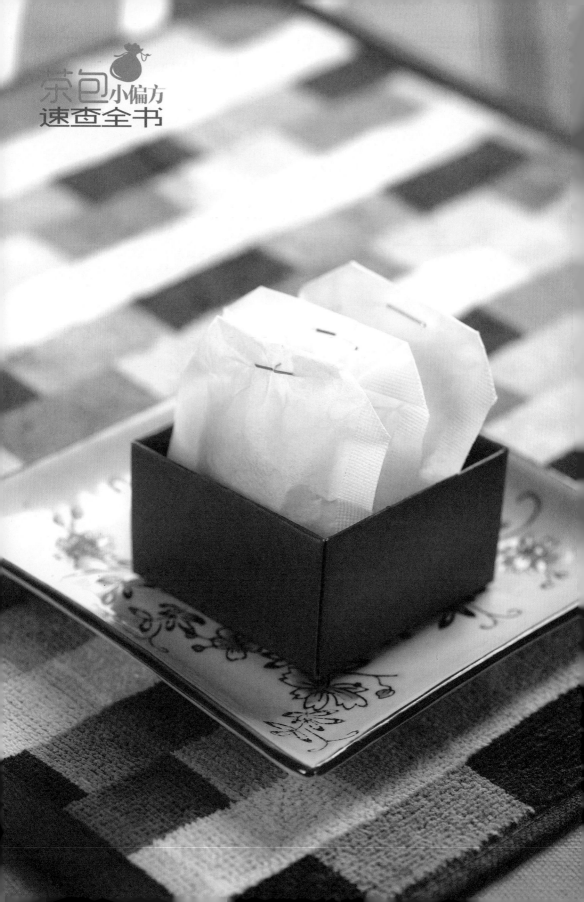

第三章

关键时刻帮你一把的
应急茶包

生活中难免会出现一些紧急情况，
饮食不当导致的剧烈腹泻、
应酬喝酒到酩酊大醉……
遇到这些情况时，
往往会慌乱到不知道该怎么办，
用药更是怕忙中出错，
一些简单的小茶包可以帮你解决这些问题。

轻度食物中毒致腹泻茶包

吃坏东西上吐下泻真的很让人崩溃，一趟趟跑厕所最后都快虚脱了，这时候喝一点止泻收敛作用的茶包，不仅可以补充水分，预防脱水，还可以帮你尽快摆脱腹泻不止的烦恼。

姜茶

原料：茶叶 30 克，干姜 30 克。

做法：① 将干姜切小片或丁。

② 取茶叶 5 克、干姜 5 克用成品茶包包好热水冲泡即可饮用。

功效：收敛，发汗，止痛。

用法及宜忌：每天 2 包，不拘时间。

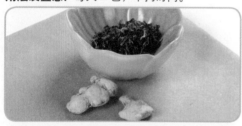

普洱茶

原料：经年普洱茶饼 60 克。

做法：① 用茶刀或者直接用手将粗茶饼弄散。

② 平均分成 6 份，用茶包包起来。

③ 喝的时候，杯子里放进茶包，先倒入小半杯开水，略晃一下，倒掉后继续加开水冲泡即可。

功效：收敛，利尿，生津，止渴。

用法及宜忌：午饭、晚饭后各饮一次，忌空腹。

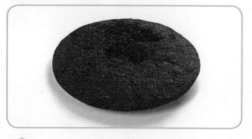

红糖浓茶

原料：红茶 50 克，红糖 100 克。

做法：① 红茶倒入红糖内，搅拌均匀。

② 取 20 克左右混合物，用纸包好，每次一包冲服。

功效：收敛，消积，止痛。

用法及宜忌：每日一包，腹痛难忍时可起到镇痛效果。

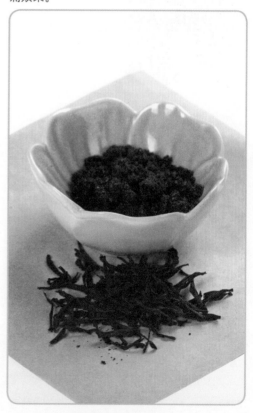

蜂蜜大枣绿茶

原料： 大枣 20 枚，绿茶 50 克，蜂蜜适量。

做法： ① 大枣切碎去核。

② 2 枚大枣搭配 5 克绿茶用成品茶包包好，热水冲泡即可饮用。

功效： 收敛止泻。

用法及宜忌： 随意饮用即可。

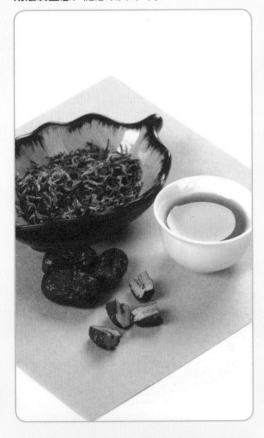

鲜姜红糖茶

原料： 鲜姜 150 克，红糖 100 克。

做法： ① 鲜姜洗净切片。

② 将姜片插入红糖中浸渍半小时。

③ 两片姜加少许红糖，用细纱布包好，热水冲泡即可饮用。

功效： 清热、去火、止痛、止泻。

用法及宜忌： 每天中晚各一次。剩余的茶包需用保鲜膜包好，放在冰箱保鲜，保存时间不宜超过 3 天。

生姜茶

原料： 生姜 1 块，茶叶 15 克。

做法： ① 生姜切片，将材料混合均匀，分成 4 等份。

② 将每份用细纱布包起来，热水冲泡即可饮用。

功效： 收敛止泻，保护肠胃。

用法及宜忌： 每天早晚各一次。

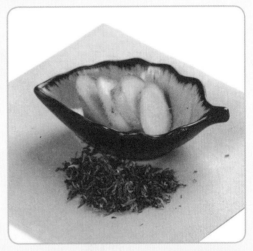

乌梅冰糖茶

原料： 乌梅 12 克，冰糖 15 克。

做法： ① 将材料混合均匀，分成 4 等分。

② 将每份用细纱布包起来，热水冲泡即可饮用。

功效： 收敛止泻。

用法及宜忌： 每天一次，睡前服用。

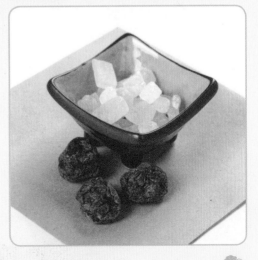

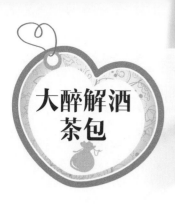

大醉解酒茶包

朋友聚会，工作应酬，有时候难免会多喝一点，但是醉酒最伤人，最好还是不要喝过量，一旦喝多了，可以采用我们提供的茶包略做补救。

芹菜根荷叶茶

原料

芹菜根 30 克，干荷叶 30 克。

做法

① 将芹菜根洗净晾干，略微捣碎。

② 将荷叶用手撕成碎片。

③ 干芹菜根 5 克、荷叶 5 克用细纱布包起来，热水冲泡即可饮用。

用法及宜忌

醉后一大杯，然后每天两次，连续 2 天。

功效

利水、清火、护肝，可防止大醉伤肝。

芹菜是解酒的良药，富含各种维生素，可以起到保护肠胃的作用，本身又有降火的功效，酒性大热，喝一点芹菜汁降火效果最好。

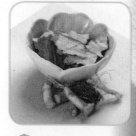
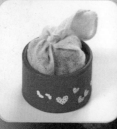

🫖 柠檬菊花茶

原料：菊花 15 克，柠檬 1 个。

做法： ① 柠檬切片，将材料混合均匀，分成 4 等份。

② 将每份用细纱布包起来，热水冲泡即可饮用。

功效：去酒热，补充维生素护肝脏。

用法及宜忌：醉后饮一大杯。

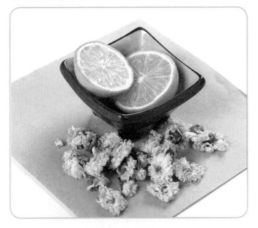

🫖 瓜皮荷叶茶

原料：干荷叶 10 克，乌龙茶 5 克，西瓜翠衣 10 克。

做法： ① 将材料混合均匀，分成 4 等份。

② 将每份用细纱布包起来，热水冲泡即可饮用。

功效：迅速排出酒精，减少对肠胃的刺激。

用法及宜忌：喝酒前后均可饮用。

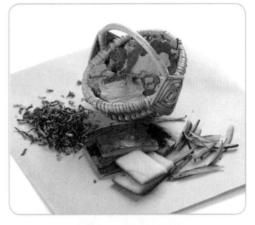

🫖 翠玉龙须茶

原料：玉米须 10 克，西瓜翠衣（西瓜皮）30 克。

做法： ① 将吃剩的西瓜皮用刀把最外面的绿色皮切下来，2~3 毫米厚即可。

② 将西瓜皮切成细丝。

③ 将材料分成 3 份，各取一份用细纱布包起来，热水冲泡即可饮用。

功效：快速排出酒精。

用法及宜忌：醉后大量饮用。

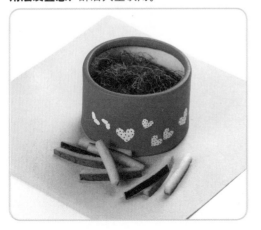

🫖 芹菜茶

原料：芹菜 50 克。

做法： ① 将芹菜去叶留茎，清洗干净。

② 将芹菜用开水烫半分钟。

③ 切成碎末，分成两份用细纱布包好，热水冲泡即可饮用。

功效：排出酒精，保肝。

用法及宜忌：醉后饮一大杯，常饮酒者可常常饮用。

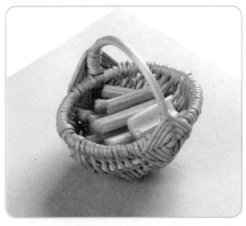

防剧烈运动体力透支茶包

体力劳动者长时间劳动，朋友一起远足体力透支，运动员长时间运动……身体超负荷运动的时候是最危险的时候，处置不好甚至有生命危险，适当补水和其他营养元素十分重要。先不要暴饮暴食，喝一杯我们准备的茶包吧。

🛍 花生枣蜜茶

原料： 熟花生米 30 克，大枣 30 克，蜂蜜适量。

做法： ① 花生米捣碎，大枣切小块，均分成 6 份。
② 将每份用细纱布包起来，热水冲泡后调入适量蜂蜜即可饮用。

功效： 适合长时间未进饮食者补充能量。

用法及宜忌： 每天早晚各一次。

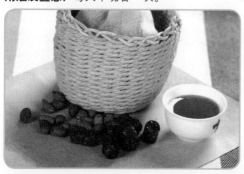

🛍 大枣姜糖茶

原料： 大枣 60 克，老姜 15 克，红糖 60 克，绿茶 1 克。

做法： ① 将材料捣成小块，分成 10 份。
② 将每份用细纱布包起来，热水冲泡即可饮用。

功效： 适合冬季运动后补水。

用法及宜忌： 每天早晚各一次。

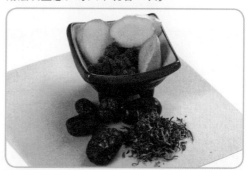

🛍 乌梅大枣茶

原料： 乌梅 20 枚，浮小麦 50 克，大枣 20 枚。

做法： ① 浮小麦洗干净后捣碎，每个大枣切成 4 块。
② 取乌梅 2 枚、大枣 2 枚、浮小麦 5 克用细纱布包好，热水冲泡即可饮用。

功效： 适合运动后补水。

用法及宜忌： 每日一次，睡前 1 小时服用。

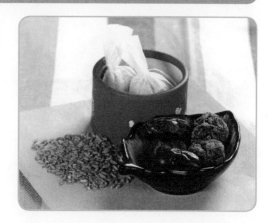

人参大枣茶

原料： 人参 25 克，大枣 50 克，茶叶 5 克。

做法： ① 大枣去核切小块，将材料混合均匀，分成 10 等份。

② 将每份用细纱布包起来，热水冲泡即可饮用。

功效： 改善气血不足，增强体力，恢复元气。

用法及宜忌： 每天早晚各一次。

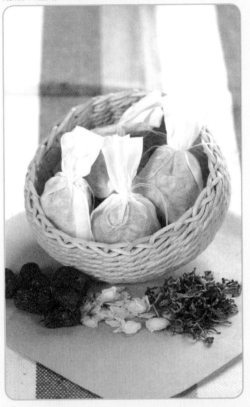

橘皮蜂蜜茶

原料： 橘皮 100 克，蜂蜜 100 克，白糖 50 克。

做法： ① 向锅内加入 500 毫升水，加入蜂蜜、白糖，搅拌均匀至完全溶解。

② 橘皮切丝，加入锅中继续搅拌，一直至黏稠搅拌不动为止。

③ 捞出橘皮，晾干后取 10 克左右用细纱布包好，加水冲泡即可饮用。

功效： 适合身体虚弱的人。

用法及宜忌： 每次早中晚各一次。

桂圆人参茶

原料： 桂圆肉 50 克，人参 25 克，冰糖 30 克。

做法： ① 人参切片，冰糖捣成碎末。

② 人参 2~3 克、桂圆肉 5 克、冰糖 3 克用成品茶包包好，热水冲泡即可饮用。

功效： 运动后大汗补水。

用法及宜忌： 每天一次，代茶饮，病后初愈身体虚弱者慎用。

萝卜蜂蜜茶

原料： 白萝卜 100 克，蜂蜜 20 克。

做法： ① 将萝卜切成小块，分成 10 份。

② 将每份用细纱布包起来，热水冲泡加蜂蜜即可饮用。

功效： 适合运动后补水。

用法及宜忌： 每天早晚各一次。

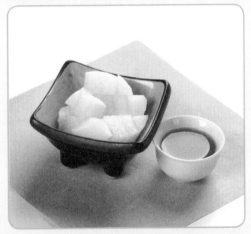

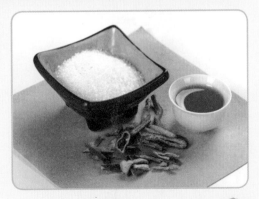

清肠排毒茶包

现在食品安全越来越成为一个人人关心的问题，有时候不小心就会吃到有毒的食物。喝一些茶可以帮助我们尽快排出这些有毒物质。

双耳茶

原料： 白木耳、黑木耳各 10 克，冰糖 30 克。

做法： ① 将材料混合均匀，分成 4 等份。

② 将每份用细布包起来，热水冲泡即可饮用。

功效： 排出各种毒素，尤其是农药和重金属。

用法及宜忌： 每天早晚各一次。

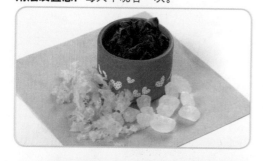

红糖木耳茶

原料： 红糖 50 克，黑木耳 40 克。

做法： ① 将材料混合均匀，分成 8 等份。

② 将每份用细纱布包起来，热水冲泡即可饮用。

功效： 排毒，恢复体力。

用法及宜忌： 每天两次，饭后服用。

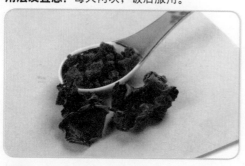

燕麦奶茶

原料： 燕麦片 20 克，红茶 5 克，牛奶 1 杯，蜂蜜适量。

做法： ① 将燕麦和红茶用纸茶包装好，可一次性多备几天的量。

② 每天早上用牛奶冲一杯，加蜂蜜调味。

功效： 燕麦含有丰富的膳食纤维，可以清肠排毒，牛奶和红茶有保护消化道的作用。

用法及宜忌： 每天早上一次。

玉米须绿豆茶

原料： 干玉米须 100 克，绿豆 100 克。

做法： ① 将绿豆干炒炒熟。

② 玉米须、绿豆各取 10 克用细纱布包好，沸水冲泡即可饮用。

功效： 解百毒，利尿。

用法及宜忌： 早晚各一杯，煮饮效果更佳。

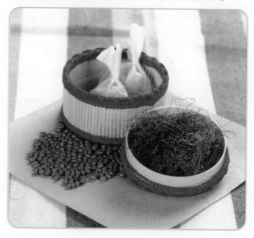

百合蜜茶

原料： 百合 50 克，蜂蜜适量。

做法： ① 将百合揉碎，分成 6 等份。
② 将每份用细纱布包起来，热水冲泡加蜂蜜调味即可饮用。

功效： 润肠，清热，通便，排毒。

用法及宜忌： 每天两次，不拘时间。

苦瓜枸杞茶

原料： 苦瓜 2 根，枸杞子 50 克。

做法： ① 苦瓜去皮，去瓤，切片，放在干净的地方晒干。
② 4 片苦瓜干配 5~6 个枸杞子用细纱布包好，热水冲泡即可饮用。

功效： 降糖，清火，利尿，排毒。

用法及宜忌： 代茶饮，脾胃虚寒者饭后饮用。

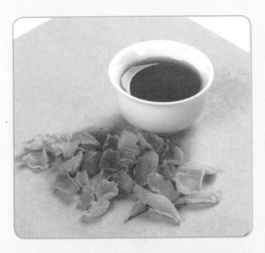
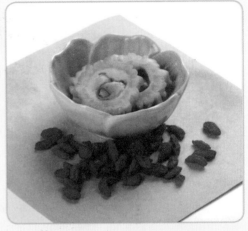

蒲公英苦瓜冰糖茶

原料： 蒲公英 15 克，苦瓜 4 片，冰糖 10 克。

做法： ① 将材料混合均匀，分成 4 等份。
② 将每份用细纱布包起来，热水冲泡即可饮用。

功效： 清泻肝火，排毒。

用法及宜忌： 每天早晚各一次。

蜜茶

原料： 蜂蜜 4 毫升，茶叶 10 克。

做法： 将茶叶分成 4 等份。每份用细纱布包起来，热水冲泡后调入 1 毫升蜂蜜即可饮用。

功效： 润肠，清热，通便，排毒。

用法及宜忌： 每天早晚各一次。

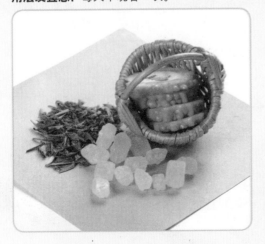
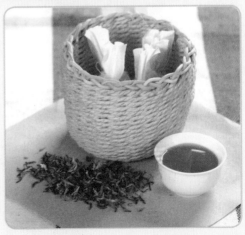

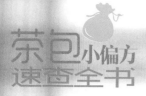

茶包小偏方
速查全书

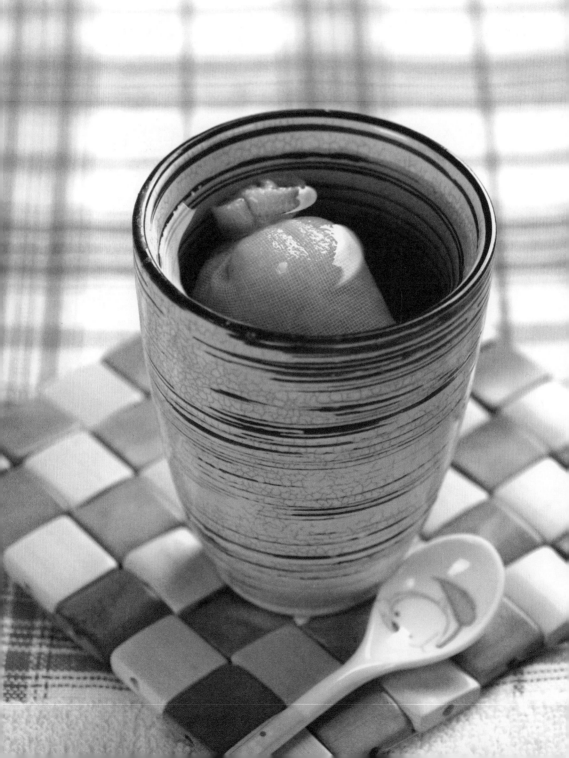

第四章
给家庭成员
量身打造的保健茶包

孩子要考试了，学习压力很大；

老公上班天天熬夜，

不到四十就开始长白头发了；

爸爸去体检，虽然没大毛病，

可是年纪大了一些健康指标开始亮红灯；

天天忙里忙外，自己皮肤变差了，

脸上偶尔都能看到细纹了……

每一个家人都需要我们细心关照，

晚饭后全家坐在一起享受家庭温馨的时候

泡一杯为每个人准备的"爱心茶"，

增添温馨，

更保护了家人的健康。

当然，别忘了自己的那一杯。

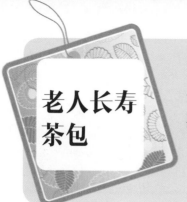

老人长寿茶包

中国的养生观点，长寿往往跟中药调养分不开，一些历史长寿故事当中，往往中药都扮演着重要的角色。

返老还童茶

原料： 何首乌 30 克，冬瓜皮 18 克，山楂肉 15 克，乌龙茶 3 克。

做法： ① 将材料混合均匀，分成 4 等份。
② 将每份用成品茶包包起来，热水冲泡即可饮用。

功效： 清热、化瘀、益血脉，可增强血管弹性，降低血中胆固醇含量，防治动脉硬化。

用法及宜忌： 每天早晚各一次。

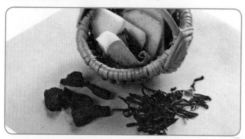

人参茶

原料： 茶叶 15 克，五味子 20 克，人参 10 克，桂圆肉 30 克。

做法： ① 将材料捣成小块，分成 5 份。
② 将每份用细纱布包起来，热水冲泡即可饮用。

功效： 滋肝补肾，益精明日，降血压、降血糖。

用法及宜忌： 每天早晚各一次。

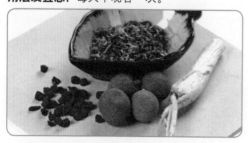

苗乌松针茶

原料： 何首乌 18 克，松针 30 克，乌龙茶 15 克。

做法： ① 将材料混合均匀，分成 5 等份。
② 将每份用细纱布包起来，热水冲泡即可饮用。

功效： 补精益血，扶正祛邪。适用肝肾亏虚者及从事化学性、放射性、农药制造、核技术工作及矿下作业等人员，放疗、化疗后白细胞减少等。

用法及宜忌： 每天一次，睡前服用。

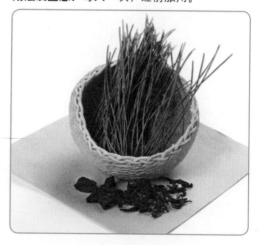

小提醒：

松针是松树药用的代表部位，味苦、无毒、药性温和，它的提取物中含有植物酶素、植物纤维、生长激素、蛋白质、脂肪和24种氨基酸。研究发现，高血压、冠心病和中风等心脑血管病患者在饮用松针制剂后，病情有一定程度的改善。

中老年强身茶

原料： 制首乌30克，菟丝子40克，补骨脂25克。

做法： ① 将材料混合均匀，分成4等份。
② 将每份用细纱布包起来，热水冲泡即可饮用。

功效： 滋补肝肾，强身健体。主治肝肾不足，头昏目眩，或头发早白，常觉精神不济，腿膝酸软乏力，或少腹冷，大便溏薄；腰膝酸软，少腹虚冷，滑精，阳痿，性功能明显衰退，以及小便余沥不净。

用法及宜忌： 每天早晚各一次。

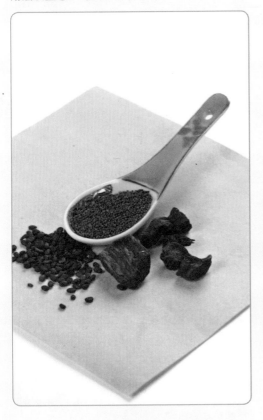

人参固本茶

原料： 人参6克，天冬、麦冬、生地黄、熟地黄各12克。

做法： ① 将材料捣成小块，分成3等份。
② 将每份用细纱布包起来，热水冲泡即可饮用。

功效： 益气养阴，扶正固本。主治中老年人气阴两亏，津血不足，体瘦乏力，或伴肺气肿而见咳喘；老慢支久咳不愈，动则气喘吁吁，精神不振，时有咽燥。

用法及宜忌： 每天早晚各一次。

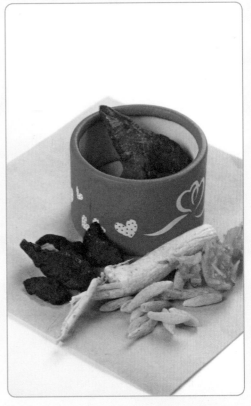

黄芪人参茶

原料： 黄芪60克，人参60克，蜂蜜适量。

做法： ① 将黄芪、人参捣成小块，分成10份。
② 将每份用细纱布包起来，热水冲泡加入蜂蜜调匀即可饮用。

功效： 补气血，长精神。

用法及宜忌： 每天早晚各一次。

菊花人参茶

原料： 菊花10克，人参15克。

做法： ① 将材料混合均匀，分成4等份。
② 将每份用细纱布包起来，热水冲泡即可饮用。

功效： 清脂去油腻，减肥，适合体重超标老人。

用法及宜忌： 每天早晚各一次。

苹果茶

原料：苹果一个，冰糖 10 克。

做法：将苹果带皮切成块状，用细纱布包好放进大保温杯，加开水、冰糖，盖好盖子，20 分钟后饮用。

功效：益气养胃，营养全面。

用法及宜忌：随时代茶饮。

仙茶

原料：绿茶 50 克，芝麻 35 克，花椒 20 克，小茴香 30 克。

做法：① 将材料混合均匀，分成 3 等份。

② 将每份用细纱布包起来，热水冲泡即可饮用。

功效：益精悦颜，保元固肾。

用法及宜忌：每天早晚各一次。

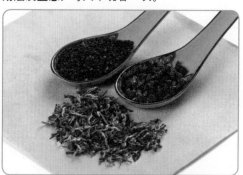

刺五加茶

原料：刺五加 30 克。

做法：① 将材料均匀分成 4 等份。

② 将每份用细纱布包起来，热水冲泡即可饮用。

功效：延年益寿。

用法及宜忌：每天一次，睡前服用。

参麦茶

原料：太子参 12 克，麦冬 10 克。

做法：① 将材料混合均匀，分成 4 等份。

② 将每份用细纱布包起来，热水冲泡即可饮用。

功效：健脾补气，养胃生津，清心润肺。

用法及宜忌：每天早晚各一次。

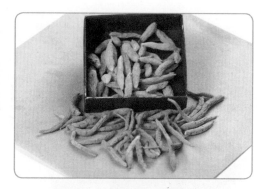

葡萄茶

原料：葡萄干 30 克，白糖适量，绿茶 5 克。

做法：① 将材料混合均匀，分成 4 等份。

② 将每份用细纱布包起来，热水冲泡即可饮用。

功效：增强抵抗力。

用法及宜忌：每天早晚各一次。

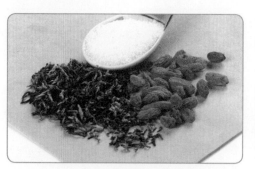

杜仲茶

原料：杜仲 20 克，绿茶 20 克。

做法：① 将杜仲捣成小块，与绿茶混匀分成 3 等份。

② 将每份用细纱布包起来，热水冲泡即可饮用。

功效：补肝肾，强筋骨，降血压。

用法及宜忌：每天早晚各一次。

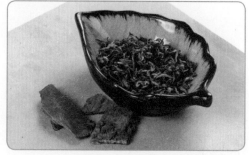

🛍 玉竹茶

原料： 玉竹 25 克。

做法： ① 将材料研碎，分成 4 等份。

② 将每份用细纱布包起来，热水冲泡即可饮用。

功效： 养阴润燥，生津延年。

用法及宜忌： 每天早晚各一次。

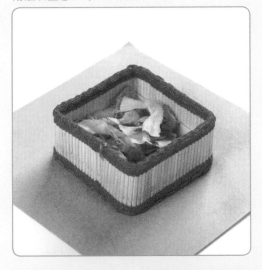

🛍 白术甘草茶

原料： 绿茶 10 克，白术 15 克，甘草 10 克。

做法： ① 将材料捣成小块，混合均匀，分成 4 等份。

② 将每份用细纱布包起来，热水冲泡即可饮用。

功效： 健脾补肾，益气生血。

用法及宜忌： 每天早晚各一次。

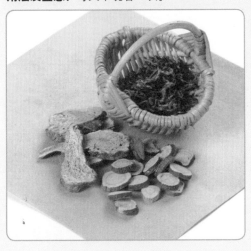

🛍 绞股蓝枸杞茶

原料： 绞股蓝 15 克，枸杞子 20 克。

做法： 将绞股蓝 3 克左右搭配 4 克枸杞子用细纱布包好，热水冲泡即可饮用。

功效： 抗衰老、明目、降血压，全面提高身体抵抗力。

用法及宜忌： 代茶饮，不限次数。

🛍 人参鹿茸茶

原料： 人参 15 克，鹿茸 5 克。

做法： ① 将材料切片。

② 用 3 克人参搭配 1 克鹿茸用细纱布包好，热水冲泡即可饮用。

功效： 补气活血。

用法及宜忌： 每日一次，人参、鹿茸药性温热，茶饮更温和，适合体虚老人，可反复冲泡。

🛍 葡萄干绿茶

原料： 葡萄干 60 克，绿茶 15 克。

做法： ① 将绿茶分 3 份用纸茶包包好。

② 冲泡一份绿茶，加 20 克葡萄干。

功效： 抗氧化，阻止衰老。

用法及宜忌： 不限时间次数，脾胃虚寒者可只用葡萄干。

🛍 柚子皮茶

原料： 柚子皮 200 克。

做法： ① 将柚子皮切细条晾干。

② 每 10 克干皮用细纱布包好，热水冲泡即可饮用。

功效： 抗氧化，阻止衰老。

用法及宜忌： 每日一次。

芝麻养血茶

原料：黑芝麻6克，茶叶3克。

做法：① 将材料混合均匀，分成4等份。

② 将每份用细纱布包起来，热水冲泡即可饮用。

功效：滋补肝肾，养血润肺。治肝肾亏虚，皮肤粗糙，毛发枯黄或早白、耳鸣等。

用法及宜忌：每天早晚各一次。

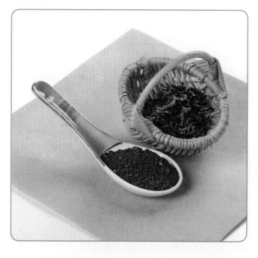

沙苑子茶

原料：沙苑子30克。

做法：① 将材料研碎，分成3等份。

② 将每份用细纱布包起来，热水冲泡即可饮用。

功效：健身益寿。久服可补肾强腰。

用法及宜忌：每天早晚各一次。

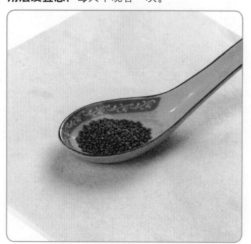

决明子茶

原料：决明子50克。

做法：① 将材料研碎，分成4等份。

② 将每份用细纱布包起来，热水冲泡即可饮用。

功效：有降低血清胆固醇与降血压的功效，对动脉硬化与高血压病有一定疗效，适宜于中老年人长期服用。

用法及宜忌：每天早晚各一次。

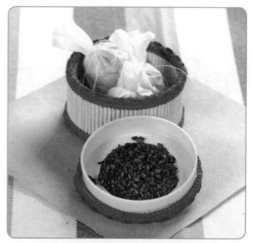

灵芝茶

原料：灵芝10克，绿茶少许。

做法：① 将材料研碎混合均匀，分成4等份。

② 将每份用细纱布包起来，热水冲泡即可饮用。

功效：补中益气，强筋健骨。

用法及宜忌：每天一次，睡前服用。

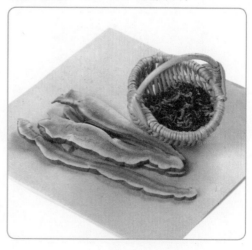

延年益寿不老茶

原料： 何首乌 24 克，地骨皮、茯苓各 15 克。

做法： ① 将材料捣成小块后混合均匀，分成 4 等份。

② 将每份用细纱布包起来，热水冲泡即可饮用。

功效： 补肾益精，益寿延年。中老年肾虚精亏，身体衰弱，神疲乏力，头昏目涩，腰膝酸软；未老先衰，精神不振，夜寐多汗，阳痿遗精；神经衰弱、慢性肝炎患者，亦可服用作调养。此茶强身健体，可长期连续使用。

用法及宜忌： 每天早晚各一次。

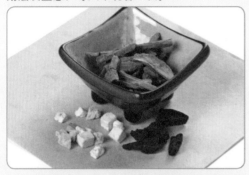

五子衍宗茶

原料： 枸杞子、菟丝子各 24 克，覆盆子 12 克，炒车前子 6 克，五味子 3 克。

做法： ① 将材料混合均匀，分成 3 等份。

② 将每份用细纱布包起来，热水冲泡即可饮用。

功效： 补肾益精。适用于中老年人肾气不足，肾虚阳痿，伴见腰酸眩晕，尿后余沥不尽；或体弱乏力，腰酸膝软，委靡不振，须发早白，过早衰老者。

用法及宜忌： 每天早晚各一次。

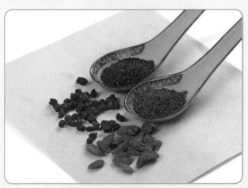

核桃枸杞女贞茶

原料： 核桃仁 50 克，枸杞子 20 克，女贞子 20 克。

做法： ① 核桃仁捣碎分成 5 份，枸杞子、女贞子分别分成 5 份。

② 各取一份用纸包好，热水冲服。

功效： 温肾益阳，养生长寿。

用法及宜忌： 每天一次，代茶饮。

五福饮茶

原料： 熟地黄、当归各 9 克，人参、白术、炙甘草各 6 克，生姜 3 片，大枣 4 枚。

做法： ① 将材料混合均匀，分成 4 等份。

② 将每份用细纱布包起来，热水冲泡即可饮用。

功效： 补气养血。适用中老年气血亏损，面色萎黄，神疲气短，懒言，怔忡善忘，纳谷不香者。

用法及宜忌： 每天早晚各一次。

山楂枸杞茶

原料： 山楂 15 克，枸杞子 15 克。

做法： ① 将材料混合均匀，分成 4 等份。

② 将每份用细纱布包起来，热水冲泡即可饮用。

功效： 补肝益肾、补血益智、强身明目。适用于继发性脑萎缩及老年性心血管疾病。

用法及宜忌： 每天早晚各一次。

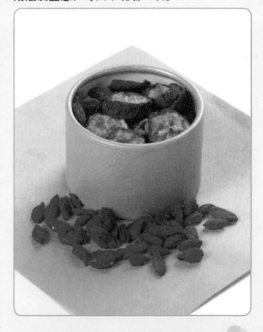

健腰青娥茶

原料： 核桃仁 20 克，补骨脂 24 克，杜仲 50 克。

做法： ① 将材料捣成小块混合均匀，分成 10 等份。

② 将每份用细纱布包起来，热水冲泡即可饮用。

功效： 补肾健腰。肾虚腰脊酸痛，转侧不利，足膝软弱，阳痿早泄，小便余沥；早期高血压，精神疲乏，腰膝酸冷，或伴有头晕目眩。

用法及宜忌： 每天早晚各一次。

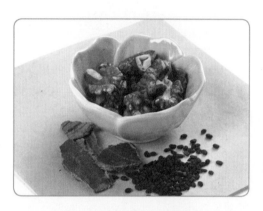

王母桃茶

原料： 白术、熟地黄各 60 克，何首乌、巴戟天、枸杞子各 30 克。

做法： ① 将材料捣成小块混合均匀，分成 15 等份。

② 将每份用细纱布包起来，热水冲泡即可饮用。

功效： 健脾运中，温补肝肾。肾阳不振，腹冷腰酸，腿膝软弱，阳痿早泄，或见失眠，梦遗；肝肾虚亏，头晕目眩，全身乏力，腰腿酸软，胃口欠佳，纳谷不香；或消渴，体瘦。

用法及宜忌： 每天早晚各一次。

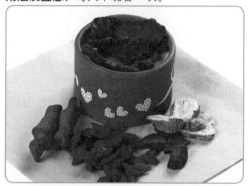

强腰膝茶

原料： 制首乌 20 克，怀牛膝 15 克。

做法： ① 将材料捣成小块混合均匀，分成 4 等份。

② 将每份用细纱布包起来，热水冲泡即可饮用。

功效： 补益肝肾，强腰壮膝。适用于中老年肝肾不足，腰膝骨痛，下肢拘急或酸麻，行走乏力。

用法及宜忌： 每天一次，睡前服用。

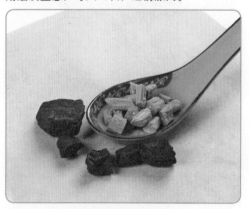

双耳茶

原料： 白木耳、黑木耳各 10 克，冰糖 30 克。

做法： ① 将材料捣成小块混合均匀，分成 4 等份。

② 将每份用细纱布包起来，热水冲泡即可饮用。

功效： 滋阴补肾、润肺。适用于老年高血压、动脉硬化、眼底出血，辨证属肾阴亏虚者；咳嗽、咯血、痰少而干或有喘息，辨证属肺阴虚者。

用法及宜忌： 每天早晚各一次。

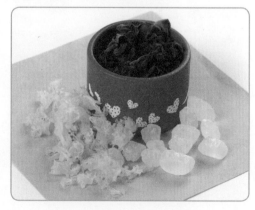

杜仲五味子茶

原料：杜仲 20 克，五味子 9 克。

做法：① 将杜仲捣碎后与五味子混合均匀，分成 4 等份。

② 将每份用细纱布包起来，热水冲泡即可饮用。

功效：补肝益肾，滋肾涩精，强健筋骨。适用于肾虚腰痛，头昏脑涨，如早期高血压；头昏失眠，腰腿乏力，阳痿、遗精，精神不振。

用法及宜忌：每天早晚各一次。

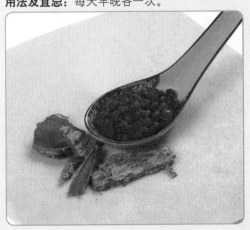

女贞桑椹茶

原料：女贞子 12 克，桑椹 15 克，制首乌 12 克。

做法：① 将材料混合均匀，分成 4 等份。

② 将每份用细纱布包起来，热水冲泡即可饮用。

功效：养阴，滋补肝肾。适用肝肾阴亏，头晕目眩，两目干涩，腰膝酸软，或鬓发早白，早衰。

用法及宜忌：每天早晚各一次。

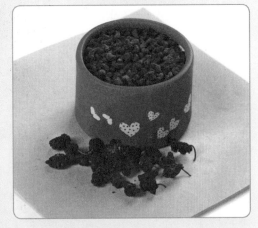

菟丝子茶

原料：菟丝子 10 克。

做法：① 将材料研碎，均匀分成 3 份。

② 将每份用细纱布包起来，热水冲泡即可饮用。

功效：补肾益精，养肝明目。久服能益寿延年，也可治肾虚男女不育症。增耐力，降低血糖，抑制癌细胞的生长。

用法及宜忌：每天早晚各一次。

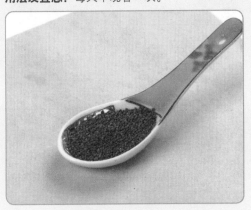

西洋参茶

原料：西洋参 20 克。

做法：① 西洋参切片，分成 4 等份。

② 将每份用细纱布包起来，热水冲泡即可饮用。

功效：益气生津，润肺清热。适用于少气、乏力、口干等气阴两亏者。

用法及宜忌：每天早晚各一次。

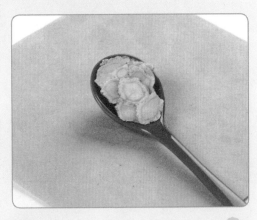

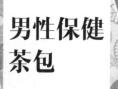

男性保健茶包

工作、生活压力的增大使很多男性的性生活难以"和谐"，靠刺激类的西药不是长久之计，中药治疗才能治本。

人参壮阳茶

原料

人参 9 克，茶叶 3 克。

做法

① 将材料混合均匀，分成 4 等份。

② 将每份用成品茶包包起来，热水冲泡即可饮用。

用法及宜忌

每天早晚各一次。

功效

壮阳补元，强肾益气。治男性性功能障碍。

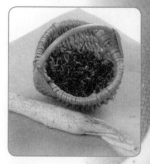

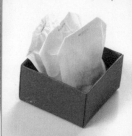

🏮 仙茅蛇床茶

原料： 仙茅 20 克，蛇床子 20 克。

做法： ① 将材料混合均匀碾碎，分成 4 份。

② 将每份用细纱布包好，热水冲泡即可饮用。

功效： 助阳，治阳痿。

用法及宜忌： 每天一次。

🏮 蜂房茶

原料： 蜂房适量。

做法： ① 将材料研碎，分成 4 等份。

② 将每份用细纱布包起来，热水冲泡即可饮用。

功效： 主治阳痿。

用法及宜忌： 每天早晚各一次。

🏮 细辛茶

原料： 细辛 30 克。

做法： 每 5 克用细纱布包好，热水冲泡代茶饮。

功效： 恢复男性功能。

用法及宜忌： 随时饮用，每天 2~3 次。

🏮 仙茅三子茶

原料： 仙茅 10 克，枸杞子 10 克，菟丝子 9 克，五味子 9 克。

做法： ① 将材料混合均匀，分成 4 等份。

② 将每份用细纱布包起来，热水冲泡即可饮用。

功效： 主治阳痿。

用法及宜忌： 每天一次，睡前服用。

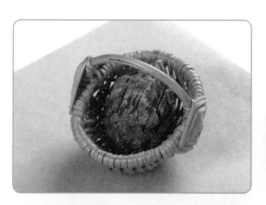

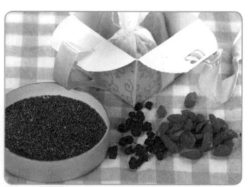

🏮 核桃速溶茶

原料： 核桃仁 40 克，藕粉 10 克，白糖 50 克。

做法： ① 将材料捣成小块，分成 3 份。

② 将每份用细纱布包起来，热水冲泡即可饮用。

功效： 补肾，提神。用于阳痿患者。

用法及宜忌： 每天早晚各一次。

🏮 枸杞绿茶

原料： 枸杞子 15 克，绿茶 3 克。

做法： ① 将材料混合均匀，分成 4 等份。

② 将每份用细纱布包起来，热水冲泡即可饮用。

功效： 用于性欲减退等。

用法及宜忌： 每天早晚各一次。

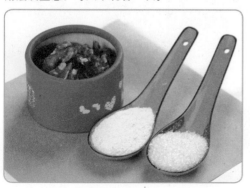

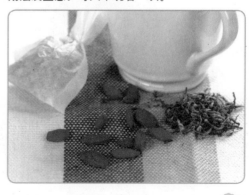

🫘 双仁茶

原料

松子仁、核桃仁、蜂蜜各 15 克。

做法

① 将材料碾碎后混合均匀，分成 4 等份。

② 将每份用成品茶包包起来，热水冲泡后调入适量蜂蜜即可饮用。

用法及宜忌

每天早晚各一次。

功效

补血固精。用于遗精、早泄者。

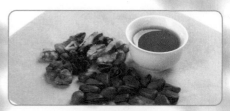

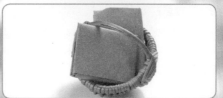

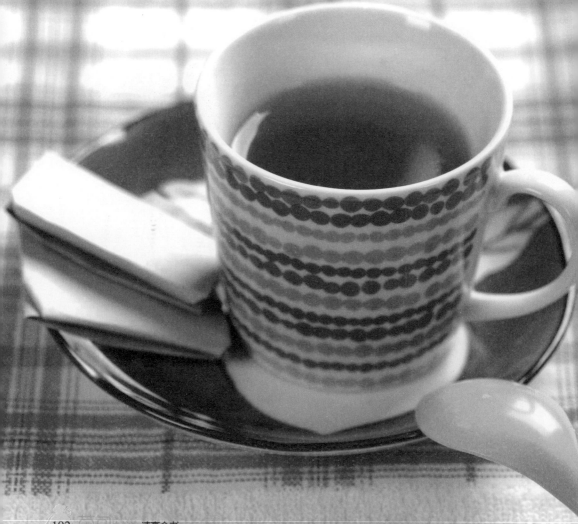

韭菜子茶

原料： 韭菜子 20 克，盐适量。

做法： ① 将材料混合均匀，分成 4 等份。
② 将每份用细纱布包起来，热水冲泡即可饮用。

功效： 益肾固精。用于遗精。

用法及宜忌： 每天早晚各一次。

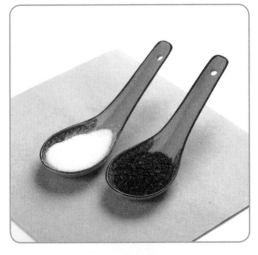

覆盆子茶

原料： 覆盆子 15 克，绿茶 3 克。

做法： ① 将材料混合均匀，分成 3 份。
② 将每份用细纱布包起来，热水冲泡即可饮用。

功效： 益肾涩精。用于遗精，小便频数，阳痿等症。

用法及宜忌： 每天早晚各一次。

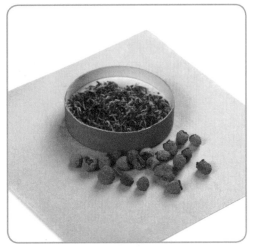

桑椹双糖茶

原料： 桑椹 60 克，白砂糖、冰糖各适量。

做法： ① 将材料混合均匀，分成 4 等份。
② 将每份用细纱布包起来，热水冲泡即可饮用。

功效： 用于遗精等。

用法及宜忌： 每天早晚各一次。

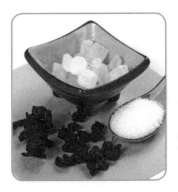

山茱萸茶

原料： 山萸肉 60 克，益智仁 50 克，党参 25 克，白术 25 克。

做法： ① 将材料混合均匀，分成 4 等份。
② 将每份用细纱布包起来，热水冲泡即可饮用。

功效： 涩精。用于肾虚遗精、阳痿、小便频数。

用法及宜忌： 每天一次，睡前服用。

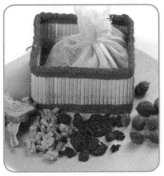

车前子茶

原料： 车前子 30 克。

做法： ① 将材料研碎，分成 4 等份。
② 将每份用细纱布包起来，热水冲泡即可饮用。

功效： 涩精。用于肾虚遗精、阳痿、小便频数。

用法及宜忌： 每天早晚各一次。

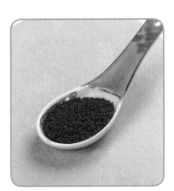

五子补肾茶

原料

菟丝子、枸杞子各 25 克，覆盆子 15 克，车前子 6 克，五味子 30 克。

做法

① 将材料混合均匀，分成 4 等份。

② 将每份用细纱布包起来，热水冲泡即可饮用。

用法及宜忌

每天早晚各一次。

功效

扶阳固涩。用于男女久不生育，遗精、阳痿、早泄等。

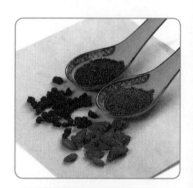

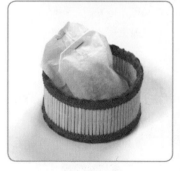

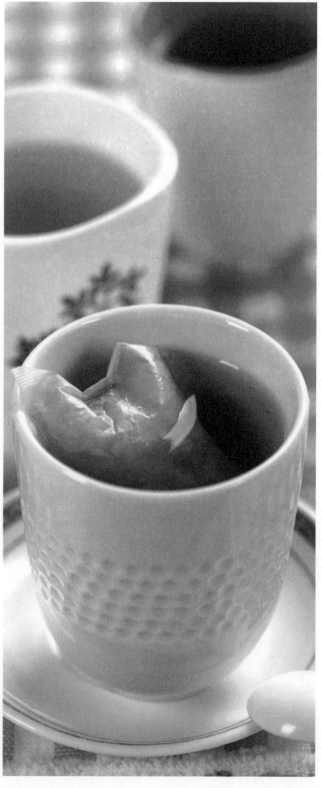

锁阳党参茶

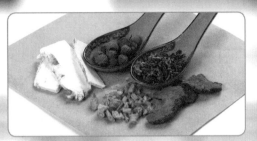

原料

锁阳 15 克，党参 12 克，覆盆子 9 克，绿茶适量。

做法

① 将材料捣成小块，分成 3 等份。

② 将每份用细纱布包起来，热水冲泡即可饮用。

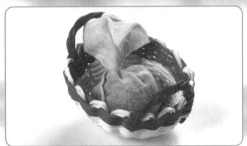

用法及宜忌

每天早晚各一次。

功效

治阳痿、早泄等。

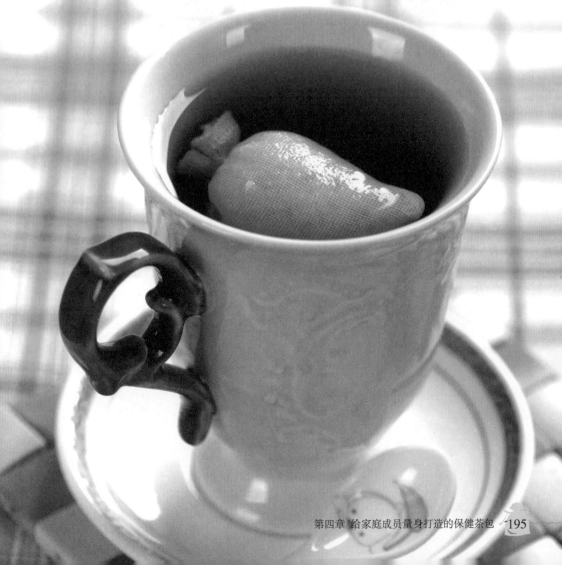

🜔 五味子茶

原料：五味子 10 克，冰糖适量。

做法：① 将材料混合均匀，分成 4 等份。

② 将每份用细纱布包起来，热水冲泡即可饮用。

功效：涩精止遗。用于早泄、遗精患者。

用法及宜忌：每天早晚各一次。

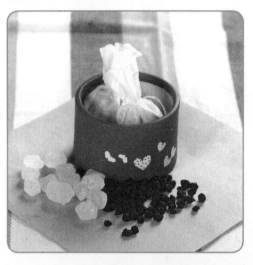

🜔 核桃仁茶

原料：核桃仁 20 克，白糖适量。

做法：① 将材料研碎混合均匀，分成 4 等份。

② 将每份用细纱布包起来，热水冲泡即可饮用。

功效：补肾壮阳。用于预防早泄。

用法及宜忌：每天早晚各一次。

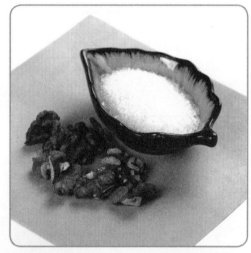

🜔 菟丝子茶

原料：菟丝子 10 克，红糖适量。

做法：① 将材料混合均匀，分成 4 等份。

② 将每份用细纱布包起来，热水冲泡即可饮用。

功效：补肾，固精。用于早泄，腰膝疲软等症。

用法及宜忌：每天一次，睡前服用。

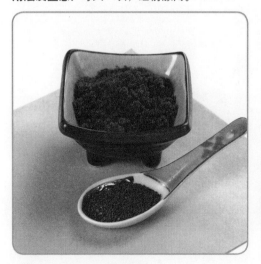

🜔 金樱子茶

原料：金樱子 30 克。

做法：① 将材料均匀分成 4 等份。

② 将每份用细纱布包起来，热水冲泡即可饮用。

功效：治遗精早泄，妇女体虚白带多。

用法及宜忌：每天早晚各一次。

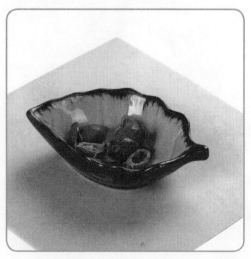

韭子莲子茶

原料： 韭菜子 50 克，莲子 50 克。

做法： ① 将材料混合均匀，分成 4 等份。

② 将每份用细纱布包起来，热水冲泡即可饮用。

功效： 治疗遗精。

用法及宜忌： 每天早晚各一次。

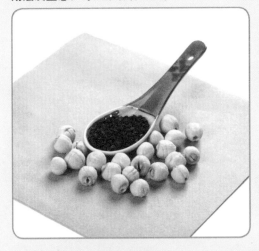

鸡骨草黑豆茶

原料： 鸡骨草 100 克，黑豆 30 克，五味子 6 克。

做法： ① 将材料混合均匀，分成 3 份。

② 将每份用细纱布包起来，热水冲泡即可饮用。

功效： 温肾壮阳。治早泄。

用法及宜忌： 每天早晚各一次。

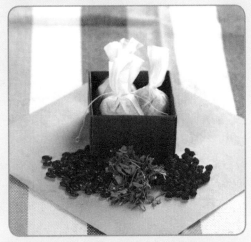

虫草茶

原料： 冬虫夏草 15 克，山茱萸 12 克，甘草 6 克。

做法： ① 将材料混合均匀，分成 4 等份。

② 将每份用细纱布包起来，热水冲泡即可饮用。

功效： 平补阴阳。用于阳痿、遗精等。

用法及宜忌： 每天一次，睡前服用。

胡桃芡实茶

原料： 核桃仁 15 克，芡实 15 克，薏米 10 克。

做法： ① 将核桃仁捣成小块，全部材料混合，分成 3 份。

② 将每份用细纱布包起来，热水冲泡即可饮用。

功效： 治肾虚引起的阳痿、遗精、小便频数。

用法及宜忌： 每天早晚各一次。

南瓜子姜糖茶

原料： 南瓜子 10 克，老姜 15 克，红糖 25 克。

做法： ① 将材料捣成小块后混合均匀，分成 4 等份。

② 将每份用细纱布包起来，热水冲泡即可饮用。

功效： 治久病肾亏，遗精梦泄。

用法及宜忌： 每天一次，睡前服用。

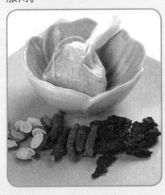

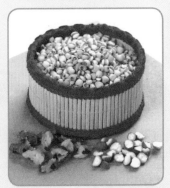

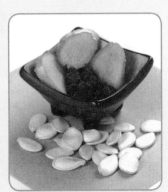

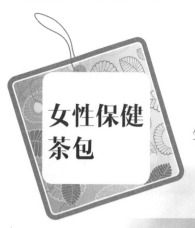

女性保健茶包

不良生活习惯和压力使现代女性大都有一定的"女人"问题，在调养的同时，最重要的是让自己的生活习惯回到健康的轨道上来。

闭经

闭经通常指妇女在未到绝经期时，月经未来或停闭达 3 个月以上者。一般认为，此症有虚、实之分，因虚引起的闭经，可采用补气益血的方法治疗；实者可采用活血化瘀、通经的方法治疗。根据具体病情，可选用以下风味茶方。

益母草红糖茶

原料

益母草 20 克，红糖 15 克。

做法

① 将材料混合均匀，分成 4 等份。

② 将每份用细纱布包起来，热水冲泡即可饮用。

用法及宜忌

每天早晚各一次。

功效

调经，理气。适用月经骤停伴有腰痛、腹胀。

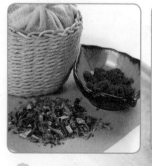

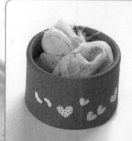

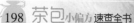

🫖 山楂红糖茶

原料： 山楂 15 克，红糖 20 克。

做法： ① 将材料捣成小块后混合均匀，分成 3 等份。

② 将每份用细纱布包起来，热水冲泡即可饮用。

功效： 补气，益血，调经。

用法及宜忌： 每天早晚各一次。

🫖 白糖茶

原料： 白糖 100 克，绿茶 5 克。

做法： ① 将材料混合均匀，分成 4 等份。

② 将每份用细纱布包起来，热水冲泡即可饮用。

功效： 调经，理气。适用月经骤停伴有腰痛、腹胀。

用法及宜忌： 每天早晚各一次。

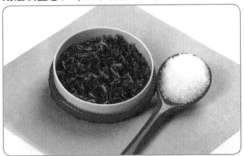

🫖 枣姜糖茶

原料： 大枣 60 克，老姜 15 克，红糖 60 克，绿茶 1 克。

做法： ① 大枣去核切小块，生姜切片，全部材料混合均匀，分成 3 份。

② 将每份用细纱布包起来，热水冲泡即可饮用。

功效： 补气，益血，调经。

用法及宜忌： 每天早晚各一次。

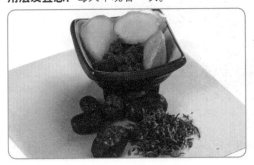

🫖 鸡血藤红糖茶

原料： 鸡血藤 20 克，红糖 15 克。

做法： ① 将材料捣成小块后混合均匀，分成 4 等份。

② 将每份用细纱布包起来，热水冲泡即可饮用。

功效： 补气，益血，调经。

用法及宜忌： 每天早晚各一次。

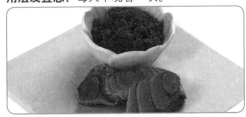

🫖 丹参红糖茶

原料： 丹参 10 克，红糖 20 克。

做法： ① 将材料混合均匀，分成 4 等份。

② 将每份用细纱布包起来，热水冲泡即可饮用。

功效： 补气，益血，调经。

用法及宜忌： 每天早晚各一次。

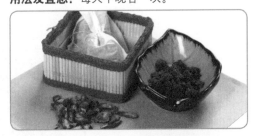

🫖 艾叶红糖茶

原料： 艾叶 15 克，红糖 15 克。

做法： ① 将材料混合均匀，分成 4 等份。

② 将每份用细纱布包起来，热水冲泡即可饮用。

功效： 补气，益血，调经。

用法及宜忌： 每天一次，睡前服用。

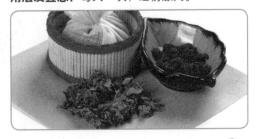

痛经指妇女经期或经期前后出现小腹或腰部疼痛，并每随月经周期而发的病症。此病发生原因较为复杂，寒温不节、精神忧郁、经期贪食生冷之物，都有可能引起痛经。

月季花茶

原料

月季花 3~5 克，红糖 25 克，红茶 15 克。

做法

① 将材料混合均匀，分成 4 等份。

② 将每份用细纱布包起来，热水冲泡即可饮用。

用法及宜忌

每天早晚各一次。

功效

活血，调经，消肿，止痛。适用痛经、月经不调、经期食欲不振、血瘀肿痛。

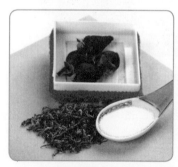

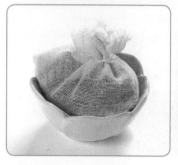

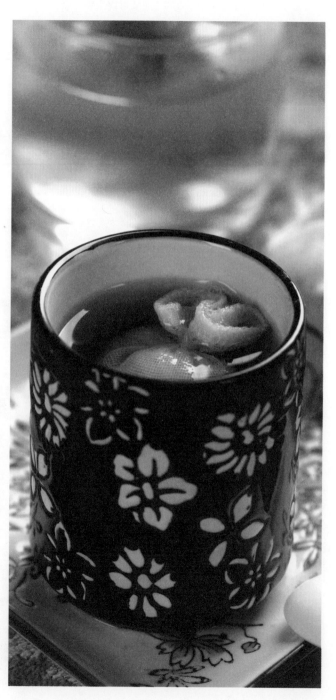

二花茶

原料： 玫瑰花 9 克，月季花 9 克，红茶 3 克。

做法： ① 将材料混合均匀，分成 4 等份。

② 将每份用细纱布包起来，热水冲泡即可饮用。

功效： 活血，祛瘀，理气，止痛。适用气凝血瘀引起的痛经、闭经、经色暗或夹块。

用法及宜忌： 每天早晚各一次。

红糖茶

原料： 红糖 10 克，茶叶 2 克。

做法： ① 将材料混合均匀，分成 4 等份。

② 将每份用细纱布包起来，热水冲泡即可饮用。

功效： 调经，止痛，散寒。适用痛经。

用法及宜忌： 每天早晚各一次。

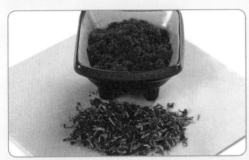

芝麻盐茶

原料： 黑豆 15 克，黑芝麻 8 克、食盐 4 克、茶叶 12 克。

做法： ① 将材料混合均匀，分成 4 等份。

② 将每份用细纱布包起来，热水冲泡即可饮用。

功效： 通血脉，养脾气，厚肠胃，益肝肾。适用经期下腹痛、腰痛。

用法及宜忌： 每天早晚各一次。

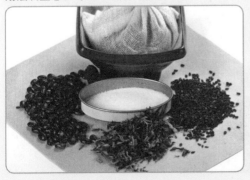

生姜红糖茶

原料： 生姜 15 克，红糖 50 克。

做法： ① 生姜切片，将材料混合，分成 3 等份。

② 将每份用细纱布包起来，热水冲泡即可饮用。

功效： 活血，祛瘀，理气，止痛。

用法及宜忌： 每天早晚各一次。

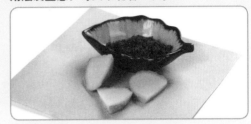

益母草茶

原料： 益母草 30 克。

做法： ① 将材料撕碎，分成 4 等份。

② 将每份用细纱布包起来，热水冲泡即可饮用。

功效： 活血，祛瘀，理气，止痛。

用法及宜忌： 每天早晚各一次。

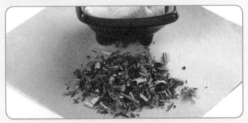

丹参绿豆茶

原料： 丹参 12 克，绿豆 15 克。

做法： ① 将绿豆炒煳，材料混合均匀，分成 4 等份。

② 将每份用细纱布包起来，热水冲泡即可饮用。

功效： 活血，祛瘀，理气，止痛。

用法及宜忌： 每天早晚各一次。

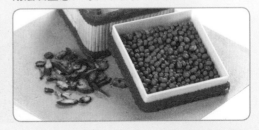

月经不调

月经不调主要指月经的周期和经量出现异常，如月经先期、月经后期、月经无定期、经期延长及月经过多或过少诸症。引起月经不调的原因有很多，在服用茶方前最好先到医院查清病因后，再对症选服。

莲子茶

原料

莲子30克，茶叶5克，冰糖20克。

做法

① 将材料混合均匀，分成4等份。

② 将每份用细纱布包起来，热水冲泡即可饮用。

用法及宜忌

每天一次，睡前服用。

功效

健脾，益肾。适用月经过多、崩漏。

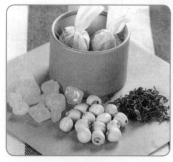

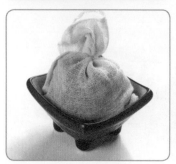

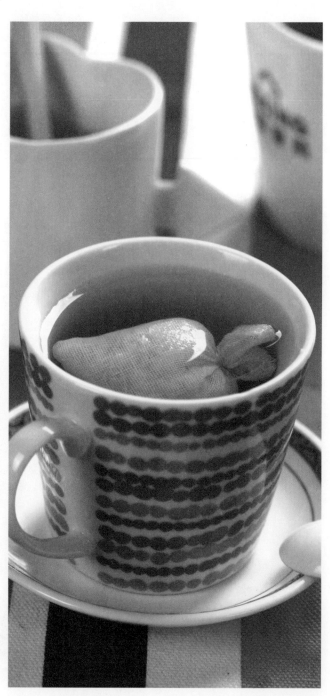

🏵 鸡冠花茶

原料： 干鸡冠花 5~10 克，白糖 25 克，高级绿茶 15 克。

做法： ① 将材料混合均匀，分成 4 等份。
② 将每份用细纱布包起来，热水冲泡即可饮用。

功效： 凉血，止血。适用月经过多、赤白带下、吐血、尿血。

用法及宜忌： 每天早晚各一次。

🏵 荷叶茶

原料： 荷叶 6 克，绿茶 3 克。

做法： ① 将荷叶撕成小块，与茶叶混匀后分成 3 份。
② 将每份用细纱布包起来，热水冲泡即可饮用。

功效： 凉血，清心，活血，止血。适用月经过多、瘀血腹痛、吐血。

用法及宜忌： 每天早晚各一次。

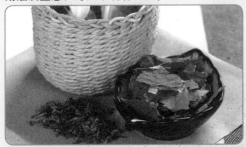

🏵 益母草红糖茶

原料： 益母草 30 克。红糖 20 克。

做法： ① 将材料混合均匀分成 4 等份。
② 将每份用细纱布包起来，热水冲泡即可饮用。

功效： 活血，祛瘀，理气，止痛。

用法及宜忌： 每天早晚各一次。

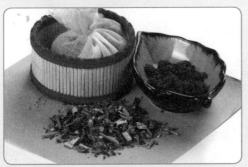

🏵 西瓜子茶

原料： 西瓜子 20 克。

做法： ① 将材料炒煳研碎，分成 4 等份。
② 将每份用细纱布包起来，热水冲泡即可饮用。

功效： 凉血，止血。

用法及宜忌： 每天早晚各一次。

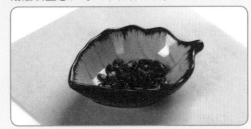

🏵 苍耳茶

原料： 苍耳子 40 克。

做法： ① 将材料研碎，分成 4 等份。
② 将每份用细纱布包起来，热水冲泡即可饮用。

功效： 凉血，止血。

用法及宜忌： 每天早晚各一次。

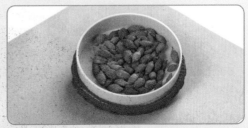

🏵 当归茶

原料： 当归 25 克。

做法： ① 将材料捣成小块，分成 3 份。
② 将每份用细纱布包起来，热水冲泡即可饮用。

功效： 凉血，止血。

用法及宜忌： 每天早晚各一次。

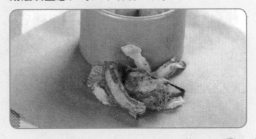

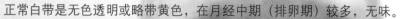

白带异常

正常白带是无色透明或略带黄色，在月经中期（排卵期）较多，无味。

白带异常是指白带的量、性状或颜色发生改变，如量明显增多；性状变得稠厚，或豆渣样，或泡沫状等；颜色为黄色或黄绿色；有异味。

白带异常一般是女性生殖系统炎症的反映。

冬瓜子茶

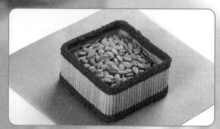

原料

冬瓜子 30 克，冰糖 30 克。

做法

① 将材料混合均匀，分成 4 等份。

② 将每份用成品茶包包起来，热水冲泡即可饮用。

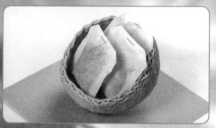

用法及宜忌

每天早晚各一次。

功效

调经止带。

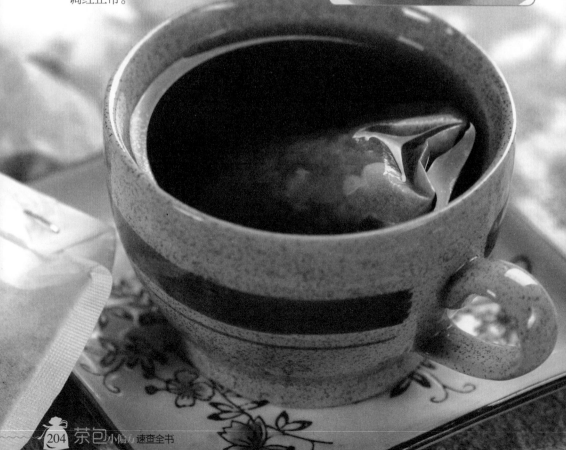

蚕豆花茶

原料：蚕豆花 20 克。

做法：将材料分成 4 等份。每份用细纱布包起来，热水冲泡即可饮用。

功效：调经止带。

用法及宜忌：每天早晚各一次。

益母草茶

原料：益母草 20 克。

做法：① 将材料研碎，分成 4 等份。

② 将每份用细纱布包起来，热水冲泡即可饮用。

功效：调经止带。

用法及宜忌：每天早晚各一次。

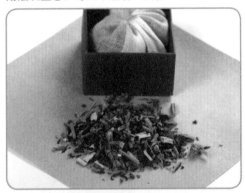

核桃叶茶

原料：核桃叶 20 克。

做法：① 将材料撕碎，分成 4 等份。

② 将每份用细纱布包起来，热水冲泡即可饮用。

功效：调经止带。

用法及宜忌：每天早晚各一次。

败酱草茶

原料：败酱草 30 克。

做法：① 将材料研碎，分成 4 等份。

② 将每份用细纱布包起来，热水冲泡即可饮用。

功效：调经止带。

用法及宜忌：每天早晚各一次。

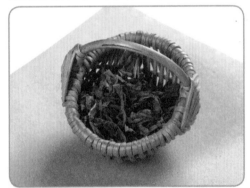

柳叶茶

原料：柳叶 20 克。

做法：① 将材料撕碎，分成 3 份。

② 将每份用细纱布包起来，热水冲泡即可饮用。

功效：调经止带。

用法及宜忌：每天一次，睡前服用。

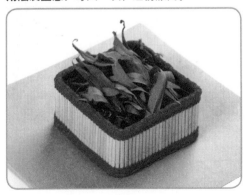

沙参茶

原料：沙参 30 克。

做法：① 将材料研碎，分成 4 等份。

② 将每份用细纱布包起来，热水冲泡即可饮用。

功效：调经止带。

用法及宜忌：每天早晚各一次。

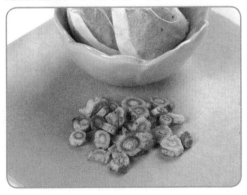

崩漏是指女性非周期性子宫出血，崩是指出血量急而且多；漏则是指出血量不多但是淋漓反复，持续时间很长。

荔枝壳茶

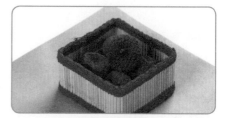

原料

荔枝壳 30 克。

做法

将材料分成 4 等份，每份用细纱布包起来，热水冲泡即可饮用。

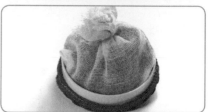

用法及宜忌

每天早晚各一次。

功效

补血止漏。

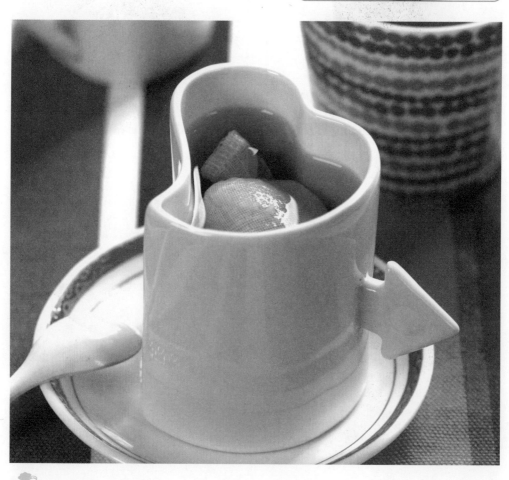

金樱子茶

原料：金樱子 30 克，红糖 30 克。

做法：① 将金樱子捣成小块，将各材料均匀分成 3 份。

② 将每份用细纱布包起来，热水冲泡即可饮用。

功效：补血止漏。

用法及宜忌：每天早晚各一次。

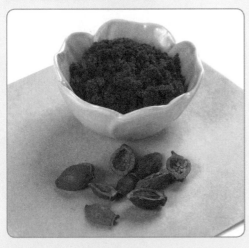

桑寄生茶

原料：桑寄生 15 克，红糖 15 克。

做法：① 将材料混合均匀，分成 4 等份。

② 将每份用细纱布包起来，热水冲泡即可饮用。

功效：补血止漏。

用法及宜忌：每天早晚各一次。

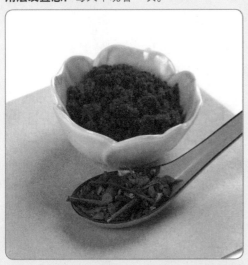

乌梅茶

原料：乌梅 20 克。

做法：① 将材料切小块，分成 4 等份。

② 将每份用细纱布包起来，热水冲泡即可饮用。

功效：补血止漏。

用法及宜忌：每天一次，睡前服用。

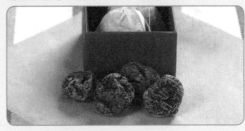

侧柏叶茶

原料：侧柏叶 30 克。

做法：① 将材料研碎，分成 4 等份。

② 将每份用细纱布包起来，热水冲泡即可饮用。

功效：补血止漏。

用法及宜忌：每天早晚各一次。

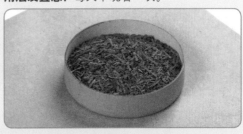

地肤子茶

原料：地肤子 20 克。

做法：① 将材料分成 4 等份。

② 将每份用细纱布包起来，热水冲泡即可饮用。

功效：补血止漏。

用法及宜忌：每天早晚各一次。

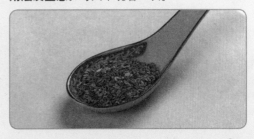

催乳茶包

　　很多新妈妈因为身体或者情绪上的原因，产后奶水不足，不仅影响孩子的健康，还可能会引起乳腺炎等健康问题。喝上一杯通乳茶，再加上其他辅助疗法，可以在短时间内起到下乳、通乳的效果。

红豆茶

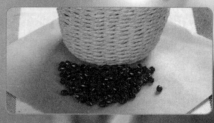

原料

赤小豆 30 克。

做法

① 将材料研碎，分成 4 等份。

② 将每份用成品茶包包起来，热水冲泡即可饮用。

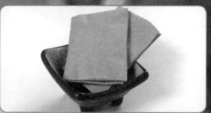

用法及宜忌

每天早晚各一次。

功效

　　通乳下乳。

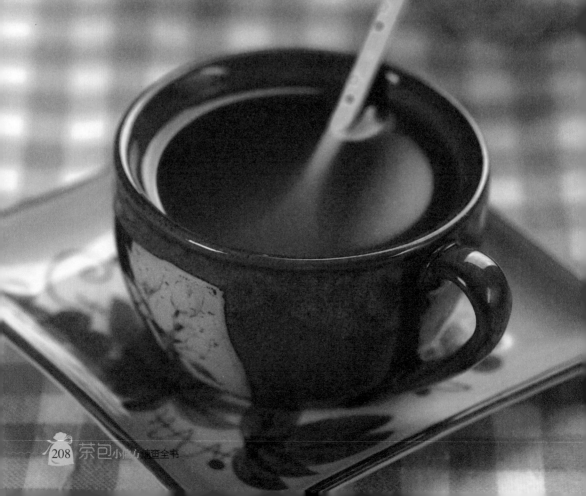

🫘 花生枣蜜茶

原料：熟花生米 30 克，大枣 30 克，蜂蜜适量。

做法：① 花生米捣碎，大枣切成小块，平均分成 6 份。

② 将每份用细纱布包起来，热水冲泡调入蜂蜜即可饮用。

功效：改善体质，辅助催乳。

用法及宜忌：每天早晚各一次。

🫘 芝麻杏仁茶

原料：黑芝麻 40 克，甜杏仁 20 克，白糖 20 克，蜂蜜适量。

做法：① 用擀面杖将黑芝麻，杏仁、白糖擀成粉末状。

② 将材料分成 4 等分，将每份用纸包起来，饮用时热水冲开加入蜂蜜调匀后即可饮用。

功效：缓解产后便秘，改善乳汁质量。

用法及宜忌：每天早晚各一次。糖尿病患者可仅用黑芝麻和杏仁，并适当减少主食的量。

🫘 芝麻核桃茶

原料：黑芝麻 100 克，核桃仁 100 克。

做法：① 将黑芝麻和核桃仁分别捣碎，碾成碎末。

② 每种各取 10 克左右混合在一起用纸包起来，热水冲服。

功效：缓解产后便秘，改善乳汁质量。

用法及宜忌：每天早晚各一次，高血脂患者每天早上一次即可。

🫘 半夏茶

原料：半夏 20 克。

做法：① 将材料捣成小块，分成 3 份。

② 将每份用细纱布包起来，热水冲泡即可饮用。

功效：通乳下乳。

用法及宜忌：每天早晚各一次。

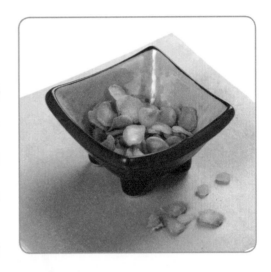

🫘 瓜蒌子茶

原料：瓜蒌子 30 克。

做法：① 将材料捣碎，分成 4 等份。

② 将每份用细纱布包起来，热水冲泡即可饮用。

功效：通乳下乳。

用法及宜忌：每天早晚各一次。

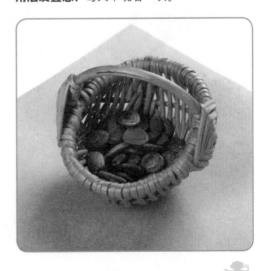

产后疾病

妇女分娩后，由于津血大量消耗，造成阴精亏虚，元气受损，以至"百节空虚"。如果产后营养不良，更易诱发各种产后疾病，诸如产后便秘、产后腹痛、产后头痛、产后出血、产后呕吐等。诊治时，要辨清病因，或补或泻，以下茶疗方剂可作为妇女产后疾病的辅助药物。

葱白茶

原料

葱白适量，红茶茶末适量。

做法

① 将材料混合均匀，分成4等份。

② 将每份用细纱布包起来，热水冲泡即可饮用。

用法及宜忌

每天早晚各一次。

功效

导气，润肠，通便。适用产后便秘。

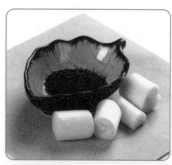

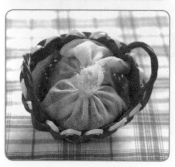

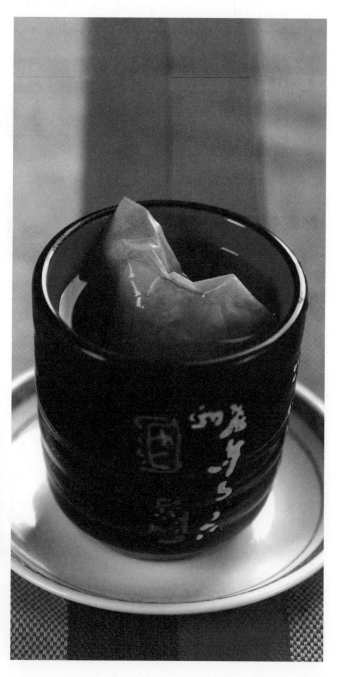

黄花红糖茶

原料：干黄花菜 50 克，红糖 25 克。

做法：① 黄花菜切几下，放在碗里捣几下。
② 黄花菜 10 克、红糖 5 克用细纱布包好，热水冲泡即可饮用。

功效：清热利尿，养血平肝。

用法及宜忌：每天晚饭后一次。

艾叶大米红糖茶

原料：艾叶 20 克，大米 10 克，红糖 10 克。

做法：① 将材料混合均匀，分成 4 等份。
② 将每份用细纱布包起来，热水冲泡即可饮用。

功效：收敛止泻，保护肠胃。

用法及宜忌：每天一次，睡前服用。

蜜茶

原料：蜂蜜 2 毫升、绿茶 3 克。

做法：① 将绿茶分成 4 等份。
② 将每份用细纱布包起来，热水冲泡的调入适量蜂蜜即可饮用。

功效：润肠，清热，通便。适用产后便秘。

用法及宜忌：每天早晚各一次。

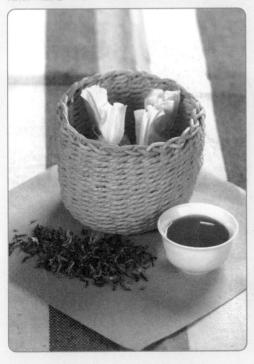

红糖茶

原料：红糖 25 克，绿茶适量。

做法：① 将材料混合均匀，分成 4 等份。
② 将每份用细纱布包起来，热水冲泡即可饮用。

功效：活血，宁心，安神。适用产后恶露不绝。

用法及宜忌：每天早晚各一次。

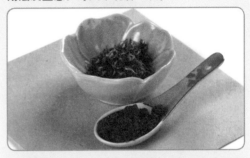

山楂红糖茶

原料：干山楂 50 克，红糖 25 克。

做法：① 将干山楂入锅炒煳。
② 山楂 10 克、红糖 5 克用成品茶包包起来，热水冲泡即可饮用。

功效：专治伤食腹痛。

用法及宜忌：每天两次，不拘时间。

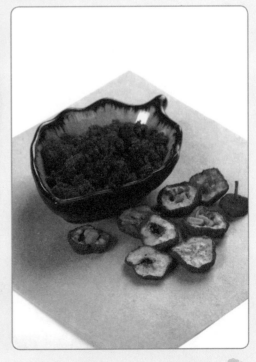

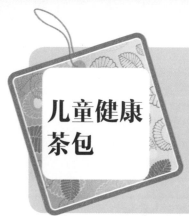

儿童健康茶包

小孩子的一些小病往往去医院怕用药对身体有害，不去又怕发展严重，所以现在家长越来越倾向于小病使用一些中药的方子，安全且无副作用。

小儿咳嗽

咳嗽乃呼吸系统疾患的主要临床症状之一，如小儿感冒、肺炎、支气管炎、百日咳等都以咳嗽为主要症状。导致小儿咳嗽的主要原因在于小儿肺脏娇嫩，极易为风邪相干，对于小儿咳嗽的治疗，当以宣肺、润肺为要，平时则以扶正固表为大法。

川贝鲜梨茶

原料

川贝母(去心)6克,鲜梨1个,冰糖适量。

做法

①梨切小块，将材料混合均匀，分成4等份。

②将每份用细纱布包起来，热水冲泡即可饮用。

用法及宜忌

睡前服用，也可咳嗽时用来镇咳。

功效

滋阴润肺，化痰止咳。适用于肺热咳嗽，痰黄黏稠，不易咳出；或肺阴不足，干咳不已等。

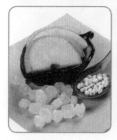

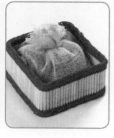

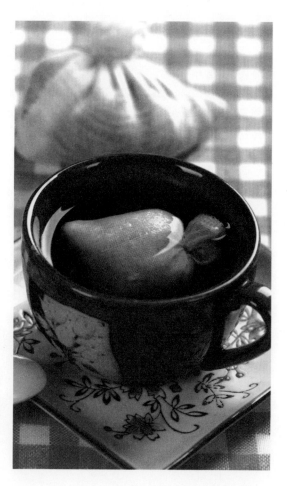

二百二冬茶

原料： 百合、百部各 15 克，天冬、麦冬各 20 克。

做法： ① 将材料捣成小块，分成 10 等份。

② 将每份用细纱布包起来，热水冲泡即可饮用。

功效： 肺阴不足之久咳不已。

用法及宜忌： 睡前服用，也可咳嗽时用来镇咳。

止咳茶

原料： 麦冬、五味子、党参、黄芪各 10 克，砂糖 20 克。

做法： ① 将材料混合均匀，分成 6 等份。

② 将每份用细纱布包起来，热水冲泡即可饮用。

功效： 肺气虚而致的肺虚久咳。

用法及宜忌： 睡前服用，也可咳嗽时用来镇咳。

橄榄竹糖茶

原料： 绿茶 3 克，淡竹叶 25 克，红糖 25 克，橄榄 15 克。

做法： ① 将材料混合均匀，分成 6 等份。

② 将每份用细纱布包起来，热水冲泡即可饮用。

功效： 清肺化痰、止咳和胃，用于小儿百日咳。

用法及宜忌： 睡前服用，也可咳嗽时用来镇咳。

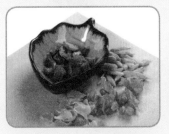

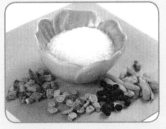

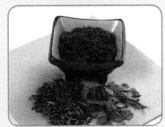

罗汉绿茶

原料： 绿茶 1 克，罗汉果 20 克。

做法： ① 将材料研碎混合均匀，分成 4 等份。

② 将每份用细纱布包起来，热水冲泡即可饮用。

功效： 清热润肺、化痰止咳。主治小儿百日咳。

用法及宜忌： 睡前服用，也可咳嗽时用来镇咳。

百部二白茶

原料： 百部、白芍、桑白皮、冰糖各 15 克。

做法： ① 将材料捣成小块，分成 6 等份。

② 将每份用细纱布包起来，热水冲泡即可饮用。

功效： 清肺养阴、降气化痰。适用百日咳阵咳期。

用法及宜忌： 睡前服用，也可咳嗽时用来镇咳。

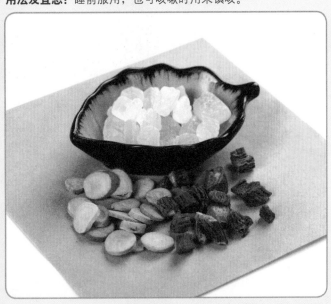

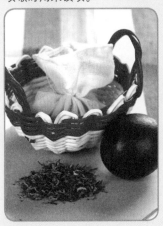

夏季热

夏季热为婴幼儿时期特有的疾病，尤以 6 个月 ~3 岁的婴幼儿多见。临床以长期发热不退、口渴、多饮、多尿、汗闭或少汗为主症。由于发热持续不退，患儿可出现多饮多尿、食欲减退、面色苍白、日见消瘦、口唇干燥、皮肤灼热、肢端欠温、精神疲乏等虚弱症状。部分患儿可连续发病几年，但再发病时症状较轻，病程亦较短。

三鲜茶

原料

荷叶、竹叶、薄荷各 30 克。

做法

① 将材料混合均匀，分成 6 等份。

② 将每份用细纱布包起来，热水冲泡即可饮用。

用法及宜忌

每天早晚各一次。

功效

有生津止渴、清热解毒的良效。

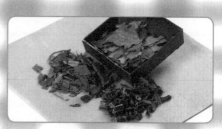

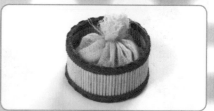

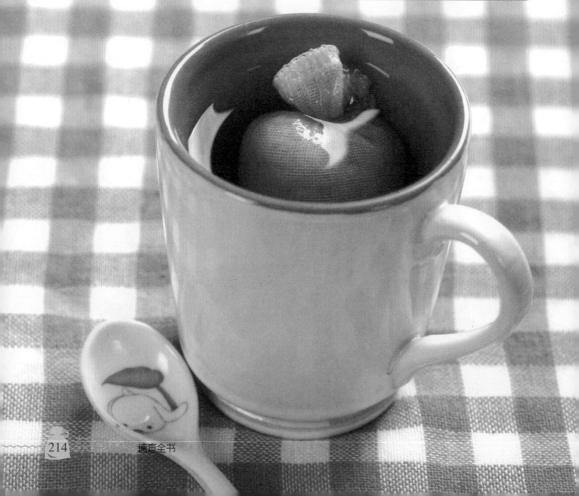

香薷茶

原料： 香薷 3 克，青茶 1 克，六一散 3 克，扁豆衣 5 克，西瓜翠衣 5 克。

做法： ① 将材料混合均匀，分成 4 等份。
② 将每份用细纱布包起来，热水冲泡即可饮用。

功效： 治疗小儿暑热证，有清热解毒、祛暑利湿的作用。

用法及宜忌： 每天一次，睡前服用。

三叶茶

原料： 丝瓜叶、苦瓜叶、鲜荷叶各 10 克。

做法： ① 将材料混合均匀，分成 6 等份。
② 将每份用细纱布包起来，热水冲泡即可饮用。

功效： 丝瓜叶性味甘平，有清热解毒、利湿化痰的功效；苦瓜，又名凉瓜、癞瓜，性味甘苦寒，其叶清热解毒；荷叶性味苦平，有解暑、清热、开胃进食、散瘀止血的功效。三药同用清暑解毒，可作为治疗小儿夏季热的清凉饮料。

用法及宜忌： 每天早晚各一次。脾肾虚寒者忌用。

蚕茧枣豆茶

原料： 蚕茧 10 个，大枣 15 个，扁豆 10 克。

做法： ① 将材料捣成小块混合均匀，分成 4 等份。
② 将每份用细纱布包起来，热水冲泡即可饮用。

功效： 益气清暑，健脾和中。适用夏季热、口渴多饮、尿频量多、神倦乏力、纳呆便溏者。

用法及宜忌： 每天早晚各一次。

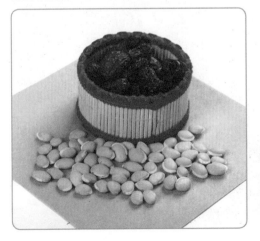

清暑金香茶

原料： 金银花 6 克，杏仁 3 克，淡竹叶 5 克，绿茶 1 克。

做法： ① 将材料捣成小块混合均匀，分成 3 份。
② 将每份用细纱布包起来，热水冲泡即可饮用。

功效： 清热解毒，祛暑利湿，润肺止咳。治小儿暑热口渴、烦躁不安等。

用法及宜忌： 每天早晚各一次。

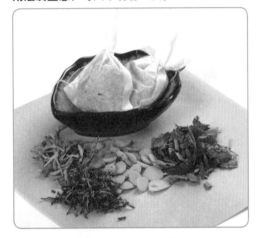

银花栀子茶

原料： 金银花、栀子、山楂各 15 克，甘草 5 克。

做法： ① 将材料捣成小块后混合均匀，分成 4 等份。
② 将每份用细纱布包起来，热水冲泡即可饮用。

功效： 清热、去火、消暑、爽身。

用法及宜忌： 每天早晚各一次。

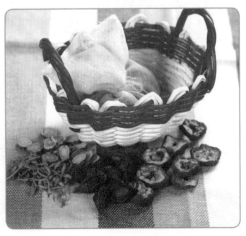

小儿消化不良

　　小儿消化不良是婴幼儿夏季最常见的一种消化道症状，常伴有发热、腹胀、呕吐、不吃奶及哭叫不安等现象。由于夏天气温太高，食物得不到充分消化；加上夏天病菌繁殖很快，病菌通过饮食进入人体后使胃肠发炎，都易使小儿发生消化不良。

　　治疗小儿消化不良，除了使用一些助消化的药物外，有些食物对小儿消化不良也有一些帮助。下面就向年轻的父母推荐几款有利于小儿消化的药茶。

化积茶

原料

山楂 15 克，麦芽 10 克，大黄 2 克，茶叶 2 克。

做法

① 将材料混合均匀，分成 4 等份。

② 将每份用成品茶包包起来，热水冲泡即可饮用。

用法及宜忌

每天早晚各一次。

功效

　　消食化积。适用于小儿食积、消化不良症。

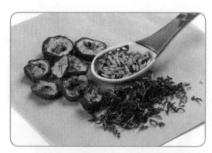

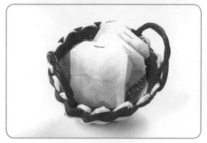

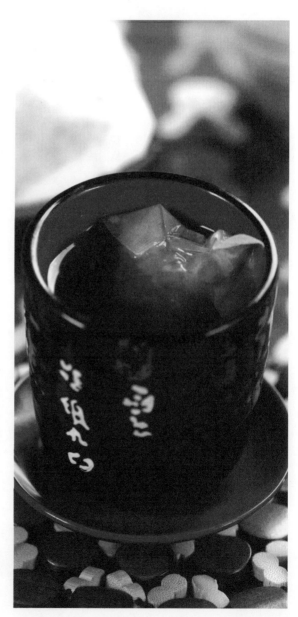

橘花红茶

原料：橘花 10 克，红茶 10 克。

做法：① 将材料混合均匀，分成 4 等份。

② 将每份用细纱布包起来，热水冲泡即可饮用。

功效：理气和胃。适用胃脘胀痛，咳嗽痰多，嗳气呕吐，食积不化或伤食生冷瓜果等。

用法及宜忌：每天早晚各一次。

红曲茶

原料：红曲 15 克。

做法：① 将材料均匀分成 4 等份。

② 将每份用细纱布包起来，热水冲泡即可饮用。

功效：健脾消食。适用积滞，食而不化，腹胀，厌食。

用法及宜忌：每天早晚各一次。

小儿七星茶

原料：薏米、山楂各 10 克，竹叶 5 克，钩藤 3 克。

做法：① 将山楂捣成小块，所有材料混合均匀，分成 4 等份。

② 将每份用细纱布包起来，热水冲泡即可饮用。

功效：健脾胃，清烦热，宁心志。主治小儿消化不良，不思饮食，小便短赤，夜卧不宁。

用法及宜忌：每天一次，睡前服用。

二芽消食汤

原料：生谷芽 15 克，麦芽 15 克。

做法：① 将材料混合均匀，分成 4 等份。

② 将每份用细纱布包起来，热水冲泡即可饮用。

功效：适用于脾胃虚弱兼有积滞，纳差便溏，食后腹胀腹痛者。

用法及宜忌：每天早晚各一次。

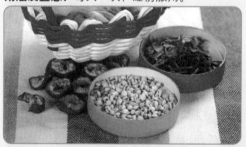

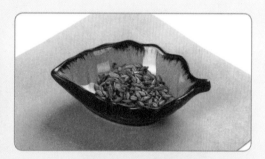

化食茶

原料：红茶 50 克，白砂糖 50 克。

做法：① 将材料混合均匀，分成 4 等份。

② 将每份用细纱布包起来，热水冲泡即可饮用。

功效：化食消滞。适用消化不良、胃脘饱胀不舒等症。

用法及宜忌：每天早晚各一次。

陈仓米柿饼茶

原料：陈仓米 60 克，柿饼 10 克。

做法：① 柿饼切成小块，将材料混合均匀，分成 4 等份。

② 将每份用细纱布包起来，热水冲泡即可饮用。

功效：开胃健脾。适用小儿消化不良。

用法及宜忌：每天早晚各一次。

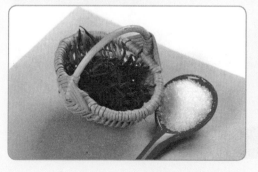

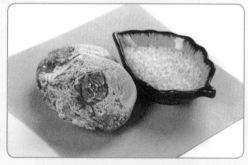

小儿秋季腹泻

秋季腹泻多发生在6个月～2岁的婴幼儿,腹泻之前常常有1~2天发热、咳嗽和腹泻,一天泻10多次,严重的泻30~40次。大便很像蛋花汤,稀水中漂浮着片片白色或黄色粪质。患儿口渴,见水就饮,但喝下去后很快又泻出来。发生秋季腹泻时,建议在医生指导下用"口服补液盐"治疗,不要滥用抗生素。适当选用药茶有辅助治疗作用。

乳茶

原料

绿茶10克,母乳或奶粉适量。

做法

① 将绿茶分成3份。

② 将每份用细纱布包起来,热水冲泡后调入乳汁即可饮用。

用法及宜忌

每天早晚各一次。

功效

清热、消食、止泻,用于婴幼儿腹泻。

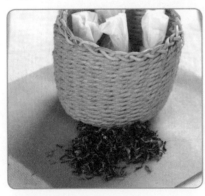

 小提醒:

母乳喂养有助于预防小儿秋季腹泻。母乳中含有小儿所需要的多种消化酶和抗体,各种营养成分都非常适合小儿的消化和吸收,比牛乳及一切母乳代用品都好得多,而且卫生、经济、方便。

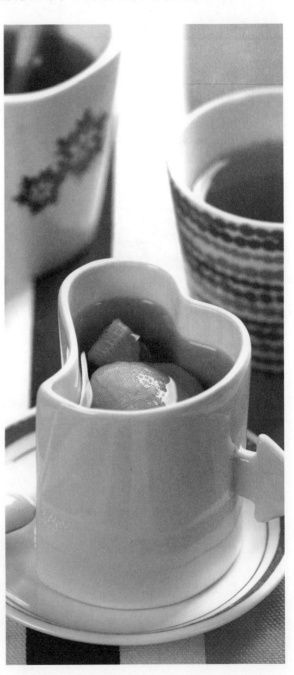

🍵 孩儿茶

原料：儿茶（孩儿茶）适量。

做法：① 将材料分成 4 等分。

② 将每份用细纱布包起来，热水冲泡即可饮用。

功效：清热、消食，用于小儿秋季腹泻。

用法及宜忌：每天早晚各一次。

🍵 红糖浓茶

原料：红茶 50 克，红糖 100 克。

做法：① 红茶倒入红糖内，搅拌均匀。

② 取 20 克左右混合物，用纸包好，每次一包冲服。

功效：收敛、消积、止痛、止泻。

用法及宜忌：每日一次，腹痛难忍时可起到镇痛效果。

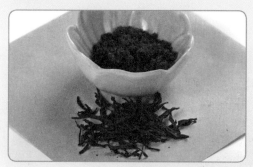

🍵 姜茶

原料：茶叶 30 克，干姜 30 克。

做法：① 将干姜切小片或丁。

② 取茶叶 5 克、干姜 5 克用成品茶包包好，开水冲泡即可。

功效：收敛、发汗、止痛、止泻。

用法及宜忌：每天两次，不拘时间。

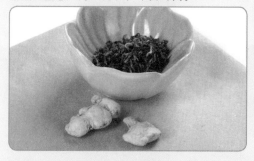

🍵 杨梅茶

原料：杨梅干 20 个。

做法：① 取 5 个杨梅干用细纱布包好。

② 取一袋用沸水冲泡，待 20 分钟左右水凉后饮用。

功效：收敛止泻。

用法及宜忌：每天 1~2 次，症状减轻为止。

🍵 陈皮茶

原料：茶叶 5 克，陈皮 15 克。

做法：① 将材料混合均匀，分成 4 等份。

② 将每份用细纱布包起来，热水冲泡即可饮用。

功效：用于小儿消化不良，腹胀腹泻。

用法及宜忌：每天早晚各一次。

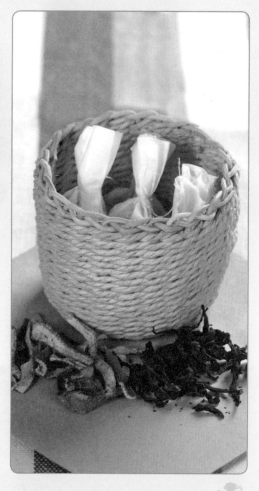

小儿流涎

流涎俗称流口水。小儿流口水的原因是多方面的。婴儿正处于生长发育阶段，唾液腺尚不完善，加上婴儿口腔浅，不能节制口腔内的液体，因此，小儿流口水是很正常的现象。随着年龄的增长，流涎会自然停止。

病理性流涎是指婴幼儿不正常流口水，原因大致有两个方面：一是大人们经常因宝宝好玩而捏压小儿脸颊部，导致腺体机械性损伤。腮腺有损伤的儿童，唾液的分泌量和流涎现象大大超过正常儿童。二是小儿患有口腔疾病，如口腔炎、黏膜充血或溃烂，或舌尖部、颊部、唇部溃疡等，也可导致小儿流口水。

脾经蕴热型小儿流涎

口水较稠，浸湿胸前，进食时更多，伴有面色潮红，大便偏干，小便短少，舌红，苔薄黄。治疗应用清泄脾热之法。

 青果茶

原料

青果 10 克，石斛 15 克，灯心草 2 克，生地黄 15 克。

做法

① 将材料捣成小块，混合均匀，分成 6 等份。

② 将每份用细纱布包起来，热水冲泡即可饮用。

用法及宜忌

每天早晚各一次。

功效

对热邪壅滞之流涎有良效。

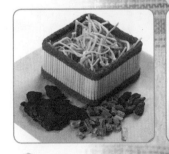

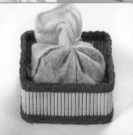

脾脏虚寒型小儿流涎

口水清澈，色白不稠，大便不实，小便清长，舌质胖嫩，舌苔薄白。治疗当用温补脾阳之法。

姜糖神曲茶

原料：生姜 15 克，神曲 10 克，白砂糖 15 克。

做法：① 生姜切片，神曲捣成小块，将材料混合均匀，分成 4 等份。

② 将每份用细纱布包起来，热水冲泡即可饮用。

功效：健脾温中、止涎。

用法及宜忌：每天早晚各一次。

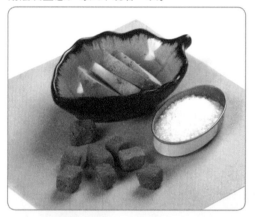

薏米山楂茶

原料：薏米 100 克，生山楂 20 克。

做法：① 山楂捣成小块，将材料混合均匀，分成 10 等份。

② 将每份用细纱布包起来，热水冲泡即可饮用。

功效：健脾化湿，温中止涎。

用法及宜忌：每天早晚各一次。

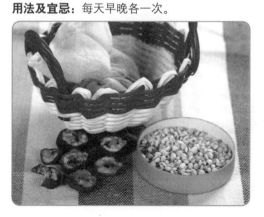

白术益智仁茶

原料：炒白术 9 克，益智仁 6 克。

做法：① 将材料捣成小块，分成 4 等份。

② 将每份用细纱布包起来，热水冲泡即可饮用。

功效：健脾化湿，温中止涎。

用法及宜忌：每天一次，睡前服用。

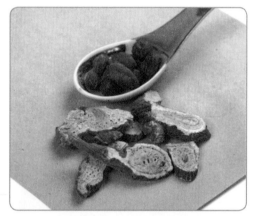

白术绿茶饮

原料：绿茶 5 克，白术 15 克，甘草 5 克。

做法：① 将材料捣成小块，分成 5 份。

② 将每份用细纱布包起来，热水冲泡即可饮用。

功效：健脾祛湿，治脾虚而不能摄津之流涎。

用法及宜忌：每天早晚各一次。

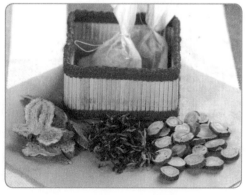

小儿遗尿

本病又称"尿床"，是指3周岁以上的小儿睡眠中不自觉排尿，醒后方觉的一种病症。3周岁以内的婴幼儿，由于大脑发育不完善，尚不能完全控制排尿，形成暂时性遗尿，不作病态。3周岁以上的小儿，偶有一次遗尿，或白天精神过度紧张而致遗尿者，也不作病态。如果经常性尿床，排除泌尿系感染和畸形、寄生虫病等，即可诊断为本病。

中医认为，就小儿遗尿而言虚证为多，因此，治疗以温补脾肾、固肾缩尿为基本原则，下列药茶方可供选用。

黄芪牡茶

原料

黄芪、牡蛎各20克，桑螵蛸10克。

做法

① 桑螵蛸捣成小块，将材料混合均匀，分成6等份。

② 将每份用细纱布包起来，热水冲泡即可饮用。

用法及宜忌

每天早晚各一次。

功效

缓解习惯性遗尿。

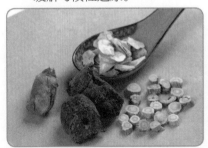

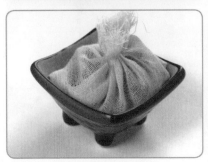

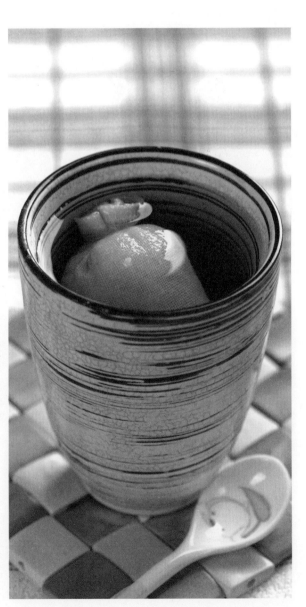

缩尿茶

原料： 乌药 30 克。

做法： ① 将材料捣成小块，分成 3 等份。

② 将每份用细纱布包起来，热水冲泡即可饮用。

功效： 温肾散寒，缩小便。适用遗尿及虚寒所致的尿频清长等。

用法及宜忌： 每天早晚各一次。

桑龙茶

原料： 桑螵蛸、白龙骨粉各 30 克，芡实 10~15 克。

做法： ① 桑螵蛸捣成小块，将材料混合均匀，分成 10 等份。

② 将每份用细纱布包起来，热水冲泡即可饮用。

功效： 温肾散寒，治遗尿。

用法及宜忌： 每天一次，睡前服用。

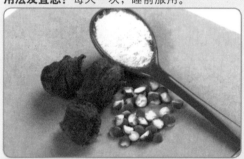

玉竹茶

原料： 玉竹 50 克。

做法： ① 将材料研碎，分成 6 等份。

② 将每份用细纱布包起来，热水冲泡即可饮用。

功效： 补阴益肾。适用体质虚弱，小便频多，兼有夜间遗尿的患儿。

用法及宜忌： 每天早晚各一次。

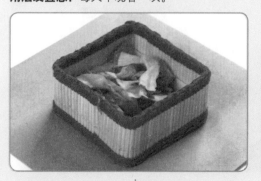

韭菜根茶

原料： 韭菜根 50 个。

做法： ① 将韭菜根洗净，切碎。

② 大约每 5 克用细纱布包好，热水冲泡即可饮用。

功效： 温肾散寒，治遗尿。

用法及宜忌： 晚饭后一次。

水陆二仙茶

原料： 芡实 30 克，金樱子 20 克。

做法： ① 将材料混合均匀，分成 5 等份。

② 将每份用细纱布包起来，热水冲泡即可饮用。

功效： 温肾散寒，治遗尿。

用法及宜忌： 每天早晚各一次。

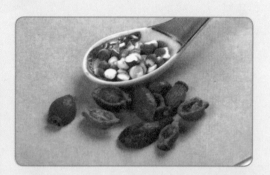

金樱子茶

原料： 金樱子 150 克，白糖 1 大勺。

做法： ① 将材料混合均匀，分成 4 等份。

② 将每份用细纱布包起来，热水冲泡即可饮用。

功效： 补阴益肾。适用体质虚弱，小便频多，兼有夜间遗尿的患儿。

用法及宜忌： 每天早晚各一次。

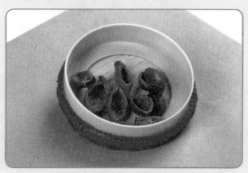

许多孩子在感冒发烧过程中，或过食过热、过硬的食物后，出现哭闹不安，拒乳或拒食，流口水，甚至伴有发热等。这时可见孩子的口腔黏膜、咽峡部、上腭、齿龈或舌体上有疱疹或溃疡，这便是生口疮了。中医认为，口疮的主要原因是心脾积热或虚火上炎，治疗以泻火为宜。同时，因为口疮局部疼痛较重，饮食以清淡、冷热适宜的流质或半流质食物为宜。

心脾积热型小儿口疮

主要表现为口唇、齿龈或舌上溃疡或疱疹，疼痛重，甚至拒乳或拒食，伴烦躁、哭闹、流涎、大便干结，或发热面赤，舌红苔黄，舌尖红赤。治宜清热泻脾。

孩儿莲子茶

原料

太子参10克，莲子30克，冰糖30克。

做法

① 将材料捣碎后混合均匀，分成5等份。

② 将每份用成品茶包起来，热水冲泡即可饮用。

用法及宜忌

每天一次，睡前服用。

功效

孩儿参即太子参，可益气生津；莲子清心脾之热，共奏养阴清虚火之功。

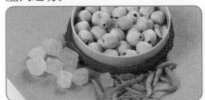

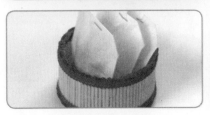

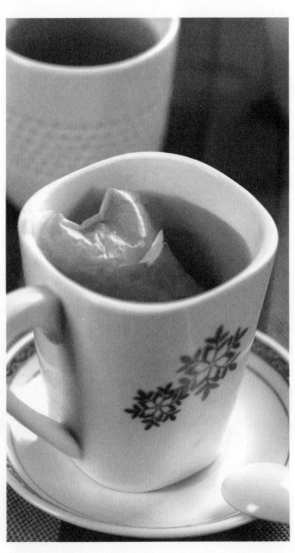

🏵 蔷薇茶

原料： 野蔷薇花 10 克。

做法： ① 将材料捣成小块，分成 3 份。

② 将每份用细纱布包起来，热水冲泡即可饮用。

功效： 野蔷薇花又名白残花，《备急千金要方》有"蔷薇花根为口疮神药"的记载。此花既能清热燥湿，又可活血止血，为治口疮之良药。

用法及宜忌： 每天早晚各一次。

🏵 桑菊竹叶茶

原料： 桑叶、菊花各 5 克，苦竹叶、白茅根各 30 克，薄荷 3 克，白糖 20 克。

做法： ① 将材料混合均匀，分成 4 等份。

② 将每份用细纱布包起来，热水冲泡即可饮用。

功效： 清热散风，解表。

用法及宜忌： 每天早晚各一次。

🏵 竹叶灯心茶

原料： 竹叶 15 克，灯心草 3 克。

做法： ① 将材料混合均匀，分成 4 等份。

② 将每份用细纱布包起来，热水冲泡即可饮用。

功效： 清心降火，治心火上炎之口疮。

用法及宜忌： 每天早晚各一次。

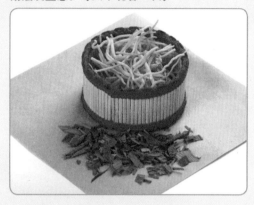

虚火上炎型小儿口疮

特征为口疮反复发作，口疮数量少，疼痛较轻，伴口干咽燥、午后潮热，治宜养阴清热。

🏵 生地莲心茶

原料： 生地黄 9 克，莲子心 6 克，甘草 6 克。

做法： ① 将材料混合均匀，分成 4 等份。

② 将每份用细纱布包起来，热水冲泡即可饮用。

功效： 养阴生津凉血，治阴虚心火独亢之口疮。

用法及宜忌： 每天早晚各一次。

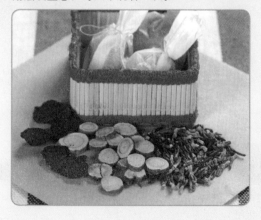

🏵 玄参麦冬茶

原料： 玄参 15 克，麦冬 9 克，甘草 3 克。

做法： ① 将材料混合均匀，分成 4 等份。

② 将每份用细纱布包起来，热水冲泡即可饮用。

功效： 养阴、生津、清热。

用法及宜忌： 每天早晚各一次。

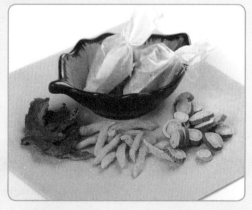

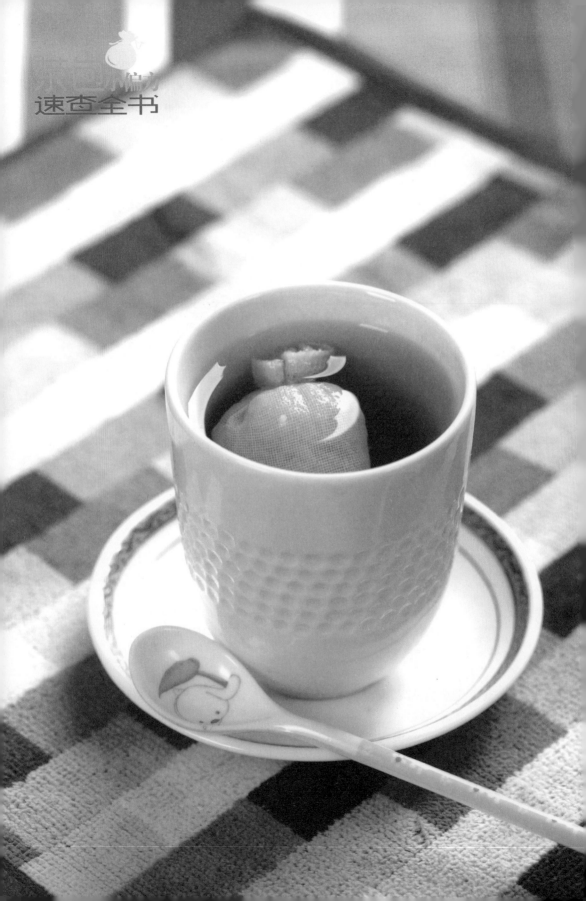

第五章
给上班族
准备的"职业茶包"

飞扬的粉笔灰下口干舌燥讲课的老师，
除了睡觉就是盯着电脑的文字工作者，
不管寒冬酷暑都在室外辛勤劳作的建筑工人，
每天熬到半夜2点以后的"夜猫加班族"
……

越来越多的人，因为工作而失去健康；
越来越多的人，
患上各种纠缠一生的职业病
……

在心生警觉、小心注意的同时，
不妨喝上一杯精心准备的清茶，
减少工作带给你的健康隐患。

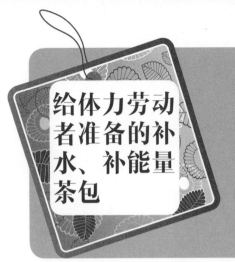

给体力劳动者准备的补水、补能量茶包

从现代科学上来讲，体力劳动者需要全面补充能量物质，从中医的角度，重体力劳动者往往阴阳两虚，需要温和地平补。同时，千万不要认为办公室一族就不会出现上述问题，脑力劳动者每天的能量消耗不亚于一位中等体力劳动者。所以脑力劳动者也要注意及时给身体充电。

冬虫夏草茶

原料

冬虫夏草5克，红茶适量，蜂蜜适量。

做法

① 将冬虫夏草与红茶混合均匀，分成4等份。

② 将每份用细纱布包起来，热水冲泡后调入适量蜂蜜即可饮用。

用法及宜忌

每天早晚各一次。

功效

强健身体，改善体虚症状。

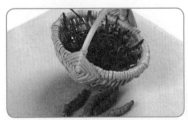

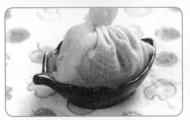

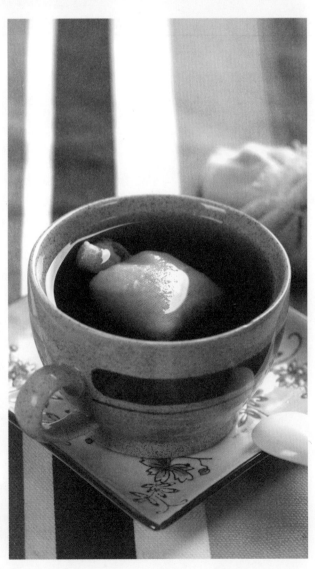

桂圆红枣红茶

原料： 桂圆、红枣、红茶各 20 克。

做法： ① 将材料混合均匀，分成 4 等份。
② 将每份用细纱布包起来，热水冲泡即可饮用。

功效： 补气血，长精神。

用法及宜忌： 每天早晚各一次。

白术山药茶

原料： 山药 20 克，白术 15 克。

做法： ① 将山药、白术弄成小块，分成 4 等份。
② 将每份用细纱布包起来，热水冲泡即可饮用。

功效： 健胃补脾，帮助消化，协助补充体力。

用法及宜忌： 每天早晚各一次。

红糖红茶

原料： 红茶 20 克，红糖 20 克。

做法： ① 将材料混合均匀，分成 4 份。
② 将每份用细纱布包起来，热水冲泡即可饮用。

功效： 快速恢复体力，保护肠胃。

用法及宜忌： 随时饮用。

莲子冰糖茶

原料： 莲子 30 克，茶叶 15 克，冰糖 20 克。

做法： ① 将材料混合均匀，分成 4 等份。
② 将每份用细纱布包起来，热水冲泡即可饮用。

功效： 健脾，益肾。

用法及宜忌： 劳动后饮用。

姜糖茶

原料： 生姜 50 克，红糖 20 克。

做法： ① 生姜切片，将材料混合均匀，分成 4 等份。
② 将每份用细纱布包起来，热水冲泡即可饮用。

功效： 发汗解表，温中和胃，对体力劳动者而言，既能御寒，又能防暑。

用法及宜忌： 每天早晚各一次。

人参大枣茶

原料： 人参 25 克，大枣 25 颗，茶叶 5 克。

做法： ① 将材料混合均匀，分成 4 等份。
② 将每份用细纱布包起来，热水冲泡即可饮用。

功效： 改善气血不足，增强体力，恢复元气。

用法及宜忌： 每天早晚各一次。

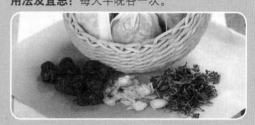

人参核桃茶

原料： 人参 5 克，核桃仁 10 颗，生姜 3 片。

做法： ① 将材料混合均匀，分成 4 等份。
② 将每份用细纱布包起来，热水冲泡即可饮用。

功效： 补气，改善体虚。

用法及宜忌： 每天早晚各一次。

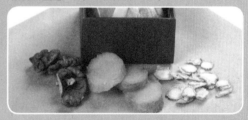

桂圆人参茶

原料： 桂圆肉 50 克，人参 25 克，冰糖 30 克。

做法： ① 人参切片，冰糖捣成碎末。
② 人参 2~3 克、桂圆肉 5 克、冰糖 3 克，用茶包包好，热水冲泡即可饮用。

功效： 补充体力，适宜于气虚盗汗者。

用法及宜忌： 每天一次，代茶饮。适合劳累过度快速恢复。

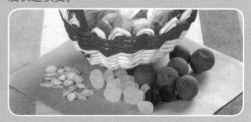

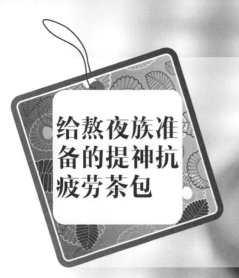

给熬夜族准备的提神抗疲劳茶包

现代人熬夜的越来越多，有工作压力大每天晚上加班的，有每天晚上上网的网虫……熬夜其实是最伤身体的一种不良习惯，到了一定年纪会发现熬夜一晚上，往往休息一周都补不回来。如果确实因为工作需要，可以泡一杯我们的小茶包，既能提神，又能补充营养。

枸杞茶

原料

枸杞子 30 克。

做法

① 将枸杞子均匀分成 6 份，用茶包分别包好。

② 热水冲泡即可饮用。

用法及宜忌

每天一包，可反复冲泡代茶饮。

功效

对眼睛酸涩、疲劳、近视加深等问题都有很大的缓解。

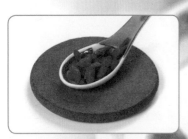

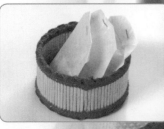

🫙 绿茶

原料：绿茶 30 克。

做法：① 将绿茶分成 6 等份。

② 将每份用细纱布包起来，热水冲泡即可饮用。

功效：不但可以清除体内的自由基，还能促使身体分泌出对抗紧张压力的激素，起到排毒、提神、抗衰老的作用。

用法及宜忌：不拘时间，每天 3~6 杯，脾胃虚寒者 2 杯。

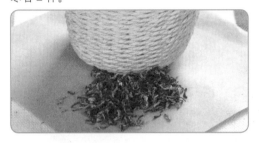

🫙 杜仲茶

原料：杜仲 30 克。

做法：① 将杜仲弄成碎片，分成 4 等份。

② 将每份用细纱布包起来，热水冲泡即可饮用。

功效：杜仲具有补肾与强壮筋骨的作用，对于久坐引起的腰酸背痛有一定的疗效。

用法及宜忌：每天一次，晚饭后半小时服用。

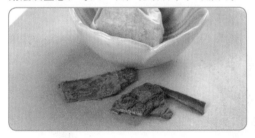

🫙 人参茶

原料：人参 30 克。

做法：① 将人参切成薄片，分成 6 等份。

② 将每份用细纱布包起来，热水冲泡即可饮用。

功效：补五脏，安精神，定魂魄，止惊悸，明目益智，久服健身延年，并能抗疲劳。

用法及宜忌：每天一杯，可反复冲泡代茶饮。

🫙 二宝茶

原料：金银花 20 克，生地黄 15 克，莲子心 10 克。

做法：① 将生地黄打成小碎块，将材料混合均匀，分成 5 等份。

② 将每份用细纱布包起来，热水冲泡即可饮用。

功效：清热解毒，生津止渴，涩精止血，宁心安神。

用法及宜忌：每天一次，饭后服用，脾胃虚寒者慎用。

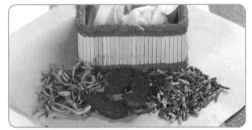

🫙 决明子茶

原料：决明子 50 克。

做法：① 将决明子入锅炒香，分成 4 等份。

② 将每份用细纱布包起来，热水冲泡即可饮用。

功效：清热、明目、补脑髓、镇肝气、益筋骨。

用法及宜忌：每天两次代茶饮，不拘时间。

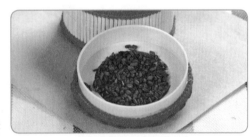

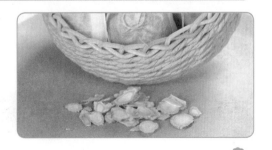

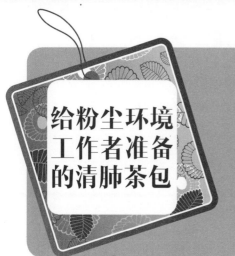

给粉尘环境工作者准备的清肺茶包

老师、车间工人、矿工等每天都工作在粉尘环境下的人，很容易对肺造成不可逆转的伤害，除了多注意自我保护以外，喝一点清肺的茶，可以帮助排除肺部粉尘，重新自由呼吸。

罗汉果薄荷茶

原料

罗汉果 20 克，薄荷 10 克，甘草 5 克。

做法

① 将所有材料弄成小碎块，然后混合均匀，分成 4 等份。

② 将每份用细纱布包起来，热水冲泡即可饮用。

用法及宜忌

每天两次，饭后服用。

功效

有生津润燥、利咽润喉之功效，对治疗咽喉炎、失音、暑热烦渴、痰火咳嗽、小便短赤等症有较好疗效。

罗汉果的清肺效果非常好，是最适合粉尘工作人群的茶材之一，同时对吸烟人群的帮助也很大。

薄荷、甘草都有清肺润肺、化痰止咳的功效，都是保养肺的常用茶材。

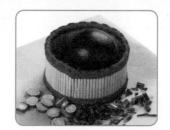
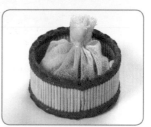
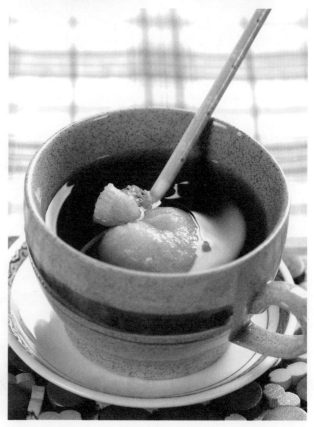

罗汉无花果茶

原料： 罗汉果 20 克、无花果各 20 克。

做法： ① 将材料捣成小块，混合均匀，分成 3 份。

② 将每份用细纱布包起来，热水冲泡即可饮用。

功效： 具有清肺止咳、润肠通便之功效，对风热袭肺造成的声音嘶哑也有较好的疗效。

用法及宜忌： 每天一次，睡前服用。

罗汉夏枯茶

原料： 罗汉果 1 个，夏枯草 15 克。

做法： ① 将罗汉果捣碎，材料混合均匀，分成 4 等份。

② 将每份用细纱布包起来，热水冲泡即可饮用。

功效： 有清肺、润肠、化痰止咳之功，对急慢性喉炎及急慢性支气管炎效果亦佳。

用法及宜忌： 每天两次，饭后服用。

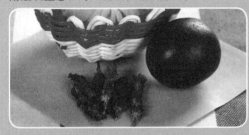

罗汉乌梅茶

原料： 罗汉果 15 克，乌梅、五味子各 5 克，甘草 3 克。

做法： ① 将罗汉果捣碎，材料混合均匀，分成 4 等份。

② 将每份用细纱布包起来，热水冲泡即可饮用。

功效： 有补中气、清肺热、利咽喉之功效，常饮对慢性支气管炎、急慢性扁桃体炎、咽喉炎、喉痛音嘶等症有效。

用法及宜忌： 每天早晚各一次。

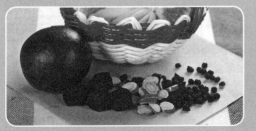

萝卜胡椒茶

原料： 白萝卜 50 克他，白胡椒 5 克，生姜 1 块，陈皮 20 克。

做法： ① 将萝卜切碎，生姜切片，陈皮撕碎，混合均匀后分成 4 等份。

② 将每份用细纱布包起来，热水冲泡即可饮用。

功效： 下气消痰，治咳嗽痰多。

用法及宜忌： 每天早晚各一次。

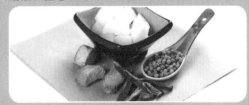

玉米须陈皮茶

原料： 玉米须 10 克，陈皮 20 克。

做法： ① 将玉米须和陈皮撕碎，混合均匀，分成 4 等份。

② 将每份用细纱布包起来，热水冲泡即可饮用。

功效： 止咳化痰，治风寒咳嗽、痰多。

用法及宜忌： 每天三次，睡前禁用。

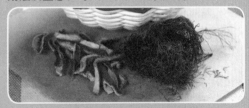

芝麻冰糖水

原料： 黑芝麻 15 克，冰糖 15 克。

做法： ① 将材料混合均匀，用擀面杖擀成碎末后分成 4 等份。

② 将每份用纸茶包包起来，热水冲服。

功效： 润肺、生津、治夜嗽不止、咳嗽无痰。

用法及宜忌： 每天两次，不拘时间。

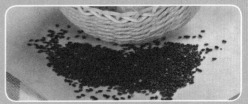

糖渍陈皮

原料

鲜橘皮 40 克，白糖适量。

做法

① 在鲜橘皮上洒上少量水，将白糖均匀地撒在鲜橘皮上，放在阴凉干燥的地方，等 1~2 天彻底干燥。

② 将材料分成 8 份，每份用细纱布包起来，热水冲泡即可饮用。

用法及宜忌

每天三次，不限时间。糖尿病患者禁用。

功效

润肺、燥湿、化痰、生津；治咳嗽多痰等。

鲜橘皮有燥湿化痰的功效，促进肺部淤积的粉尘随痰排出。

白糖有温中养胃、镇咳的功效，可以补肺之虚。

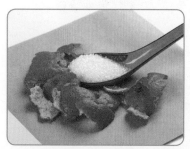

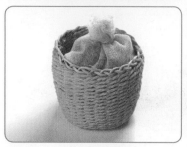

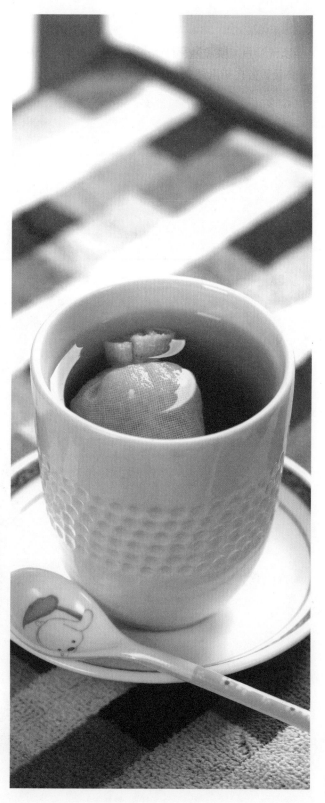

无花果冰糖茶

原料： 无花果干 30 克，冰糖适量。

做法： ① 将无花果和冰糖都捣碎，分成 4 等份。② 将每份用细纱布包起来，热水冲泡即可饮用。

功效： 祛痰理气、润肺止咳、解毒润肠；治肺热咳嗽、声音嘶哑、咽干喉痛、便秘、痔疮出血等。

用法及宜忌： 每天一次，不限时间，糖尿病患者禁用。

花生枣蜜茶

原料： 熟花生米 30 克，大枣 30 克，蜂蜜适量。

做法： ① 花生米捣碎，大枣切成小块，分成 6 等份。② 将每份用细纱布包起来，热水冲泡加蜂蜜调匀即可饮用。

功效： 止嗽化痰，用于咳嗽、形体消瘦、肠鸣、胸肋支满、目眩气短。

用法及宜忌： 每天早晚各一次。

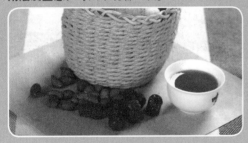

花生百合茶

原料： 花生米 20 克，白果 10 克，百合 10 克，冰糖 20 克。

做法： ① 将材料捣碎后混合均匀，分成 6 等份。② 将每份用细纱布包起来，热水冲泡即可饮用。

功效： 润肺化痰，治久咳痰少、气短咽干。

用法及宜忌： 每天早晚各一次。

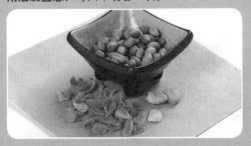

黄精冰糖茶

原料： 黄精 30 克，冰糖 30 克。

做法： ① 将材料混合均匀，分成 4 等份。② 将每份用细纱布包起来，热水冲泡即可饮用。

功效： 补气血，长精神。

用法及宜忌： 每天早晚各一次。

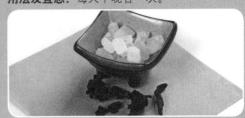

百合蜜茶

原料： 百合 50 克，蜂蜜适量。

做法： ① 将百合揉碎，分成 4 等份。② 将每份用细纱布包起来，热水冲泡加蜂蜜调味即可饮用。

功效： 清肺宁神，用治肺脏壅热、烦闷咳嗽。

用法及宜忌： 每天两次，不拘时间。

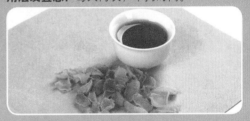

白萝卜子茶

原料： 白萝卜子 20 克。

做法： ① 将白萝卜子炒至半熟。② 将原料分成 4 等份，用成品茶包包起来，热水冲泡即可饮用。

功效： 润肺清肺，止咳化痰。

用法及宜忌： 每天早晚各一次。

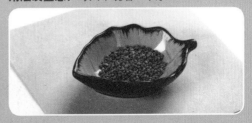

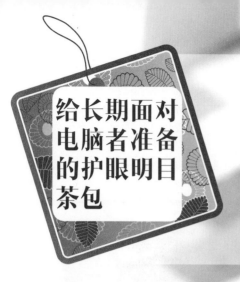

给长期面对电脑者准备的护眼明目茶包

长期面对电脑屏幕，对眼睛的伤害极大，除了要养成劳逸结合的好习惯以外，一杯明目的清茶在提神的同时，也保护了视力。

🍵 杞子菊花茶

原料

枸杞子10克，白菊花10克，红茶15克。

做法

① 将枸杞子微微炒煳。

② 将所有材料混合均匀后分成5份，用细纱布包好，热水冲泡即可饮用。

用法及宜忌

每天3次，不拘时间。

功效

养肝明目，疏风散热。用于视力衰退，目眩，夜盲症。

枸杞子有明目安神的作用，对肝脏有利，长期面对电脑者一般久坐都会肝火虚旺而伤眼，所以平时泡一点枸杞子喝最为适宜。

菊花的明目效果最明显，还能有效缓解视疲劳。

红茶性质温和，是所有茶类中芳香物质含量最高的，最具提神效果，让你的工作效率更高。

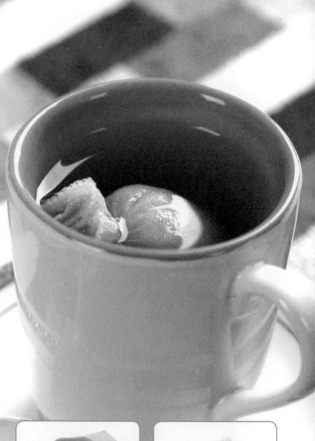

决明茶

原料：决明子30克，茶叶15克。

做法： ① 决明子研成细末，和茶叶混合均匀，分成6份。

② 将每份用细纱布包好，热水冲泡即可饮用。

功效：疏风，清热，明目，消炎，抗菌，适用于目赤肿痛，风热头痛。

用法及宜忌：每天早晚各一次。

桑叶茶

原料：桑叶15克，菊花15克、甘草10克，绿茶10克。

做法： ① 将甘草弄成小碎块。

② 将材料混合在一起，分成5份，分别用细纱布包好，热水冲泡即可饮用。

功效：清肝明目，消炎解毒，祛痰镇咳。

用法及宜忌：每天两次，脾胃虚寒者每天饭后一次。

茉莉花茶

原料：茉莉花8克，绿茶15克。

做法： ① 将材料混合均匀，分成5等份。

② 每份用细纱布包好，热水冲泡即可饮用。

功效：理气，开郁，和中，下气，适用于下痢腹痛、结膜炎。

用法及宜忌：每天两次，时间不限，忌空腹。

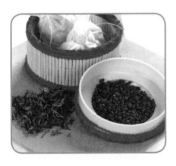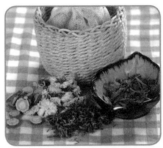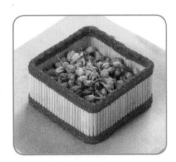

菊花龙井茶

原料：菊花10克，龙井茶15克。

做法： ① 将材料混合均匀，分成5等份。

② 将每份用细纱布包好，热水冲泡即可饮用。

功效：抗炎，杀菌，清热，明目。适用于肝火上升所致的红眼病（结膜炎）。

用法及宜忌：每天3次，不拘时间。

银耳冰糖茶

原料：银耳30克，冰糖30克，茶叶15克。

做法： ① 将银耳碾碎。

② 将材料混合均匀后分成6份，分别用细纱布包好，热水冲泡即可饮用。

功效：清肺热，益脾胃，适用于结膜炎初起。

用法及宜忌：每天早晚各一次。

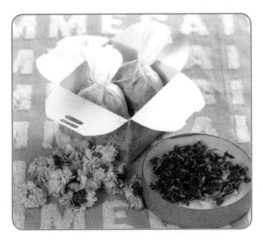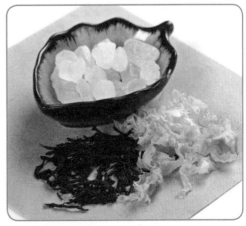

附录：进补食材、中药与茶方

补气

气虚证多见全身疲乏无力，精神不振，气短声低，倦怠乏力，面色发白，动则气促，虚汗自出，食欲不振，大便溏薄，舌淡白、脉弱等症。临床分心气虚、脾气虚、肾气虚等。

补气的食物

牛肉 牛肉性平味甘，具有强筋壮骨、补虚养血、化痰息风的作用。古有"牛肉补气，功同黄芪"之说。

牛肉中含有丰富的蛋白质、脂肪、B族维生素、烟酸、钙、磷、铁、胆固醇等成分。特别适合体弱乏力、中气下陷、面色萎黄、筋骨酸软、气虚自汗者。

白扁豆 白扁豆味甘，性微温，有健脾化湿，利尿消肿，清肝明目等功效。

白扁豆中含有的矿物质和微量元素非常高，超过绝大多数蔬菜，适用于脾胃虚弱、泄泻、呕吐、暑湿内蕴、脘腹胀痛、赤白带下等，又能解酒毒。

鸡肉 鸡肉性温，味甘，有温中益气、补虚填精、健脾胃、活血脉、强筋骨的功效。

鸡肉中含有蛋白质、脂肪、硫胺素、核黄素、烟酸、维生素A，维生素C、胆固醇、钙、磷、铁等多种成分。对营养不良、畏寒怕冷、乏力疲劳、月经不调、贫血、虚弱等有很好的食疗作用。各种鸡肉当中，乌鸡的食疗效果最好。

鲫鱼 鲫鱼性平味甘，具有和中补虚、除湿利水、补虚赢、温胃进食、补中生气之功效。

鲫鱼含有丰富的优质蛋白，另外还有维生素A、维生素B1、维生素B2、维生素B12和烟酸、钙、磷、铁等成分。适用于脾胃虚弱、少食乏力、呕吐或腹泻、水肿、小便不利、乳汁减少等症状。

大枣 大枣性温味甘，具有补中益气，养血安神的功效。

大枣富含蛋白质、脂肪、糖类、胡萝卜素、B族维生素、维生素C、维生素P以及钙、磷、铁和环磷酸腺苷等营养成分。适用于食欲不振、脾虚便溏、营养不良、心慌失眠、神经衰弱、贫血头晕等症状。

猪肉 猪肉性平偏凉，味甘咸，有滋养脏腑，滑润肌肤，补中益气的功效。

俗话说"诸肉不如猪肉香"，猪肉不仅口感好，还含丰富的营养物质，肥肉主要含脂肪，并含少量蛋白质、磷、钙、铁等；瘦肉主要含蛋白质、脂肪、维生素B1、维生素B2、磷、钙、铁等，后者含量较肥肉多。适用于温热病后，口渴喜饮，肺燥咳嗽，干咳痰少，咽喉干痛；肠道枯燥，大便秘结；气血虚亏，赢瘦体弱等。

糯米 糯米性温味甘，有补虚、补血、健脾暖胃、止汗等作用。

糯米含有蛋白质、脂肪、糖类、钙、磷、铁、B族维生素及淀粉等。适用于脾胃虚寒所致的反胃、食欲减少、泄泻和气虚引起的汗虚、气短无力、妊娠腹坠胀等症。

大豆 大豆性平味甘，具有健脾宽中、润燥消水、清热解毒、益气的功效。

大豆中含有蛋白质、异黄酮、低聚糖、皂苷、磷脂、核酸等多种营养成分，是我们最主要的植物蛋白来源。适用于脾气虚弱、消化不良、疳积、泻痢、腹胀赢瘦、妊娠中毒、疮痈肿毒、外伤出血等症状。

补气的中药

人参
人参性平微温，味甘、微苦。入脾、肺经。

人参位列东北有"三宝"之首，被人们称为"百草之王"，是世界闻名的滋补珍品，并有着"补气第一圣药"的美誉。能"补五脏，安精神，定魂魄，止惊悸，除邪气，明目，开心益智，久服轻身延年"。

党参
党参性平味甘。入脾、肺经。

党参有补中益气、生津养血、健脾益肺等功效。现代研究发现，党参含多种糖类、酚类、甾醇、挥发油、黄芩苷、皂苷及微量生物碱，具有增强免疫力、扩张血管、降压、改善微循环、增强造血功能等作用。党参和人参的性质相似，价格更低，常用来作为人参的替代品。

西洋参
西洋参性寒，味甘、微苦。入肺、脾经。

西洋参是人参的一种，原产于美国北部到加拿大南部一带，由于美国旧称为花旗国，因而得名花旗参。西洋参有养阴清火、生津液、滋肺肾等功效，适用于气虚、阴虚体质。肺虚咳嗽、内火虚升、肺结核初愈病人宜选西洋参。

莲子
莲子性平，味甘涩。入心、肾经。

莲子营养十分丰富，除含有大量淀粉外，还含有β-谷甾醇、生物碱及丰富的钙、磷、铁等矿物质和维生素。有养心安神、健脑益智、消除疲劳等功效，还有镇静、强心、抗衰老等多种作用。

太子参
太子参性平，味甘、微苦。入心、脾、肺经。

太子参有补气益血、生津、补脾胃的作用。现代研究证实，太子参含有糖类、磷脂、氨基酸以及锰、铁、铜等微量元素，还含有太子参皂苷A、棕榈酸、亚油酸、谷甾醇、挥发油等成分，具有增强机体免疫力、抗疲劳、抗应激等作用，还能改善心脏功能。太子参药性十分平和，适合长期大量服用，特别适宜婴幼儿食用。

黄芪
黄芪性微温，味甘。入脾、肺经。

黄芪素以"补气诸药之最"著称，有补气升阳、益卫固表、利尿托毒、排脓、敛疮生肌的养生功效。医书上称黄芪"补一身之气"。黄芪与党参、太子参或人参同服，补气的作用更佳，更适合气虚体质的人食用。

山药
山药性温味甘。入肺、脾、肾经。

山药是中医平补脾肺肾的中药材，为传统保健食品。山药色白入肺、味甘归脾、液浓滋肾，故可以补肺气、补脾气、补肾气。山药为补气佳品，最适合气虚体质或久病气虚的人经常食用。

灵芝
灵芝性平味甘。入心、肝、肺经。

灵芝有"仙草"、"瑞草"之称，是滋补强壮、固本扶正的珍贵中草药，具有很高的药用价值。现代药理学研究证实，灵芝对于增强人体免疫力、调节血糖、控制血压、辅助肿瘤放化疗、保肝护肝、促进睡眠等方面均具有显著疗效。

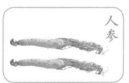
人参

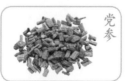
党参

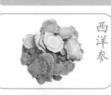
西洋参

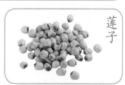
莲子

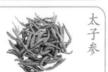
太子参

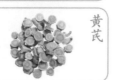
黄芪

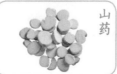
山药

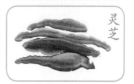
灵芝

补气的茶方

人参茶

(原料) 白参6克。

(做法) 切片后直接泡水饮用即可。代茶饮用，每日1剂。

(功效) 大补元气，补益脾肺，生津固脱，安神增智。适用于久病气虚，脾肺不足，食欲缺乏，动则气喘，自汗乏力，面色少华，或脉虚，津伤口渴、消渴、失眠、心悸等。

人参果露茶

(原料) 人参6克，菠萝汁30克，白糖50克，蜂蜜60克。

(做法) 人参洗净，切成薄片，加少量开水浸泡后捣烂；再加少许白糖浸渍。另外将白糖(剩余)、蜂蜜加入500毫升水中，加热煮沸，再加入菠萝汁，搅匀。将人参加入蜜糖菠萝汁中搅匀即可。每次取2勺，冲入开水，代茶饮用，每日2~3次。

(功效) 大补元气。适用于神疲乏力，气短自汗，头昏健忘等症。

西洋参茶

(原料) 西洋参5克，绿茶少许。

(做法) 将西洋参切成薄片与绿茶一起用沸水冲泡，盖焖几分钟后即可。每日1剂，饮至味淡，西洋参嚼服。

(功效) 益气生津，适用于气虚津亏而引起的乏力、气短、心慌等症，也可用于虚火引起的发热、口干、烦躁不安等症。

山药白糖茶

(原料) 山药120克，白糖少许。

(做法) 山药洗净，去皮，切成薄片放锅内，加适量水。用武火烧沸后转用文火煮约50分钟，取汁。待汁稍凉，加白糖搅匀。代茶随意饮服。

(功效) 润肺补脾，益肾固肠。适用于脾气不足、脾肾两虚之小便不利、大便溏泻等症。

太子参乌梅茶

(原料) 太子参、乌梅各10克，甘草5克，冰糖适量。

(做法) 将太子参、乌梅、甘草混合在一起一同水煎煮，煮成后去药渣，加冰糖，代茶饮。

(功效) 润燥补虚。

黄芪茶

(原料) 生黄芪15~30克，大枣30克。

(做法) 将材料加水煎煮30分钟后饮服，可反复煎泡代茶饮用。每日1剂，根据病情可连续饮服1周至3个月不等。

(功效) 补气升阳，固表止汗，健脾养血。适用于面色不华，疲乏无力，气短汗出等症。经常服用本茶，具有强壮作用。

太子参大枣饮

(原料) 太子参、黄芪各10克，五味子、白扁豆各5克，大枣5枚。

(做法) 将材料混合在一起，共煎水代茶饮。

(功效) 益气补血。

灵芝茶

(原料) 灵芝10克，绿茶少许。

(做法) 灵芝切薄片，用沸水冲泡，加绿茶饮用。

(功效) 补中益气、增强筋骨，美颜护肤。可以延年益寿，亦可防治高脂血症。

人参三七饮

(原料) 人参8克，三七末3克。

(做法) 人参用炖盅隔水蒸熟，取汁送服三七末。

(功效) 补中益气、生津养血、健脾益肺。

北芪党参饮

(原料) 北芪、党参各15克，大枣10枚。

(做法) 将材料混合一同煎汁，加适量白糖服食。每天1剂，连服一周。

(功效) 补气升阳，固表止汗，健脾养血。

莲子太子参茶

(原料) 太子参15克，莲子20克。

(做法) 将材料加水上锅煮至莲肉烂熟为度，食莲肉，喝汤。

(功效) 健胃消食，补气养脾。

太子鲜茶

(原料) 太子参10克，麦冬、百合各8克，雪梨一个。

(做法) 将太子参先煮40分钟，再放麦冬、百合、雪梨块，继续煮半小时即可。

(功效) 益气养阴。

双参茶

(原料) 太子参、沙参、石斛、麦冬各15克。

(做法) 将所有材料水浸1小时，入沙锅加水煮沸30分钟，加白糖搅拌晾凉，挤入柠檬汁数滴，置冰箱冷藏，每次服用2勺。

(功效) 补气润胃生津，最宜夏天饮用。

参枣桂圆饮

(原料) 西洋参、桂圆肉各5克，大枣10克，红糖少许。

(做法) 将所有材料入水煎40分钟，分早、中、晚各服2勺。

(功效) 益气养血安神。

党参大枣茶

(原料) 党参20克，大枣10~20枚，茶叶3克。

(做法) 将党参、大枣用水洗净后，同煮茶饮用。

(功效) 补脾益气，生津和胃。适用于体虚，病后饮食减少，大便稀溏，体倦神疲，心悸怔忡，妇女脏躁。

淮山药茶

(原料) 淮山药30克。

(做法) 将材料捣成小块，热水冲泡即可饮用。

(功效) 补气血，长精神。

白术山药茶

(原料) 山药20克，白术15克，桂圆肉15克。

(做法) 将山药、白术弄成小块，然后加入桂圆混合均匀，热水冲泡即可饮用。

(功效) 温中补气，健胃补脾。

固表茶

(原料) 黄芪5克，防风5克，白术5克，乌梅3克。

(做法) 将材料混合用细纱布包好，热水冲泡即可饮用。

(功效) 益气固表，可增强抗病能力。

黄芪三宝茶

(原料) 黄芪、菊花、罗汉果、茶叶各4克。

(做法) 将材料混合用细纱布包起来，热水冲泡即可饮用。

(功效) 补气治头晕。

精芪当归茶

(原料) 黄精、黄芪各4克，当归、芍药各2克。

(做法) 将材料捣碎后混合均匀，用细纱布包起来，热水冲泡即可饮用。

(功效) 气血双补。

黄芪西洋参茶

(原料) 黄芪5克，西洋参10克。

(做法) 黄芪、西洋参分别切片，直接用热水冲泡代茶饮，可反复冲泡。

(功效) 益气固表。

参麦茶

(原料) 太子参9克，浮小麦15克。

(做法) 将材料放保温杯内，用沸水冲泡20分钟后即可。代茶饮用，每日1剂。

(功效) 益气敛汗。适用于气血不足，或病后亏虚，倦怠乏力，自汗不已，心悸口干等症。

补血

血虚又称营血不足证或血液亏虚证，为体内血液不足、肢体脏腑百脉失去濡养而出现全身多种衰弱证候的总称。

补血的食物

乌鸡肉 乌鸡肉味甘，性平，具有补血益阴，退热除烦功效。乌鸡与一般家鸡不同，家鸡雄者补阴，雌者补血，而乌鸡雄鸡补血功效较雌鸡更为突出，重在补血益阴，故适用于虚劳骨蒸、羸弱盗汗、身倦食少、消渴咽干、五心烦热等阴亏血少、内热郁生之证。

桑椹 桑椹性味甘寒，入肝、肾经。具有补肝益肾、滋阴养血之功效。桑椹中含有葡萄糖；果糖、鞣酸、胡萝卜素、维生素A、维生素B$_1$、维生素B$_2$及维生素C等成分。桑椹适用于肾亏血少、眩晕耳鸣、津液缺乏、须发早白、神经衰弱及消渴便秘等。

黑芝麻 黑芝麻性味甘平，入肝、肾经，具有滋补肝肾、养血生津等功效。古人认为芝麻能"填精"、"益髓"、"补血"。芝麻中还含有各种抗衰老物质，如油酸、亚油酸及亚麻油酸等不饱和脂肪酸；它含有丰富的维生素E，这是具有重要价值的营养成分。

红糖 红糖味甘，性温，入肝、脾、胃经，具有养血活血、补中暖胃的功效。红糖含有糖类、叶绿素、胡萝卜素、铁、钙及维生素B$_2$等成分。红糖重在养血暖中。红糖在养血之中又有活血之效，故适用于妇女产后恶露不尽、口干呕哕、月经不调及宫寒痛经等证。红糖入脾胃，能暖中焦，凡脾胃虚寒、喜热喜暖、胃脘冷痛者均宜以沸水冲服。

鸡蛋黄 鸡蛋黄味甘、性平、入心、肾经，具有滋阴养血，润燥息风之功；鸡蛋黄滋阴养血，适用于阴血亏虚所致的心烦不得眠、虚劳吐血、胎漏下血、心悸怔忡及盗汗等证。

动物肝脏 动物肝脏系指一般日常食用的猪肝、羊肝、牛肝、兔肝及鸡肝。动物肝脏营养丰富，一般含有肝糖、蛋白质、碳水化合物、维生素A、维生素B$_{12}$、钙、磷及铁等成分。它可以改善人体造血系统，促进红细胞产生，制造血红蛋白等。因此，肝为强壮补血之佳品。猪肝味甘苦，性温，具有补肝、养血及明目之功，适用于血虚萎黄、夜盲、浮肿及脚气诸证；羊肝味甘苦，性凉，具有养血、补肝及明目之效。总之，动物肝脏无论性质寒或热，均有养血、补肝及明目功效，堪称补血益肝之佳品。

黑木耳 黑木耳性味甘平，具有益气不饥、润肺补脑、轻身强志及和血养荣等功能，适用于崩中漏下、痔疮出血、高血压、脑血管硬化及便秘等证。

大枣 民间有"一日三枣，青春不老"的说法，大枣具有极佳的补血效果，大枣中的氨基酸、维生素、核黄素等及各种微量元素都是人体不可或缺的营养物质。大枣最好以熟吃为主，蒸煮熬汤皆可，营养丰富，健脾养胃，益血宁神。

黑豆 黑豆是不为大多数人所知的绝佳补血食物，黑豆的活血补血及利水滋阴功能极强，食用黑豆可软化血管、促进血液循环，增生淋巴细胞。黑豆中的微量元素依然很丰富，并且不含胆固醇，非常适合心血管病的患者补血。

补血的中药

当归 当归性温，味甘、辛。入心、肝、脾经。
当归既能补血，又能活血，被历代医家推崇为妇科之要药。当归具有补血活血、祛瘀调经、润肠通便的功效，还有抗衰老、驻容养颜、护发的作用。《本草纲目》记载当归"治头痛，心腹诸痛，润肠胃筋骨皮肤。治痈疽，排脓止痛，和血补血"。许多传统的中药方剂都离不了当归，有"十方九归"之说。当归被尊为"药王"、"血中圣药"。《本草备要》说它"血虚能补，血枯能润"。

白芍 性平，味苦。入肝、脾经。
白芍是芍药的根，具有养血柔肝、补血调经、敛阴止汗、缓急止痛等功效。药理研究证明，其主要有效成分为芍药苷，具有解痉、镇痛、抗惊厥、降低血压、扩张冠状动脉、增加冠状动脉血流量、改善微循环、抗血栓形成、解热及消炎等多种作用。中医认为白芍不但可以止血、活血，而且有镇痛、滋补、调经的效果。

鸡血藤 鸡血藤性温，味苦、甘。入肝、肾经。
鸡血藤的特别之处在于它的茎里面含有一种特殊物质，当它的茎被切断以后，其木质部就立即出现淡红棕色，不久慢慢变成鲜红色汁液流出来，很像鸡血，故名鸡血藤。鸡血藤有补血、活血、通络、养血调经的功效。可用于月经不调，血虚萎黄，麻木瘫痪，风湿痹痛。

阿胶 阿胶性平，味甘。入肺、肝、肾经。
阿胶最初用牛皮、驴皮及其他多种动物皮熬制，到唐代，人们发现以驴皮用东阿井水熬制阿胶，药物功效更佳，便改用驴皮，并沿用至今，阿胶也因此得名。阿胶有补血、活血、补虚、治咳嗽之功效，为补血佳品。常与熟地、当归、黄芪等补益气血药同用。《本草纲目》中称阿胶为"圣药"。

地黄 地黄性温，味甘。入肝、肾经。
地黄分为鲜地黄、生地黄和熟地黄。鲜地黄是地黄的新鲜块根，性寒，有清热凉血；生津润燥熟地黄，别名熟地。有补血滋润，益精填髓的功效。生地黄是直接晒干的块根，性微寒，有滋阴清热、凉血补血的功效，常用于温热病执入营血证及热病伤阴、消渴证、肠燥便秘等。用来补血一般用生地或熟地。

桂圆 桂圆性温，味甘。入心、脾经。
鲜桂圆烘成干果后即成为中药里的桂圆。因含有大量有益人体健康的微量元素，桂圆早已成为一味用于养心安神、补气血的良药。桂圆主要功效为开胃益脾、养血安神、补虚长智等多种功效，具有良好有滋养补益作用。桂圆肉有"南国人参"之称，是中医传统补药。

何首乌 何首乌性温，味苦、甘、涩。入肝、肾经。
何首乌有补肝、益肾和养血作用。明代李时珍曾说何首乌能"益血益肝，固精益肾，健筋骨，为滋补良药"。对头晕目眩、面色萎黄、腰膝酸软的血虚者，食之最宜。

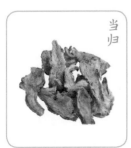
当归

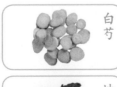
白芍

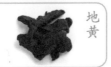
地黄

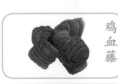
鸡血藤

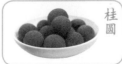
桂圆

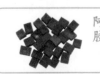
阿胶

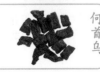
何首乌

补血的茶方

丹参黄精茶

(原料) 丹参10克，黄精10克，茶叶5克。

(做法) 以上原料共研成末，沸水冲泡，加盖闷10分钟即可饮用。

(功效) 活血补血，填髓。适用于贫血和白细胞减少。

当归补血茶

(原料) 当归6克，黄芪30克。

(做法) 以上原料共为细末，置保温瓶中，用沸水适量冲泡盖闷20分钟，代茶频饮。

(功效) 补血止头痛。

血藤芪枣茶

(原料) 鸡血藤30克，黄芪15克，大枣5枚。

(做法) 大枣泡开，去核，与另两原料同煎20分钟，取汁代茶饮。

(功效) 补血益气。

花生衣红枣茶

(原料) 花生米60~90克，大枣20克。

(做法) 先将花生米在温水中浸泡半小时，取皮，晒干备用；大枣洗净后温水泡开去核，酌加清水煎煮半小时后拣去花生衣，加适量红糖分次饮汁并吃枣。

(功效) 补血止血。

鸡蛋绿茶

(原料) 鸡蛋1~2个，绿茶1克，蜂蜜25克。

(做法) 于锅中加水300毫升，煮沸后入以上三原料，煮至蛋熟时吃蛋饮茶。

(功效) 补气血，适用于手术后气血两虚者。

地黄姜糖茶

(原料) 生地黄10克，黄连3克，天冬12克。

(做法) 全部原料水煎代茶饮。

(功效) 稳定血糖指数，降糖。

桂圆冰糖茶

(原料) 桂圆肉10克，冰糖3克。

(做法) 将桂圆肉洗净，与冰糖放入茶杯中，用沸水冲泡，随泡随饮。

(功效) 益气养血，补心脾。

花生桂圆茶

(原料) 花生20克，桂圆肉25克。

(做法) 以上原料加水煎汤。代茶饮服，每日2剂。

(功效) 补中益气，养血安神，健脾胃。主治贫血。

地黄阿胶茶

(原料) 熟地黄20克，当归15克，阿胶15克，陈皮6克。

(做法) 水煎代茶饮。

(功效) 专治贫血。

地黄降压茶

(原料) 熟地黄10克。

(做法) 水煎代茶饮。

(功效) 补血降压。

首乌枸杞茶

(原料) 何首乌12克，枸杞子12克。

(做法) 全部原料用细纱布包起来，热水冲泡即可饮用。

(功效) 适用腰酸膝软等肝肾亏虚之证。

桂圆洋参茶

(原料) 桂圆肉30克，西洋参6克，白糖少许。

(做法) 将西洋参浸润切片，桂圆肉去杂质洗净；共同放入盆内，加入白糖，再加水适量，置沸水锅内蒸40~50分钟即成。

(功效) 益气养血，宁心安神。

首乌生地茶

(原料) 何首乌9克，生地黄9克。

(做法) 全部原料用细纱布包起来，热水冲泡即可饮用。

(功效) 养血凉血，益肾清脑，适用于青年白发或须发早白。

当归首乌茶

(原料) 何首乌3克，白芍3克，当归3克。

(做法) 全部原料热水冲泡即可饮用。

(功效) 养血凉血，益肾清脑，适用于青年白发或须发早白。

芝麻首乌茶

(原料) 何首乌3克，黑芝麻10克，黑豆10克。

(做法) 全部原料用细纱布包起来，热水冲泡即可饮用。

(功效) 养血凉血，益肾清脑，适用于青年白发或须发早白。

桂圆冰糖茶

(原料) 桂圆肉5克，冰糖10克。

(做法) 开水冲泡即可饮用。

(功效) 补血益气，和胃润肺，尤其适合身体虚弱者。

桂圆人参茶

(原料) 桂圆肉5克，人参2克，冰糖10克。

(做法) 人参切片，冰糖捣成碎末。全部原料热水冲泡即可饮用。

(功效) 气血双补。

桂圆茶

(原料) 桂圆肉4克，绿茶5克，冰糖适量。

(做法) 全部原料热水冲泡即可饮用。

(功效) 益心、补血、安神。

桂圆酒茶

(原料) 桂圆4颗，香油1小勺，米酒1小勺，红糖适量。

(做法) 全部原料热水冲泡即可饮用。

(功效) 暖身补血，利于睡眠。

养血美颜茶

(原料) 青果5克，桂圆肉5克，枸杞子6克，冰糖适量。

(做法) 全部原料热水冲泡即可饮用。

(功效) 养血滋阴。适用于美颜及皮肤保健，特别适用于阴虚、枯瘦、肌肤色泽不润之人饮用。

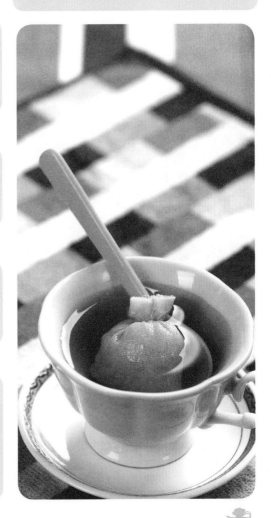

补阴

　　所谓阴虚，指的是人体真阴虚损。表现为形体消瘦，面容憔悴，两颧红赤，手足心热，骨蒸潮热，肌肤干涩，毛发枯黄，口干咽燥，齿龈萎缩，牙齿松动，心烦盗汗，多梦失眠，头目眩晕，舌红苔少，脉象虚细，或虚细而数。临床上又有肾阴虚、肝阴虚、心阴虚和肺阴虚之不同。

补阴的食物

苹果 味甘、性凉。健脾补气益胃，生津润燥。用于脾虚食少，胃阴亏虚，阴虚胃痛。

燕窝 味甘、性平。养阴润燥，益气和中。用于阴虚胃痛，津亏便秘，胃热吐血的作用。

银耳 味甘、性平。滋阴润肺，养胃生津。用于阴虚胃痛，肠燥津亏便秘。腹泻、外感者忌食。

百合 味甘微苦、性凉，归肺、心经。健脾滋胃，清心安神。用于胃阴虚兼有心烦失眠者。虚寒泄泻者忌食。

松子 味甘、性微温，归脾、肺、大肠经。养液熄风，润肺止咳，润肠通便。用于津亏肠燥便秘。湿证、腹泻者忌食。

番茄 味甘酸、性微寒。生津止渴，养胃消食。用于阴虚胃痛，食少纳呆。虚寒证忌食。

鸭肉 味甘咸、性凉。滋阴清热，利水消肿。用于阴虚胃痛。脾虚、阳虚腹泻者忌食。

鸡蛋 味甘、性平。滋阴润燥，清咽开音养血安胎。用于阴虚胃痛，便秘。气滞证、食积证、湿证和外感者忌食。

干贝 味甘咸、性平。滋阴补肾，调中开胃。宜于食欲不振，消化不良。

猪肉 味甘咸、性平。滋阴润燥。用于阴虚胃痛，便秘。湿证、脾虚证、外感者忌食。

牛奶 味甘、性平。补肺胃，生津液，润大肠。用于阴虚胃痛，津亏便秘；现代用于治疗消化性溃疡、习惯性便秘。腹泻、脾虚证、湿证者忌食。

甲鱼 （鳖）味甘、性平。滋阴、凉血。对胃肠病无治疗作用。脾虚胃弱者忌食，不宜与苋菜、鸡蛋同食。

牡蛎 肉味甘咸、性平。滋阴养血，宁心安神，解毒。对胃肠病无治疗作用。脾虚胃弱，消化不良者忌食。

鱼翅 味甘咸、性平。益气、补脏，用于脾虚体质、倦怠乏力、食欲减退；常服可以无病强身。

芝麻 味甘、性平，归肝、肾经。补肝肾、润大肠。用于津亏肠燥便秘。脾虚证、腹泻者忌食。

黑木耳 性平，味甘。补气血，润肺，止血。用于气虚血亏，四肢搐搦，肺虚咳嗽，咯血，吐血，衄血，崩漏，高血压病，便秘。腹泻者禁用。

柿子 性寒，味甘涩，归肺经。清热润肺，生津止渴，涩肠止泻。主治肺热阴亏，咳嗽痰黄等；热伤胃阴，热病后期低热不退，口干口渴等。

补阴的中药

枸杞子
枸杞子性平，味甘淡。入胃经、肾经。

枸杞子是家喻户晓的药食两宜的中药材，我国古代医学家很早就发现它的药用价值，从汉代起就应用于临床，并当作延年益寿的佳品。枸杞子有滋补肝肾，明目，润肺的功效。枸杞子是食药两性的食物，里面不含任何毒素，可以长期食用。《食疗本草》记载枸杞子"坚筋耐老，补益筋骨，能益人"。

黄精
黄精性平、味甘，归脾、肺、肾经。

黄精具有补气养阴，健脾，润肺，益肾的功效。常食无害，可以救荒辟谷，故《名医别录》称"救穷草"。《日华子本草》记载黄精"蒸曝久服，能补中益气、除风湿、安脏腑、补劳伤、助筋骨、益脾胃、润心肺。"用于治疗脾胃虚弱，体倦乏力，口干食少，肺虚燥咳，精血不足，内热消渴等症。对于糖尿病很有疗效。

麦冬
麦冬性微寒，味甘、微苦。归脾、胃、心经。

麦冬，可清心除烦，治口干燥渴，咽喉肿痛，冠心病。《本草汇言》记载"麦门冬，清心润肺之药也。主心气不足，惊悸怔忡，健忘恍惚，精神失守，或肺热肺燥……"现代药理实验证明，麦冬对部分糖尿病人还具有降低血糖、提高机体免疫力的作用，并可促进胰岛细胞恢复。清养肺胃之阴多去心用，滋阴清心多连心用。

天冬
天冬性寒，味甘，微苦。入肺、肾、胃、大肠经。

天冬具有养阴清热，润肺滋肾的功效。用于治阴虚发热、咳嗽吐血、肺痈、咽喉肿痛、消渴、便秘等病症。《名医别录》载"去寒热，养肌肤，益气力"。《月华子本草》载"镇心，润五脏，益皮肤，悦颜色"。服用天冬能使肌肤润泽，保持青春活力。

女贞子
女贞子性凉，味甘、苦。入肝，肾经。

中医认为女贞子具有滋补肝肾、益阴养血、乌须明目之功。现代医学研究证明，女贞子内含熊果酸、甘露醇、葡萄糖、脂肪等，有强心、利尿和保肝作用。可用于肝肾阴虚，腰酸耳鸣，须发早白；眼目昏暗，视物昏暗；阴虚发热。其特点在于药性较平和，作用缓慢，久服始能见效。

桑椹
桑椹性寒，味甘。入心、肝、肾经。

桑椹果实中含有丰富的活性蛋白、维生素、氨基酸、胡萝卜素、矿物质等成分，营养是苹果的5~6倍，是葡萄的4倍，具有多种功效，被誉为"二十一世纪的最佳保健果品"。常吃桑椹能显著提高人体免疫力，具有延缓衰老，美容养颜的功效。桑椹既可入食，又可入药，为滋补强壮、养心益智佳果。具有补血滋阴、生津止渴、润肠燥等功效，主治阴血不足而致的头晕目眩，耳鸣心悸，烦躁失眠，腰膝酸软，须发早白，消渴口干，大便干结等症。

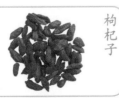
枸杞子

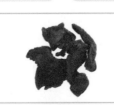
黄精

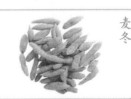
麦冬

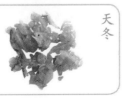
天冬

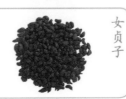
女贞子

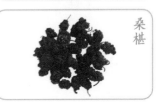
桑椹

补阴的茶方

胡桃五味子茶

(原料) 核桃仁20克，五味子6克，蜂蜜适量。

(做法) 沸水冲泡，代茶饮。

(功效) 补肾敛肺，生津润燥。

桑椹蜜茶

(原料) 鲜桑椹60克，蜂蜜20~30克。

(做法) 将鲜桑椹捣碎后和蜂蜜共置保温杯中，用沸水适量冲泡，不拘时代茶饮。

(功效) 补肝益肾，息风滋液。

益肝肾茶

(原料) 熟地黄20克，枸杞子15克，制首乌18克，全当归10克，杭菊花4克。

(做法) 将全部药物研为粗末，置热水瓶中，冲入沸水大半瓶，盖闷20~30分钟，频频饮用。

(功效) 补肝益肾，养血明目。

枸杞茶

(原料) 枸杞子5克，红茶5克。

(做法) 沸水冲泡饮服。

(功效) 补肝明目，滋肾润肺。

枸杞蜂蜜茶

(原料) 枸杞子10克，蜂蜜适量。

(做法) 枸杞子洗净后放入杯中，用开水冲泡，等到水温稍凉时，再加一勺蜂蜜，搅匀后即可饮用。

(功效) 养肝肾，明目。防治老花眼。

枸杞滋补茶

(原料) 枸杞子10克，五味子6克。

(做法) 将二味药同入保温杯中，冲入开水300毫升，闷泡30分钟后，代茶饮用。

(功效) 滋补肝肾，养心敛汗，生津止渴。

首乌枸杞茶

(原料) 何首乌10克，枸杞子各10克。

(做法) 将何首乌、枸杞子洗净，同置杯中，冲入沸水浸泡，代茶饮服。

(功效) 滋补肝肾，消脂化痰。

丹参麦冬茶

(原料) 丹参、麦冬各10克。

(做法) 将二味药用开水冲泡后，代茶饮用。

(功效) 活血滋阴。

麦冬杏仁茶

(原料) 杏仁6克，麦冬5克。

(做法) 将二味药煎汁代茶饮用。

(功效) 宣肺止咳、养阴生津。

麦冬枸杞茶

(原料) 麦冬15克，五味子、枸杞子各10克。

(做法) 全部洗净放杯中，沸水冲，加盖闷约30分钟，代茶饮用。

(功效) 滋阴润肺，提神醒脑。

麦地茶

(原料) 麦冬15克，生地黄15克。

(做法) 水煎服，代茶饮。

(功效) 滋阴散热，可治疗鼻出血。

女贞桑椹茶

(原料) 女贞子12克，桑椹15克，制首乌12克，墨旱莲10克。

(做法) 上药捣碎，置于热水瓶中，用沸水适量冲泡，盖闷约20分钟。频频饮用。

(功效) 养阴，滋补肝肾。肝肾阴亏，头晕目眩，两目干涩，腰膝酸软，或鬓发早白。

天冬茶

(原料) 天冬5克。

(做法) 用细纱布包起来，热水冲泡即可饮用。

(功效) 补阴长寿。

人参固本茶

(原料) 人参6克，天冬、麦冬、生地黄、熟地黄各12克。

(做法) 热水冲泡即可饮用。

(功效) 益气养阴，扶正固本。

女贞子茶

(原料) 女贞子20克。

(做法) 将女贞子蒸20分钟后暴晒晒干，捣碎成粉末状。温开水冲服即可。

(功效) 专治阴虚哮喘。

芝麻黑豆茶

(原料) 黑芝麻12克，黑豆10克。

(做法) 将材料用热水冲泡即可饮用。

(功效) 养血凉血，益肾清脑。

小麦百合茶

(原料) 小麦、干百合各15克。

(做法) 将小麦炒熟，晾凉后捣碎；干百合切碎，一同用热水冲泡即可。

(功效) 益气养阴、清热安神。

百合茶

(原料) 百合15克。

(做法) 热水冲泡即可饮用。

(功效) 补阴益肾。

二百二冬茶

(原料) 百合、白及、百部各5克，天冬、麦冬各6克。

(做法) 将材料用细纱布包起来，热水冲泡即可饮用。

(功效) 适用于肺阴不足之久咳不已。

百合蜜

(原料) 百合15克，蜂蜜适量。

(做法) 热水冲泡，加蜂蜜调味即可饮用。

(功效) 润肠，清热，通便，排毒。

花生百合茶

(原料) 花生米10克，白果10克，百合10克，冰糖15克。

(做法) 将材料捣碎后用细纱布包起来，热水冲泡即可饮用。

(功效) 润肺化痰，治久咳痰少、气短咽干。

霜柿饼茶

(原料) 带霜柿饼一个。

(做法) 将柿饼去蒂，切成小块，用热水冲泡即可饮用。

(功效) 润肺滋阴。

花生核桃茶

(原料) 熟花生仁20克，核桃仁20克。

(做法) 全部材料用擀面杖碾碎，热水冲泡即可饮用。

(功效) 滋阴养胃，益寿延年。

枸杞菊花茶

(原料) 枸杞子5克，菊花3克，甘草3克。

(做法) 将材料混合均匀，热水冲泡即可饮用。

(功效) 适用于体质虚弱，肝肾亏虚之症。

桑寄生杜仲茶

(原料) 桑寄生5克，杜仲3克。

(做法) 将材料捣碎，热水冲泡即可饮用。

(功效) 适用于阴虚引起的肝肾亏虚。

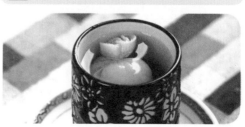

补阳

所谓阳虚，说的是人体真阳虚损，表现为面色白，面目虚浮，唇色淡白，神疲懒言，倦怠乏力，精神委靡，语言低沉，蜷卧嗜睡，不思饮食，肢冷畏寒，自汗气短，心悸不安，舌淡苔白，脉象虚弱。

补阳的食物

狗肉 补中益气，温肾壮阳。主治肾阳虚弱：腰膝冷痛、阳痿遗精、小便频多等；脾胃虚弱，神疲乏力，胀满少食，或水肿等。

鸡肉 和中补脾，滋补血液，补肾益精。主治脾胃阳气虚弱，饮食减少，脘部隐痛，呕吐泄泻，疲乏无力等；肝脾血虚，头晕目暗，面色萎黄，产后缺乳等；肾精不足，腰酸膝软，耳鸣耳聋，小便频数，精少精冷等。

黄牛肉 温补脾胃，益气养血，强壮筋骨，消肿利水。主治脾胃阳虚，脘腹疼痛，泄泻，脱肛，水肿；精血亏虚，消瘦乏力，筋骨酸软等。

芥菜 宣肺豁痰，温中利气。主治寒饮内盛，咳嗽痰滞，胸膈满闷。

韭菜 补肾壮阳，健脾暖胃。主治肾阳虚弱，腰膝酸冷，阳痿早泄，小便频数等；脾胃虚寒，呃逆反胃，腹中冷痛，泄泻或便秘等。

刀豆 温中下气，益肾补元。主治脾胃虚寒，呃逆、呕吐、腹胀、腹泻等；肾阳虚弱，腰痛、怯寒肢冷、面色苍白等。

糯米 补中益气，健脾暖胃，固表止汗。主治脾胃虚寒，反胃，食少，泄泻等；卫表不固，自汗，多汗等；消化道慢性疾病等。

蜂王浆 益肝血，健脾气，补肾精。主治气血不足，头晕目眩，少气乏力，易感冒，失眠多梦等；肾精不足，腰膝酸软，畏寒，发育迟缓或早衰健忘，男子精少不育，女子闭经或不孕等，以及多病或久病所致的体弱等。

海参 补肾益精，养血润燥。主治肾精亏虚，阳痿遗精，小便频数，腰酸乏力等；阴血亏虚，形体消瘦，潮热咳嗽，咯血，消渴，便秘等。

虾 补肾壮阳，上乳汁，托毒。主治肾阳虚衰，阳痿早泄，性欲减退，腰膝酸软；气血虚弱，体倦乏力，产妇乳汁不下，产后缺乳或无乳。

麻雀肉 壮阳益精。主治肾阳虚弱，阳痿早泄，腰膝酸冷，小便频数、崩漏或闭经、带下等。

核桃仁 补肾固精，温肺定喘，乌发润肌，润肠通便。主治肺肾亏虚，久咳气短而喘，遇寒活动加剧，甚则张口抬肩；或肾气虚衰，腰痛膝软，耳鸣乏力，阳痿早泄，梦遗滑精以及须发早白、大便燥结难行等。

葱 辛温通窍，发汗散寒，疏通关节，解表逐邪，并能解毒。主治风寒湿邪，外感表证，恶寒发热，面目浮肿等。

补阳的中药

鹿茸

鹿茸性温、味甘咸。入胃、肾经。

鹿全身是宝。鹿肉是营养丰富、滋味无穷的食品。鹿血早在清代就被皇家当做养生祛病的头号滋补品。当然，鹿产品中最著名的还是鹿茸，鹿茸有补肾、壮阳、治阳痿、慢性中耳炎之功效。我国历代医家均十分推崇鹿茸的补益作用，将其列为补阳第一药。

海马

海马性温，味甘。入肝、肾经。

海马有补肾，治阳痿，白带过多的作用，被称为"南方人参"。《本草新编》记载海马"入肾经命门。专善兴阳"。此外，海马还有催产、消痛、强心、散结、消肿、舒筋活络、止咳平喘的功效。海马除了主要用于制造各种合成药品外，还可以直接服用健体治病。

杜仲

杜仲性温、味甘，入肝、肾经。

杜仲有补肝肾，强筋骨和安胎的功效，对先兆流产和习惯性流产很有好处。我国最早的中药学典籍《神农本草经》中就记载杜仲有"主腰脊痛，补中益精气，坚筋骨，强志"之功效。杜仲还有良好的降压作用及降血糖、调节血脂、抗炎及利尿等作用。腰酸软无力、小腹坠痛、胎动不安、见红下血的孕妇，也宜食杜仲。

冬虫夏草

冬虫夏草性温、味甘。入肺、肾经。

冬虫夏草是一种生长十分奇特的中药材。真正的冬虫夏草均为野生，生长在海拔3000~5000米的高山草地上，是一种传统的名贵滋补中药材，有调节免疫系统功能、抗肿瘤、抗疲劳等多种功效。

肉桂

肉桂性大热，味辛、甘。入肾、脾、心、肝经。

中医认为，肉桂有温中止痛，活血通脉，补火助阳之功，能补命门之火，益阳消阴，为治下元虚冷要药，又能散沉寒，通血脉，治疗脘腹冷痛、虚寒痛经等。

肉苁蓉

肉苁蓉性温、味干。入肾、大肠经。

肉苁蓉具有补肾阳、益精血、润肠通便之功效，素有"沙漠人参"之美誉，具有极高的药用价值，是我国传统的名贵中药材，也是历代补肾壮阳类处方中使用频度最高的补益药物之一。《神农百草经》称其"养五脏，强阴，益精气，久服轻身"。《本草汇言》称其"平补之剂，温而不热，补而不峻，软而不燥，滑而不泻，故有从容之名"。

锁阳

锁阳性温，味甘。入肝、肾经。

锁阳又名"不老药"，是一种寄生植物，野生于沙漠戈壁，零下20℃生长最宜，生长之处不积雪、地不冻。关于锁阳，先秦就有文字记载，汉代始入药，为历代名医所珍重。《本草从新》记载锁阳"益精兴阳，润燥养筋，治痿弱，滑大肠"。

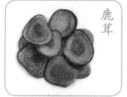

鹿茸

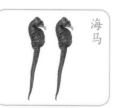

海马

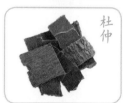

杜仲

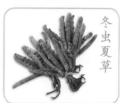

冬虫夏草

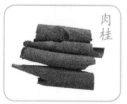

肉桂

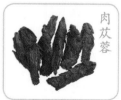

肉苁蓉

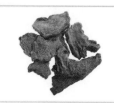

锁阳

补阳的茶方

锁阳桑椹茶

(原料) 锁阳、桑椹各20克，蜂蜜10克。

(做法) 锁阳、桑椹各捣碎，置暖水瓶中，加蜂蜜，用适量沸水冲泡，盖闷15分钟。频频饮用。

(功效) 补肾阳，益肾精，润肠通便。

巴戟牛膝茶

(原料) 巴戟天20克，怀牛膝15克。

(做法) 上药研为粗末，置于热水瓶中，冲入适量沸水浸泡，盖闷约20分钟。频频饮用。于1日内饮尽。每天早晚可配合饮用黄酒各1杯。

(功效) 温补肾阳，强腰健膝。

硫黄茶

(原料) 硫黄9克，诃子皮9克，茶叶9克。

(做法) 将硫黄研为细末，用净布袋包，与诃子皮、紫笋茶共加水适量，煎沸10～15分钟即可，过滤取汁用。每日1剂，温服。

(功效) 温肾壮阳，敛涩止泻。不可久服；阴虚阳亢者或孕妇忌服。

人参核桃茶

(原料) 人参3克，核桃仁10克。

(做法) 洗净，人参切片，一同置锅内，加清水适量，用武火烧开后转用文火煮1小时，每日1剂，睡前服用。

(功效) 具有益气助阳，固肾纳气的功效。

冬虫夏草茶

(原料) 冬虫夏草5克，红茶5克。

(做法) 将冬虫夏草5克放入锅中，煎煮半小时。将适量红茶叶放入一起煮约5分钟后，加入适量蜂蜜调匀即可饮用。

(功效) 补肾壮阳。

党参黄米茶

(原料) 党参10克，炒米30克。

(做法) 将上二味入锅内，加水4碗，煎至1碗半。代茶饮用。

(功效) 温阳益气，健脾和胃。

仙灵木瓜茶

(原料) 仙灵脾（淫羊藿）15克，川木瓜12克，甘草9克。

(做法) 1.将材料混合均匀，分成4等份。
2.将每份用细纱布包起来，热水冲泡即可饮用。

(功效) 补腰肾，壮阳。

川芎杜仲茶

(原料) 川芎30克，杜仲30克，五味子18克。

(做法) 川芎和杜仲切片，五味子碾碎。5克川芎，5克杜仲，3克五味子用成品茶包包起来，热水冲泡即可饮用。

(功效) 补肾壮阳，对偏头痛十分有效。

桑寄生杜仲茶

(原料) 桑寄生5克，杜仲4克，续断3克，狗脊2克。

(做法) 用细纱布包起来，热水冲泡即可饮用。

(功效) 适用于肝肾亏虚之腰肌劳损。

三七骨碎补茶

(原料) 三七4克，骨碎补4克，当归尾2克。

(做法) 热水冲泡即可饮用。

(功效) 益阳，助骨伤恢复。

香附骨碎补茶

(原料) 香附、骨碎补各4克。

(做法) 热水冲泡即可饮用。

(功效) 适用于膝关节肿胀、疼痛。

骨碎补茶

(原料) 骨碎补6克，当归尾3克，桂枝3克。

(做法) 热水冲泡即可饮用。

(功效) 适用于阳虚引起的腰腿疼痛，身体转侧困难之症。

骨碎补大枣茶

(原料) 骨碎补15克，大枣20克。

(做法) 热水冲泡即可饮用。

(功效) 补肾，接骨，活血，常用于肾虚牙痛，耳鸣，久泻等证。

沙苑子茶

(原料) 沙苑子12克。

(做法) 热水冲泡即可饮用。

(功效) 健身益年。久服可补肾强腰。

王母桃茶

(原料) 白术、熟地黄各5克，何首乌、巴戟天、枸杞子各3克。

(做法) 热水冲泡即可饮用。

(功效) 健脾运中，温补肝肾。

杜仲独活茶

(原料) 杜仲、独活各4克，补骨脂、肉苁蓉各3克。

(做法) 热水冲泡即可饮用。

(功效) 适用于肾阳虚之腰肌劳损症。

韭菜子茶

(原料) 韭菜子5克，蜂蜜适量。

(做法) 韭菜子先入锅稍炒一下。用热水冲泡加蜂蜜调饮即可饮用。

(功效) 温肾益阳。

韭菜根茶

(原料) 韭菜根20个。

(做法) 韭菜根洗净切碎，热水冲泡即可饮用。

(功效) 温肾益阳，小儿服用减半。

鹿茸枸杞茶

(原料) 鹿茸3克，枸杞5克。

(做法) 直接用热水冲泡即可饮用，鹿茸反复使用，枸杞泡后即食。

(功效) 补肾阳，益精血，强筋骨。

杜仲五味子茶

(原料) 杜仲6克，五味子3克。

(做法) 热水冲泡即可饮用。

(功效) 补肝益肾，滋肾涩精，强健筋骨。

人参壮阳茶

(原料) 人参4克，茶叶5克。

(做法) 热水冲泡即可饮用。

(功效) 壮阳补元，强肾益气。治男性性功能障碍。

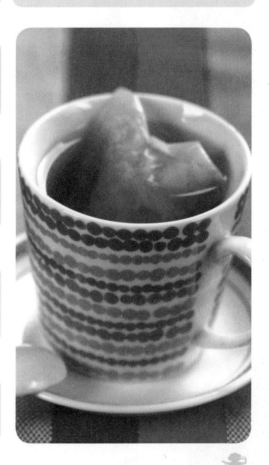

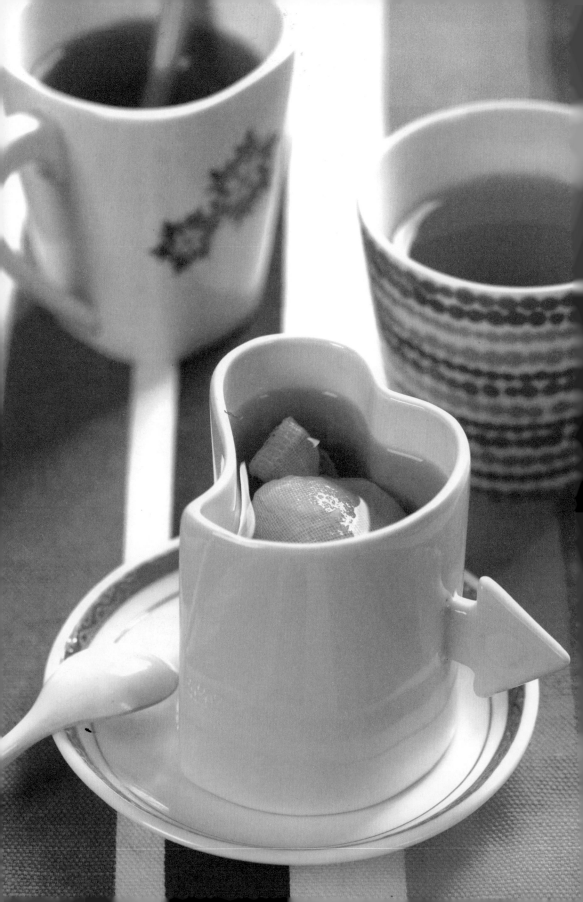